Kohlhammer

Marc Walter
Euphrosyne Gouzoulis-Mayfrank (Hrsg.)

Psychische Störungen und Suchterkrankungen

Diagnostik und Behandlung von
Doppeldiagnosen

Verlag W. Kohlhammer

Dieses Werk einschließlich aller seiner Teile ist urheberrechtlich geschützt. Jede Verwendung außerhalb der engen Grenzen des Urheberrechts ist ohne Zustimmung des Verlags unzulässig und strafbar. Das gilt insbesondere für Vervielfältigungen, Übersetzungen, Mikroverfilmungen und für die Einspeicherung und Verarbeitung in elektronischen Systemen.

Die Wiedergabe von Warenbezeichnungen, Handelsnamen und sonstigen Kennzeichen in diesem Buch berechtigt nicht zu der Annahme, dass diese von jedermann frei benutzt werden dürfen. Vielmehr kann es sich auch dann um eingetragene Warenzeichen oder sonstige geschützte Kennzeichen handeln, wenn sie nicht eigens als solche gekennzeichnet sind.

1. Auflage 2014

Alle Rechte vorbehalten
© 2014 W. Kohlhammer GmbH Stuttgart
Umschlag: Gestaltungskonzept Peter Horlacher
Gesamtherstellung:
W. Kohlhammer Druckerei GmbH + Co. KG, Stuttgart
Printed in Germany

ISBN 978-3-17-022491-9

Inhalt

Vorwort 9

A   Allgemeiner Teil 11

1   Theoretische Modelle bei Doppeldiagnosen.................................. 13
Franz Moggi

1.1   Einleitung 13
1.2   Modelle von spezifischen Komorbiditäten 14
1.3   Zukunftsperspektiven 22

2   Psychodynamische Aspekte der Komorbidität 26
Gerhard Dammann

2.1   Einleitung 26
2.2   Die Bedeutung von komorbiden Störungen und von
        Doppeldiagnosen 27
2.3   Narzissmus und Abhängigkeitserkrankungen 29
2.4   Aspekte der psychodynamischen Diagnostik 30
2.5   Implikationen für die psychodynamische
        Psychotherapie 32
2.6   Zusammenfassung 35

3   Neuropsychiatrische Grundlagen der Komorbidität 39
Johannes Wrege und Stefan Borgwardt

3.1   Einleitung 39
3.2   Grundlagen von Bildgebungsmethoden in der
        Neuropsychiatrie 40
3.3   Epigenetik und Neuropsychiatrie.. 41
3.4   Bildgebungsbefunde spezifischer neuropsychiatrischer
        Krankheitsbilder und Sucht 42
3.5   Impulsivität als Endophänotyp neuropsychiatrischer
        Erkrankungen 46
3.6   Zusammenfassung und Ausblick 47

| 4 | Therapeutische Grundprinzipien bei Doppeldiagnosen | 52 |

Kenneth Dürsteler-MacFarland und Gerhard A. Wiesbeck

4.1	Einleitung	52
4.2	Integrativer Behandlungsansatz	52
4.3	Grundsätze und Komponenten der integrativen Behandlung	53
4.4	Beziehungsaufbau und -gestaltung	55
4.5	Diagnostik und individuelle Behandlungsplanung	56
4.6	Störungsspezifische integrative Therapieprogramme	58
4.7	Integration der Pharmakotherapie	58
4.8	Zusammenfassung	59

| 5 | Medikamentöse Rückfallprophylaxe bei Doppeldiagnosen | 62 |

Gerhard A. Wiesbeck und Kenneth Dürsteler-MacFarland

5.1	Einleitung	62
5.2	Acamprosat	63
5.3	Naltrexon	64
5.4	Disulfiram	66
5.5	Bupropion	67
5.6	Vareniclin	68
5.7	Zusammenfassung	69

| B | Psychische Störungen und komorbide Suchterkrankungen | 73 |

| 1 | Psychotische Störungen und komorbide Suchterkrankungen | 75 |

Euphrosyne Gouzoulis-Mayfrank

1.1	Epidemiologie	75
1.2	Ätiologie/Modelle für die Komorbidität	75
1.3	Klinische Charakteristika/Verlauf	79
1.4	Therapie	80
1.5	Fazit für die Praxis	86

| 2 | Affektive und Angststörungen und komorbide Suchterkrankungen | 88 |

Michael Soyka

2.1	Einleitung	88
2.2	Epidemiologie	90
2.3	Erklärungsmodelle	95
2.4	Klinische Charakteristika/Verlauf	96
2.5	Therapie	97
2.6	Fazit für die Praxis	99

3	Posttraumatische Belastungsstörung und komorbide Suchterkrankungen	105

Johanna Grundmann und Ingo Schäfer

3.1	Epidemiologie	105
3.2	Ätiologische Modelle	107
3.3	Klinische Charakteristika und Verlauf	108
3.4	Therapie	109
3.5	Fazit für die Praxis	115

4	ADHS und komorbide Suchterkrankungen	120

Christina Stadler, Maria Hofecker Fallahpour und Rolf-Dieter Stieglitz

4.1	Epidemiologie	120
4.2	Ätiologie/Modelle für die Komorbidität	121
4.3	Klinische Charakteristika/Verlauf	123
4.4	Therapie	124
4.5	Fazit für die Praxis	130

5	Persönlichkeitsstörungen und komorbide Suchterkrankungen	135

Marc Walter

5.1	Einleitung	135
5.2	Epidemiologie	136
5.3	Ätiologie/Modelle	137
5.4	Klinische Charakteristika/Verlauf	139
5.5	Therapie	140
5.6	Fazit für die Praxis	143

C	Suchterkrankungen und komorbide psychische Störungen	147

1	Alkoholabhängigkeit und komorbide psychische Störungen	149

Thomas Hillemacher und Stefan Bleich

1.1	Epidemiologie	149
1.2	Ätiologie der Komorbidität	149
1.3	Klinische Charakteristika und Verlauf	151
1.4	Therapie	153
1.5	Fazit für die Praxis	156

2	Tabakabhängigkeit und komorbide psychische Störungen	159

Anil Batra

2.1	Epidemiologie	159
2.2	Ätiologie, Modelle für die Komorbidität	160

2.3	Therapie	164
2.4	Fazit für die Praxis	167

3 Kokainabhängigkeit und komorbide psychische Störungen ... 170
Sylvie Petitjean

3.1	Einleitung	170
3.2	Epidemiologie	170
3.3	Ätiologie/Modelle für die Komorbidität	172
3.4	Verlauf	173
3.5	Therapie	175
3.6	Fazit für die Praxis	179

4 Opiatabhängigkeit und komorbide psychische Störungen ... 182
Rudolf Stohler

4.1	Einleitung	182
4.2	Epidemiologie	183
4.3	Ätiologische Modelle	184
4.4	Klinische Charakteristika/Verlauf	184
4.5	Therapie	185
4.6	Fazit	187

5 Cannabisabhängigkeit und komorbide psychische Störungen ... 190
Euphrosyne Gouzoulis-Mayfrank

5.1	Einleitung	190
5.2	Epidemiologie	190
5.3	Ätiologie/Modelle für die Komorbidität	193
5.4	Klinische Charakteristika/Differentialdiagnose/Verlauf	197
5.5	Therapie	197
5.6	Fazit	199

6 Komorbide Störungen bei Internet- und Computerspielabhängigkeit ... 202
Bert T. te Wildt und Andrija Vukicevic

6.1	Epidemiologie	202
6.2	Ätiologie	203
6.3	Klinische Charakteristika	204
6.4	Therapie	212
6.5	Fazit für die Praxis	214

Herausgeber- und Autorenverzeichnis ... 219
Stichwortverzeichnis ... 223

Vorwort

Dieses Buch richtet sich an alle Berufsgruppen, die in der Klinik oder Praxis mit psychischen Störungen und Suchterkrankungen konfrontiert sind. Es ist aber auch für interessierte Laien geschrieben, die sich intensiver mit dieser Thematik auseinandersetzen möchten.

Viele unserer Patientinnen und Patienten leiden neben ihrer psychischen Problematik auch an Suchtproblemen. Manche trinken Alkohol, um Stresssymptome zu bekämpfen oder besser einschlafen zu können, oder sie rauchen Cannabis, um Unruhe und Ängste zu minimieren. Bei anderen Patientinnen und Patienten triggern die Drogen immer wieder psychiatrische Symptome, so etwa bei Menschen mit Psychose und Cannabis- oder Stimulanzienkonsum. Nicht selten fallen erstmals in einer Suchtbehandlung weitere psychische Störungen auf; beispielsweise wenn eine Patientin während eines Drogen- oder Medikamentenentzuges frühere traumatische Ereignisse erinnert, oder Beziehungsprobleme wieder relevant werden. Diese Komorbidität – das gemeinsame Auftreten einer Suchterkrankung und einer psychischen Störung – wird häufig als *Doppeldiagnose*, im englischen Sprachgebrauch *dual diagnosis* oder *dual disorder*, bezeichnet.

Die Zusammenhänge zwischen der Sucht und den komorbiden psychischen Störungen sind komplex und keinesfalls unidirektional zu verstehen. Warum ist es aber überhaupt wichtig beide Störungsbilder zu kennen und korrekt zu diagnostizieren? Einfach gesagt, weil die Therapie häufig eine andere ist. Verglichen mit Suchtpatienten ohne weitere komorbide Störungen brauchen Patientinnen und Patienten mit einer Persönlichkeitsstörung oder etwa mit einer posttraumatischen Belastungsstörung einen anderen Umgang und komplexere psychotherapeutische Angebote, um von der Behandlung profitieren zu können. Die erforderliche Integration der Therapieansätze für die verschiedenen Störungskomponenten ist nicht einfach, und so wurden Patienten mit Doppeldiagnosen früher in der Regel traditionell nach einem sequentiellen Modell behandelt. In den letzten Jahren wurden mehrere integrierte Behandlungskonzepte und -programme für Patienten mit Doppeldiagnosen entwickelt und teilweise bereits erfolgreich evaluiert. Diese Programme finden heute zunehmend Eingang in die Regelversorgung.

Ziel des vorliegenden Buches ist es, häufig auftretende Komorbiditäten von Suchterkrankungen und psychischen Störungen sowie ihre wechselseitigen Erscheinungsformen in Epidemiologie, Ätiologie, Verlauf und Behandlung darzustellen. Dabei sollen „beide Seiten" berücksichtigt werden – die häufigen Komorbiditäten und ihre spezifischen Merkmale und ihre Behandlung sollen sowohl aus der Perspektive der psychiatrischen Erkrankung als auch aus der Perspektive der Suchtproblematik beschrieben werden.

Vorwort

Das Buch ist in einen einführenden allgemeinen und einen speziellen Teil untergliedert. Im ersten allgemeinen Teil (▶ Teil A) werden Grundlagen der Komorbidität wie theoretische Modelle, psychodynamische Aspekte, neuropsychiatrische Grundlagen und therapeutische Grundprinzipien dargestellt. Der spezielle Teil widmet sich nacheinander bestimmten psychischen Störungen mit komorbid auftretenden Suchterkrankungen (▶ Teil B) und Suchterkrankungen mit häufig komorbid vorkommenden psychischen Störungen (▶ Teil C).

Wir freuen uns, dass wir namhafte Experten dafür gewinnen konnten, den neuesten Wissensstand zu der Thematik der Doppeldiagnosen für eine interdisziplinäre Leserschaft zusammenzutragen. Wir glauben, dass es uns gelungen ist, mit dem vorliegenden Buch einen gut fundierten und ausgewogenen Überblick über diesen zunehmend wichtigen Bereich zu präsentieren und wir hoffen, dass das Buch bei den Lesern auf Interesse und Zustimmung stößt.

Basel und Köln, im Oktober 2013
PD Dr. med. Marc Walter und
Prof. Dr. med. Euphrosyne Gouzoulis-Mayfrank

A   Allgemeiner Teil

1 Theoretische Modelle bei Doppeldiagnosen

Franz Moggi

1.1 Einleitung

Während in der Literatur eine Fülle mehr oder weniger empirisch fundierter Theorien zur Entstehung und Aufrechterhaltung von Störungen durch Substanzkonsum und von psychischen Störungen vorliegen, gibt es trotz bereits zwanzigjähriger Forschung erst einige empirisch fundierte Ätiologiemodelle zu Doppeldiagnosen (DD), worunter die Komorbidität psychischer Störung und Sucht verstanden wird. Alle Störungsmodelle zu DD sind Konzepte, die beschreiben, *ob* und – falls ja – *wie* eine Störung A mit einer zweiten Störung B in einer *direkt kausalen* (*uni-* oder *bidirektionale Kausalität*) *Beziehung* steht, ob beide Störungen auf einen oder mehrere *gemeinsame Faktoren* zurückgeführt werden können oder ob es sich um eine einzige Störung (*Entitätsmodell*) handelt. Bei den unidirektionalen Kausalmodellen wird meistens von *primärer Störung* und *sekundärer Störung* gesprochen, um mindestens eine zeitliche wenn nicht kausale Beziehung zwischen den beiden Störungen auszudrücken. In ▶ Abb. 1 sind die häufigsten drei Typen möglicher Komorbiditätsmodelle aufgeführt.

Störung A ⟶ Störung B

unidirektionale Kausalbeziehung;
primäre und sekundäre Störung

Störung A ⟷ Störung B
bidirektionale Kausalbeziehung

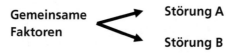

Modell der gemeinsamen Faktoren

Abb. 1: Drei Typen von Komorbiditätsmodellen bei Doppeldiagnosen

Dieser Überblick wird in Anlehnung an diese drei Modelltypen erhöhter Komorbidität aufgebaut, wobei aus Platzgründen nur diejenigen Modelle vorgestellt werden, die genügend empirische Grundlagen aufweisen. Nach den *Modellen gemeinsamer Faktoren* sind hohe Komorbiditätsraten das Ergebnis von Risikofaktoren, die von der psychischen Störung und der Störung durch Substanzkonsum (*SSK*) geteilt werden (z. B. genetische Belastung). *Modelle sekundärer SSK* schlagen vor, dass die psychische Störung (PS) die Wahrscheinlichkeit erhöht, eine SSK zu entwickeln. *Modelle sekundärer psychischer Erkrankungen* besagen das Gegenteil. *Bidirektionale Modelle* stellen die Hypothese auf, dass beide Störungen die Vulnerabilität für die jeweils andere Störung erhöhen können. Im klinischen Alltag wird am häufigsten die sogenannte *Selbstmedikationshypothese* als Erklärungsmodell herangezogen, wonach Patienten primär unter einer psychischen Störung leiden, woraufhin sie zur Bewältigung der psychischen Symptome derart Suchtmittel konsumieren, dass sie mit der Zeit eine sekundäre SSK entwickeln (Khantzian 1997). In der Forschung werden aber weit mehr Modelle untersucht und diskutiert.

1.2 Modelle von spezifischen Komorbiditäten

Die Komorbiditätsmodelle sind mit verschiedenen Forschungsansätzen untersucht worden, wobei deren Ergebnisse sich nicht immer ergänzen, sondern auch widersprechen. Wichtige Beiträge lieferten Familien- und Vererbungsstudien, experimentelle Laborstudien, aber auch epidemiologische und klinische Quer- und Längsschnittstudien, auf die in diesem Kapitel aus Platzgründen zwar nur zusammenfassend aber zu den spezifischen Komorbiditäten doch im Sinne eines Überblicks eingegangen wird. Der Autor hat die Studien kritisch diskutiert (Moggi 2007b). In den letzten Jahren scheinen weniger Forschungsergebnisse publiziert worden zu sein.

1.2.1 Schizophrenie und Sucht

Epidemiologische Studien mit repräsentativen Bevölkerungsstichproben zeigen signifikante Zusammenhänge zwischen Schizophrenie und SSK. Die Lebenszeitprävalenz liegt bei 47 % und das Risiko, bei einer Schizophrenie irgendwann auch unter einer SSK zu leiden bzw. umgekehrt bei einer SSK unter einer Schizophrenie zu leiden, liegt bei 4,6 % (Regier et al. 1990). Ätiologiemodelle zur Komorbidität von Psychose bzw. Schizophrenie und Sucht sind zahlreich und am häufigsten untersucht. Es wurden Modelle aus allen drei Modelltypen, also unidirektionale und bidirektionale Modelle sowie Modelle der gemeinsamen Faktoren formuliert, wobei der Schwerpunkt auf den Modellen *sekundärer Suchtentwicklung* liegt (Gouzoulis-Mayfrank 2010).

Lange Zeit war die *Selbstmedikationshypothese* das vorherrschende Ätiologiemodell zur *sekundären SSK* (Khantzian 1997). Der Suchtmittelkonsum wird dabei als gezielt symptomspezifische, dysfunktionale Bewältigung der Schizophrenie angesehen (z. B. Beruhigungsmittel gegen Halluzinationen, Anspannung und Angstzustände). Die Selbstmedikationshypothese fand allerdings wenig empirische Unterstützung (Mueser, Brunette & Drake 2007). Abgelöst wurde es durch die sogenannten *Affektregulationsmodelle*, wonach Personen mit psychischen Störungen ihre negativen Emotionen im Sinne einer generalisierten und maladaptiven Bewältigungsstrategie wiederkehrend mit Suchtmitteln positiv zu verändern versuchen, sodass die Entwicklung einer SSK begünstigt wird. Dabei spielt es keine Rolle, ob die unerwünschten emotionalen Zustände Symptome einer psychischen Störung sind oder durch andere Bedingungen wie bestimmte Persönlichkeitsmerkmale (z. B. Neurotizismus, Impulsivität), psychosozialen Stress, Ressourcen- und Copingdefizite oder durch Entzugserscheinungen zustande kommen (Blanchard et al. 2000). Die *Social-Drift-Hypothese* wiederum geht davon aus, dass sich Personen mit einer Schizophrenie zunehmend in sozialen Randgruppen aufhalten, in deren Lebensraum Alkohol- und Drogenkonsum alltäglich und ein integrierendes Element darstellt.

Aus der Vielzahl der vorgeschlagenen Ätiologiemodelle zur *primären Psychose* bzw. *sekundären SSK* findet jedoch das *Sensitivitätsmodell* (manchmal auch *Supersensitivitätsmodell* genannt) einige empirische Bestätigung (Mueser et al. 2007). Dieses Modell geht aus den *Vulnerabilitäts-Stress-Modellen* hervor. Danach interagiert eine psychobiologische Vulnerabilität für Psychose, die aus einer Kombination genetischer Faktoren und früher Umweltereignisse (z. B. Trauma während des Geburtsvorgangs) entstanden ist, so mit Belastungsfaktoren der persönlichen Umwelt, dass eine Psychose ausgelöst werden kann. Das Modell setzt keine SSK als Störung sondern nur das Vorhandensein einer Vulnerabilität für eine Psychose voraus. Dem Suchtmittel wird dabei die Funktion eines Stressors zugewiesen. Diese biologische Sensitivität kann bei Personen mit Vulnerabilität für Schizophrenie die Wahrscheinlichkeit erhöhen, bereits bei relativ kleinen Suchtmittelmengen psychotische Symptome bis hin zur floriden Psychose zu erleben und mit der Zeit sekundär eine Substanzstörung zu entwickeln.

Die Modelle *sekundärer Psychose* dagegen stellen die Wirkungen von Cannabis, Halluzinogenen und Stimulanzien, deren unmittelbare Wirkungen Ähnlichkeiten mit floriden Psychosen aufweisen, ins Zentrum. In prospektiv-epidemiologischen Studien haben sich die Hinweise verdichtet, dass insbesondere Cannabiskonsum bei der Ätiologie der Schizophrenie eine Rolle spielt (Moore et al. 2007). Es wurde nicht nur ein Dosis- sondern auch ein Alterseffekt gefunden. Bei Personen mit Cannabiskonsum bricht die Schizophrenie früher aus als bei Personen ohne Cannabiskonsum, wobei angenommen wird, dass Cannabis mit einer bestehenden neurobiologischen Vulnerabilität für eine Psychose interagiert (Gouzoulis-Mayfrank 2010). Mit dieser Annahme wird allerdings die Abgrenzung zum Sensitivitätsmodell unscharf, so dass letztlich nicht von einer sekundären Psychose gesprochen werden kann.

Der letzte Modelltyp sind die *Modelle der gemeinsamen Faktoren*. Im Modell der *primären Abhängigkeitserkrankung* wird auf der Grundlage neurobiologischer Befunde die Annahme vertreten, dass bei Patienten mit einer Psychose eine erhöhte neurobiologische Responsivität im mesolimbischen System, insbesondere im Nucleus accumbens, vorliegt. Dadurch bestünde auch eine erhöhte Vulnerabilität für die Entwicklung und Aufrechterhaltung von SSK (Chambers, Krystal & Self 2001). In einem weiteren Modell wird die *dissoziale Persönlichkeitsstörung (DPS)* als möglichen gemeinsamen Faktor gesehen. Forschungsarbeiten zeigen, dass DPS und Verhaltensstörungen, der Vorläufer von DPS in der Kindheit, sowohl mit Schizophrenie als auch mit SSK stark korrelieren. Bei Personen mit primärer SSK wurde DPS konsistent mit einem schwereren Krankheitsverlauf einschließlich früherem Beginn der Sucht, schwerer körperlicher Abhängigkeit sowie stärkeren negativen körperlichen, sozialen und rechtlichen Folgen in Verbindung gebracht. Ebenso wurden erhöhte Raten kindlicher Verhaltensstörungen bzw. DPS bei Patienten mit Schizophrenie berichtet, deren Krankheitsverlauf ebenfalls schwerer war (Mueser et al. 2007).

Keines der Ätiologiemodelle kann das ganze Spektrum der Komorbidität von Schizophrenie und Sucht erklären. Es gibt einerseits vielversprechende Modelle (z. B. Sensitivitätsmodell) und andererseits Hypothesen, deren empirische Grundlage dünn ist (z. B. Social-Drift-Hypothese). Ob Untergruppen von Patienten identifiziert werden können, für die einzelne Modelle zutreffen, bleibt zu untersuchen. Zudem können die Wirkungsmechanismen verschiedener Modelle bei ein und demselben Patienten am Werk sein.

1.2.2 Angststörungen und Sucht

Epidemiologische Studien mit repräsentativen Stichproben ergaben signifikante Zusammenhänge zwischen Angststörungen und SSK. Dabei gaben rund 70 % der Männer und 80 % der Frauen an, dass sie vor der SSK bereits unter einer Angststörung litten (Lieb & Isensee 2007). Ein erstes von der Familienforschung und neurobiologischen Forschung untersuchtes, aber empirisch kaum bestätigtes Erklärungsmodell stellt gemeinsame, zu beiden Störungen prädisponierende genetische und andere biologische Bedingungen sowie Umweltbedingungen (z. B. Kindesmisshandlung) in den Mittelpunkt (*Modell der gemeinsamen Faktoren* (Brady & Sinha 2005).

Die meisten empirischen Befunde zeigen, dass Angststörungen und SSK kausal zur Entwicklung der jeweils anderen Störung beitragen können, wobei Merkmale aus dem Angstspektrum (z. B. Ängstlichkeit als Persönlichkeitsmerkmal) und bereits manifeste Angststörungen häufiger den SSK vorauszugehen scheinen. Lernprozesse scheinen dabei wichtig für die Entwicklung dieser Komorbiditätsform zu sein. Der Konsum bestimmter Suchtmittel (z. B. Alkohol, Benzodiazepine) verringert kurzfristig Stress- und Angstzustände bzw. Angstsymptome (*Stress-/Angstreduktions-Hypothese*) und bringt dadurch im Sinne einer negativen Verstärkung positive Erwartungen an das Suchtmittel hervor (*Erwartungsbildung*), die zum anhaltenden Suchtmittelkonsum beitragen können (*Selbstmedikationshypothese*; Khantzian 1997). Anhaltender und zunehmender Suchtmittelkonsum (*Toleranzentwicklung*) seinerseits kann direkt zum Auftreten neuer Angstzustände (*Angstinduktionshypothese*) oder zur Verstärkung bestehender Angstsymptome führen. Langfristig kann es wegen der Toleranzentwicklung nicht nur zur Suchtmittelabhängigkeit (*sekundärer SSK*) kommen, sondern auch indirekt über deren Folgen zur Entstehung einer Angststörung (*sekundäre Angststörung*) oder zur Aufrechterhaltung bestehender Angstsymptome und -störungen, die ihrerseits wiederum mit Suchtmitteln bekämpft werden (Allan 1995). Sich gegenseitig fördernd schaukeln sich so Angststörung und die SSK in einer Art *Teufelskreis* auf (▶ Abb. 2, »feed-forward cycle« oder *bidirektionales Modell*) (Kushner, Abrams & Borchardt 2000; Moggi 2007a).

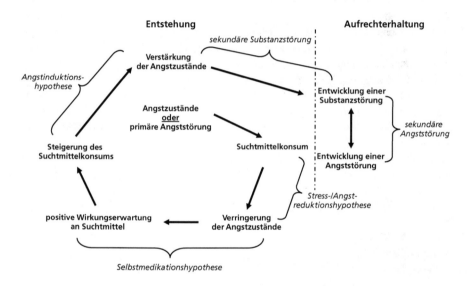

Abb. 2: Komplexes Teufelskreismodell der Interaktionen von Angst- und Substanzstörung

Akute Intoxikation oder akuter und verlängerter Entzug von bestimmten Suchtmitteln kann zudem vorübergehend Angstsymptome auslösen, die nach zwei bis vier Wochen jedoch unbehandelt abklingen. Sie sind deshalb nicht als Doppeldiagnose sondern als *substanzinduzierte Angst* zu bezeichnen (Schuckit 2000).

Das *Teufelskreismodell* der Komorbidität von Angststörungen und SSK ist empirisch weiter zu verfolgen. Es gilt zu prüfen, ob das Modell nicht nur bei Abhängigkeit von Suchtmitteln, sondern auch bei deren Missbrauch und bei anderen Substanzen als Alkohol empirisch gestützt werden kann. Kaum untersucht sind auch mögliche Unterschiede zwischen den verschiedenen Angststörungen. In der Mehrzahl der Studien wurde die Komorbidität bei pathologischem Alkoholkonsum untersucht, während diejenige von Medikamenten- und Drogenkonsum kaum erforscht ist.

1.2.3 Posttraumatische Belastungsstörung

Die Erfahrung traumatischer Ereignisse (z. B. Naturkatastrophen, sexuelle Misshandlungen im Kindes- oder Erwachsenenalter, physische Gewalt, Kriegsgeschehen) korrelieren mit erhöhtem Alkoholkonsum. Objektive Merkmale wie Schwere des Traumas (z. B. Vergewaltigung) hängen mit dem Ausmaß des Alkoholkonsums zusammen, der am stärksten ist, wenn eine *posttraumatische Belastungsstörung (PTBS)* vorliegt (Stewart 1996). Wie bei allen Komorbiditätsmodellen zu Angststörungen wird bei der PTBS die *Selbstmedikationshypothese* herangezogen, wonach Suchtmittelkonsum der Reduktion von PTBS-Symptomen dient. Umgekehrt kann Suchtmittelkonsum dazu führen, dass sich Personen eher in Situationen begeben, welche die Gefahr eines traumatischen Ereignisses erhöhen (*Risikohypothese*, Chilcoat & Breslau 1998). SSK kann zur Entwicklung einer PTBS beitragen, indem er das Erregungs- und Angstniveau erhöht, sodass nach traumatischen Ereignissen oder Belastungen im Zusammenhang mit dem Konsum (z. B. Trennung vom Lebenspartner) eher eine PTBS entwickelt wird (*Vulnerabilitäts-Hypothese*, Kushner et al. 2000). Suchtmittelkonsum oder SSK kann einerseits eine bestehende PTBS aufrechterhalten oder verschlimmern, indem er die Person an der kognitiv-emotionalen Verarbeitung des Traumas hindert (Herman 1992), während er andererseits die Intensität beharrlichen Wiedererlebens kurz nach dem Trauma und vor einer PTBS verringern kann (McFarlane 1998). Epidemiologische und klinische Studien zum zeitlichen Muster von PTBS und SSK zeigen mehrheitlich, dass eine PTBS deutlich häufiger einer SSK vorausgeht als umgekehrt (Lieb & Isensee 2007). Die Befunde untermauern stärker die Selbstmedikationsthese, während die Risiko- und Vulnerabilitäts-Hypothese weniger empirische Unterstützung erfährt.

Von den meisten Autoren wird ein Ätiologiemodell eines *fehlgeleiteten Selbstmedikationsversuchs* mit bidirektionalen Anteilen zur Erklärung der Komorbidität von PTBS und SSK vorgeschlagen. Die PTBS geht dem SSK meist voraus, sodass Selbstmedikation im Sinne einer Erleichterung von PTBS-Symptomen (v. a. erhöhtes Erregungsniveau und Wiedererleben) als initiale Motivation für Suchtmittelkonsum oder dessen Steigerung am wahrscheinlichsten ist. Anhaltender Suchtmittelkonsum kann zur Verstärkung von PTBS-Symptomen beitragen und negative emotionale Zustände fördern. Ihnen wird mit höherem Suchtmittelkonsum begegnet, sodass es später zur Entwicklung von SSK kommen kann (*Teufelskreis*, Moggi 2007a).

1.2.4 Affektive Störungen und Sucht

Auch zur Erklärung der Komorbidität von affektiven Erkrankungen und SSK werden mehrere Ätiologiemodelle diskutiert: Affektive Erkrankungen verursachen SSK (z. B. *Selbstmedikationshypothese* bzw. *sekundärer SSK* oder auch *Affektregulationsmodelle*), SSK verursacht die affektive Erkrankung (z. B. *substanzinduzierte* oder *sekundäre Störung*), affektive Störungen und SSK bedingen sich gegenseitig (*bidirektionales Modell*) oder ein dritter Faktor verursacht beide Störungen (*Modell der gemeinsamen Faktoren*).

Depression

Epidemiologische Untersuchungen mit repräsentativen Bevölkerungsstichproben ergaben zwar einen erhöhten Zusammenhang zwischen Depression und pathologischem Suchtmittelkonsum, aber kein eindeutiges zeitliches Muster zwischen den beiden Störungen, sodass verschiedene und komplexe Wirkungszusammenhänge anzunehmen sind. In repräsentativen epidemiologischen Studien berichten nur rund 42 % der Männer und 53 % der Frauen mit Depression und Sucht, dass ihrer SSK depressive Symptome oder Depressionen vorausgegangen seien (Lieb & Isensee 2007). Die Ergebnisse von Familien-, Zwillings- und Adoptionsstudien legen zudem keine gemeinsame Ätiologie von Depression und SSK nahe (Swendsen & Merikangas 2000).

Subklinische Symptome einer Depression und negative Emotionalität können das Risiko zur Entwicklung eines *sekundären SSK* erhöhen. Als Erklärung stellen Baker und Mitarbeiter in ihrer Überblicksarbeit zum *Affektverarbeitungsmodell negativer Verstärkung* mit Stress assoziierte negative Affekte als Motiv für Substanzkonsum ins Zentrum (Baker et al. 2004). In ihrem *Affektregulationsmodell* gehen die Autoren davon aus, dass Individuen mit SSK in wiederkehrenden Phasen von Konsum, Entzug und Abstinenz unbewusst interozeptive Hinweisreize für negative Affekte erkennen lernen. Mit Entzugssymptomen assoziierte negative Affekte werden durch erneuten Suchtmittelkonsum beendet, sodass der Konsum negativ verstärkt wird. Stressbedingungen aktivieren negative Affekte, lassen sie je nach Belastungsausmaß bewusst werden und schränken gleichzeitig die kognitive Verarbeitung und damit die bewusste Verhaltenskontrolle so stark ein, dass automatisiertes Rückfallverhalten auftreten kann mit entsprechender negativer Verstärkung durch den Wegfall negativer Affekte. Substanzbezogenes Rückfallgeschehen und anhaltender Suchtmittelkonsum würde schließlich die Remission bzw. Behandlung der Depression verhindern.

Dagegen rufen akute Suchtmittelintoxikation und anhaltender Suchtmittelkonsum von Alkohol und anderen Sedativa (z. B. Benzodiazepine) auch *direkt* depressive Zustände hervor, die zwar in der Regel unter Abstinenz nach zwei, spätestens vier Wochen ohne Behandlung remittieren (*substanzinduzierte Depression*), jedoch in einigen Fällen auch persistieren können und als *sekundäre Depression* zu diagnostizieren wären. Des Weiteren treten als Konsequenz von SSK Folgen wie organische Erkrankungen, Arbeitsplatzverlust oder Trennung vom Lebenspartner auf und verursachen so *indirekt* eine *sekundäre Depression*, die trotz Abstinenz persistiert und behandelt werden muss (Schuckit 2000).

Bei Depression und Sucht wird das Modell der *gemeinsamen Faktoren* empirisch am wenigsten gestützt. Dagegen scheinen verschiedene unidirektionale, möglicherweise auch komplexe Wechselwirkungsmodelle Gültigkeit zu haben. Bisher ist es jedoch nicht gelungen, ein integratives Ätiologiemodell für diese Komorbiditätsform vorzustellen.

Bipolar affektive Störungen

In repräsentativen Bevölkerungsstichproben zur Lebenszeitprävalenz weisen rund 61 % aller Personen mit der Hauptdiagnose einer Bipolar-I-Störung und 48 % aller Personen mit einer Bipolar-II-Störung auch irgendwann irgendeine SSK auf (Regier et al. 1990). Umgekehrt lassen sich bei Personen mit der Hauptdiagnose einer Alkoholabhängigkeit nur rund 13 % mit bipolar affektiven Störungen (BAS) und bei Personen mit einer Drogenabhängigkeit nur 26 % mit einer BAS finden (Kessler et al. 1994). Bei den Männern geht in rund 31 % der Fälle die erste manische Episode der Störung durch Alkoholkonsum und in 45 % der Fälle der Störung durch Drogenkonsum voraus, während die entsprechenden Prozentzahlen bei den Frauen 41 % bzw. 58 % betragen. In allen anderen Fällen trat die erste manische Episode gleichzeitig mit oder nach der SSK auf, sodass zumindest bei Frauen kein eindeutiges zeitliches Komorbiditätsmuster erkennbar ist (Lieb & Isensee 2007).

Wie bei anderen Psychosen wird bei BAS einerseits die *Selbstmedikationshypothese*, also die Selbstbehandlung der affektiven Symptome mit Alkohol und/oder Drogen, als Erklärungsversuch ins Zentrum gerückt. Tatsächlich geben Suchtmittel konsumierende Jugendliche mit einer BAS im Vergleich zu Jugendlichen ohne BAS eher an, dass sie Substanzen konsumieren, um ihre Affekte zu regulieren (Lorberg et al. 2010). Andererseits wurde auf der Grundlage neurobiologischer Studien das Modell der *primären Abhängigkeit* in die Diskussion eingeführt, wonach Personen mit einer psychotischen Erkrankung eine unabhängige Disposition für Abhängigkeitserkrankung hätten (▶ Kap. 1.2.1; Chambers et al. 2001). Unter dem gleichen Modelltyp der primären Abhängigkeit wird auch die Hypothese formuliert, dass der Konsum und Entzug von Alkohol und anderen Suchtmitteln dieselben Neurotransmittersysteme (z. B. Serotonin, Dopamin) beeinflusst, die für die Entstehung von BAS verantwortlich sind. Auf dieser neurobiologischen Grundlage kann eine SSK sowohl Entstehung als auch Verlauf von BAS initiieren und beeinflussen (Preuss 2006).

Wie bei Depression und Sucht konnte bisher kein allgemein gültiges Ätiologiemodell formuliert werden. Selbstmedikationsthese, Affektregulationsmodell und zwei Hypothesen unter dem Begriff der primären Abhängigkeit (Disposition zur Abhängigkeitsentwicklung bei BAS und Dysfunktion gemeinsamer Neurotransmittersysteme als Folge von SSK) bleiben so nebeneinander stehen.

1.2.5 Persönlichkeitsstörungen und Sucht

Der häufigste und am besten empirisch gestützte Modelltyp bei Persönlichkeitsstörungen und Sucht sind unidirektionale Kausalmodelle, in denen die *Persönlichkeitsstörung als primäre und die SSK als sekundäre Störung* angesehen wird. Die umgekehrte Variante des letzten Modelltyps ist kaum Forschungsgegenstand gewesen. Dagegen wurden *Modelle der gemeinsamen Faktoren* wieder häufiger diskutiert. Am häufigsten sind die Borderline-Persönlichkeitsstörung (BPS) und die dissoziale Persönlichkeitsstörung (DPS) untersucht.

Borderline-Persönlichkeitsstörung

Die Prävalenz der Komorbidität von BPS und SSK ist gegenüber anderen Komorbiditäten von Persönlichkeitsstörungen und SSK deutlich erhöht. In klinischen Studien ergeben sich Prävalenzraten bei BPS mit Alkoholstörungen von rund 49 %, bei BPS mit Drogenstörungen von 38 %. Umgekehrt wurde eine Komorbidität mit BPS bei 14,3 % der Personen mit Alkoholstörungen, bei 16,8 % der Personen mit Kokain- und bei 18,5 % der Personen mit Opiatstörungen gefunden (Lieb & Isensee 2007).

In Familienstudien zeigt sich bei Personen mit BPS eine Häufung von Verwandten ersten Grades mit Borderline-Persönlichkeitsstörungen, Depression und substanzgebundenem Suchtverhalten. Bei Patienten mit Substanzstörungen, aber *ohne* BPS wurde in klinischen Untersuchungen wiederholt eine erhöhte Impulsivität und emotionale Instabilität gefunden im Vergleich zu Patienten mit SSK *und* BPS. Trull und Mitarbeiter schlagen in ihrem empirisch fundierten Störungsmodell vor, dass genetische Faktoren (*neurobiologische Vulnerabilität*) und Umweltfaktoren (Trauma, Familieprobleme) die Wahrscheinlichkeit zur Entwicklung der beiden Persönlichkeitsmerkmale *Impulsivität* und *emotionale Instabilität* erhöhen. Diese Persönlichkeitsmerkmale können als gemeinsame Faktoren BPS und SSK fördern (Trull et al. 2000). Tatsächlich besteht bei BPS im Vergleich zu anderen Persönlichkeitsstörungen eine erhöhte Wahrscheinlichkeit, dass sich eine SSK entwickelt (Walter et al. 2009). Ist diese Form der Komorbidität entwickelt, halten sich beide Störungen im Sinne einer Interaktion gegenseitig aufrecht.

Dissoziale Persönlichkeitsstörung

Die Prävalenz der Komorbidität von DPS und SSK ist die höchste im Vergleich zu anderen Komorbiditäten von Persönlichkeitsstörung und SSK. In ihrem Überblick zu epidemiologischen Studien mit repräsentativen Bevölkerungsstichproben berichten Lieb und Isensee von einem rund sechsfach erhöhten Risiko für eine DPS bei Personen mit einer Lebenszeitdiagnose Alkoholabhängigkeit (Prävalenzrate: 21,3 %) bzw. von einem rund vierzehnfach erhöhten Risiko für eine DPS bei Drogenabhängigkeit (Prävalenzrate: 30,3 %; Lieb und Isensee 2007).

Zur Komorbidität von DPS und Sucht liegen mehrheitlich *typologische Störungsmodelle* vor. Am bekanntesten ist das Modell von Cloninger, der zwischen dem milieubeeinflussten Typ-I-Alkoholiker und dem auf Männer beschränkten und hereditären Typ-II-Alkoholiker unterscheidet (Cloninger 1987). *Typ-I-Alkoholiker* entwickeln in der Regel erst nach dem 25. Lebensalter eine psychische Abhängigkeit, haben Kontrollverlust, Schuldgefühle und ein spezifisches Persönlichkeitsmuster (Vermeidung neuer Situationen und negativer Ereignisse, erhöhte Ängstlichkeit, negative Emotionalität und erhöhter Neurotizismus, Abhängigkeit von sozialer Belohnung). Diese Form wird mit der *Stress-/Angstreduktionshypothese* bzw. der *Selbstmedikationshypothese* erklärt und könnte für die *ängstlich-vermeidende Persönlichkeitsstörung* als Modell herangezogen werden.

Typ-II-Alkoholiker entwickeln dagegen in der Regel vor dem 25. Lebensalter eine physische Abhängigkeit, sind unfähig zur Abstinenz, haben spontanes Alkoholverlangen, sind von Alkohol kaum psychisch abhängig, haben wenig Schuldbewusstsein und eine hohe Bereitschaft zur Aggression, kommen häufiger mit dem Gesetz in Konflikt, begeben sich gerne in neue Situationen mit Aussicht auf materielle Belohnung, greifen stimulierende Aktivitäten auf (»novelty seeking«) und sind extravertiert. Diese Form wird hypothetisch mit Modellen zur *Verhaltensenthemmung* bzw. *Belohnungssensitivität* erklärt (Verheul & van den Brink 2000).

Retrospektive Untersuchungen zeigen, dass Personen mit Substanzabhängigkeit in der Kindheit gehäuft Verhaltensstörungen und im Erwachsenenalter gehäuft *dissoziales Verhalten* oder DPS aufweisen. Prospektive Studien zeigen, dass Verhaltensstörungen (Impulsivität/Enthemmung) sowie negative Emotionalität mit erhöhter Wahrscheinlichkeit der SSK zeitlich vorausgehen. Familienstudien belegen, dass meist männliche Kinder von Vätern mit DPS *oder* Alkoholabhängigkeit häufiger Verhaltensstörungen (oppositionelles Verhalten, Hyperaktivität, Aggressionen) und dissoziales Verhalten aufweisen als Kinder von Vätern ohne eine oder beide Störungen (Verheul 2007).

In ihrem Störungsmodell schlagen Iacono und Mitarbeiter auf der Grundlage der empirischen Ergebnisse vor, dass ein Zusammentreffen von DPS und SSK keine Komorbidität sondern ein *Subtyp von Substanzstörungen* ist (Iacono et al. 1999). Die Manifestation der Symptome wird mit einer genetischen Prädisposition zur *Verhaltensenthemmung* erklärt, die zu Verhaltensstörungen in der Kindheit und später zu dissozialem Verhalten und substanzgebundenem Suchtverhalten in der Adoleszenz bzw. DPS im Erwachsenenalter führt.

Bei BPS und DPS können die erwähnten Persönlichkeitsmerkmale die Entwicklung der Komorbidität mit SSK erklären helfen. Die Komorbidität bei anderen Persönlichkeitsstörungen ist wahrscheinlich durch andere Ätiologiemodelle zu verstehen. So könnte die Komorbidität von ängstlich-vermeidenden Persönlichkeitsstörungen und SSK durch ähnliche ätiologische Prozesse entstehen und aufrechterhalten werden wie sie bei Angststörungen wirksam sind. Bei histrionischen oder narzisstischen Persönlichkeitsstörungen könnte das Konzept der Belohnungssensitivität die Komorbidität mit Substanzstörungen erklären helfen (Verheul 2007).

1.3 Zukunftsperspektiven

Die beschriebenen Ätiologiemodelle bedürfen *weiterer empirischer Studien*. Andere Doppeldiagnosen neben den oben dargestellten Komorbiditätsformen sind bis heute kaum untersucht worden. Mueser und Kollegen gehen beispielsweise davon aus, dass schizoaffektiven und bipolaren Störungen wie bei den Schizophrenien eine ähnliche Ätiologie im Sinne des Sensitivitätsmodells zur Komorbiditätsentwicklung zugrunde liegen, weil sie im Wesentlichen durch psychotische Symptome charakterisiert sind, einen schwereren Verlauf als Angststörungen und Depressionen zeigen und eher »biologische« Krankheiten sind, als dass sie durch soziale Faktoren verursacht werden (Mueser et al. 2007).

Repräsentative epidemiologische Studien zeigen *zeitliche Komorbiditätsmuster*, wonach Angststörungen in der Regel vor der SSK auftreten, während bei Depressionen und SSK kein klares zeitliches Muster zu beobachten ist. Für schwerere psychische Störungen (Schizophrenie, bipolare Störungen) und Persönlichkeitsstörungen liegen dazu überwiegend Studien mit klinischen Kollektiven vor, sodass daraus noch keine eindeutigen Schlüsse für pathogenetische Prozesse gezogen werden können. Weil der zeitliche Ablauf nur ein notwendiges und kein hinreichendes Kriterium für kausale Zusammenhänge ist und weitere Kriterien erfüllt sein müssen (z. B. Stärke, Konsistenz, Spezifität von Zusammenhängen), sind weiterhin epidemiologische Studien zur Untersuchung der Wirkungsrichtung notwendig.

Entgegen den Erwartungen konnte das von Klinikern häufig vertretene *Selbstmedikationsmodell* empirisch lediglich bei der Komorbidität von PTBS und SSK sowie in Ansätzen bei Angststörungen und SSK überzeugend gestützt werden. Personen mit psychischen Störungen scheinen im Allgemeinen nicht bestimmte Suchtmittel zu konsumieren, um spezifische Symptome ihrer psychischen Störung zu »behandeln«, sondern eher um negative emotionale Zustände zu verringern und positive zu erleben, so wie es das *Affektregulationsmodell* nahelegt. Die Gründe für den Beginn und die Fortsetzung von Suchtmittelkonsum und die Entstehung sowie Aufrechterhaltung von SSK bleiben offensichtlich vielfältig und lassen sich nicht mit der psychischen Störung allein erklären.

Die Klärung der *Ätiologie* verschiedener Komorbiditätsmuster ist sicher eine wesentliche Aufgabe künftiger Forschung, um fundierte Empfehlungen für Prävention und Behandlung von DD geben zu können. Aus ätiologischer Perspektive beschreibt eine Doppeldiagnose keine eigene Krankheitseinheit, sondern ist ein Sammelbegriff für sehr unterschiedliche Komorbiditäten. Die empirisch untersuchten Kausalmodelle reichen von einer Krankheitseinheit bei DPS und SSK, also keiner DD im eigentlichen Sinne von Komorbidität, bis hin zu komplexen Teufelskreismodellen der Komorbidität von Angststörungen und SSK. Die Vielfalt der Kausalmodelle fordert dazu auf, die Ätiologieforschung vermehrt auf spezifische Komorbiditätsformen auszurichten, möglicherweise auch *innerhalb* der Störungsklassen unterschiedliche Ätiologiemodelle in Betracht zu ziehen.

Literatur

Allan CA (1995) Alcohol problems and anxiety disorders – A critical review. Alcohol and Alcoholism 30:145–151.
Baker TB, Piper ME, McCarthy DE, Majeskie MR, Fiore MC (2004) Addiction motivation reformulated: an affective processing model of negative reinforcement. Psychological Review 111:33–51.

Blanchard JJ, Brown SA, Horan WP, Sherwood AR (2000) Substance use disorders in schizophrenia: review, integration, and a proposed model. Clinical Psychology Review 20:207–234.
Brady KT, Sinha R (2005) Co-occurring mental and substance use disorders: the neurobiological effects of chronic stress. American Journal of Psychiatry 162:1483–1493.
Chambers RA, Krystal JH, Self DW (2001) A neurobiological basis for substance abuse comorbidity in schizophrenia. Biological Psychiatry 50:71–83.
Chilcoat HD, Breslau N (1998) Investigations of causal pathways between PTSD and drug use disorders. Addictive Behaviors 23:827–840.
Cloninger CR (1987) Neurogenetic adaptive mechanisms in alcoholism. Science 236:410–416.
Gouzoulis-Mayfrank E (2010) Komorbidität von Psychose und Sucht. Psychiatrie und Psychotherapie 4:81–91.
Herman JL (1992) Trauma and recovery. New York: Harper Collins.
Iacono WG, Carlson SR, Taylor J, Elkins IJ, McGue M (1999) Behavioral disinhibition and the development of substance-use disorders: Findings from the Minnesota Twin Family Study. Development & Psychopathology 11:869–900.
Kessler RC, McGonagle KA, Zhao S, Nelson CB, Hughes M, Eshleman S, Wittchen HU, Kendler KS (1994) Lifetime and 12-month prevalence of DSM-III-R psychiatric disorders in the United States. Results from the National Comorbidity Survey. Archives of General Psychiatry 51:8–19.
Khantzian EJ (1997) The self-medication hypothesis of substance use disorders: A reconsideration and recent applications. Harvard Review of Psychiatry 5:231–244.
Kushner MG, Abrams K, Borchardt C (2000) The relationship between anxiety disorders and alcohol use disorders: A review of major perspectives and findings. Clinical Psychology Review 20:49–171.
Lieb R, Isensee B (2007) Häufigkeit und zeitliche Muster von Komorbidität. In Moggi F (Hrsg.) Doppeldiagnosen. Komorbidität psychischer Störungen und Sucht (2. Auflage). Bern: Huber. S. 27–58.
Lorberg B, Wilens TE, Martelon M, Wong P, Parcell T (2010) Reasons for substance use among adolescents with bipolar disorder. The American Journal on Addictions 19:474–480.
McFarlane AC (1998) Epidemiological evidence about the relationship between PTSD and alcohol abuse: The nature of the association. Addictive Behaviors 23:813–825.
Moggi F (2007a) Ätiologiemodelle zur Komorbidität von Angst- und Substanzstörungen sowie von Depression und Substanzstörungen. In Moggi F (Hrsg.) Doppeldiagnosen. Komorbidität psychischer Störungen und Sucht (2. Auflage). Bern: Huber. S. 83–108.
Moggi F (Hrsg) (2007b). Doppeldiagnosen. Komorbidität psychischer Störungen und Sucht (2. Auflage). Bern: Huber.
Moore TH, Zammit S, Lingford-Hughes A, Barnes TR, Jones PB, Burke M, Lewis G (2007) Cannabis use and risk of psychotic or affective mental health outcomes: a systematic review. Lancet 370:319–328.
Mueser KT, Brunette MF, Drake RE (2007) Komorbidität von Schizophrenie sowie Bipolaren Störungen und Substanzstörungen. In Moggi F (Hrsg.) Doppeldiagnosen. Komorbidität psychischer Störungen und Sucht (2. Auflage). Bern: Huber. S. 109–141.
Preuss UW (2006) Komorbidität von alkohol- und substanzmittel-assoziierten Störungen mit bipolaren Erkrankungen: Was ist Henne und was Ei? Die Psychiatrie 3:78–85.
Regier DA, Farmer ME, Rae DS., Locke BZ, Keith SJ, Judd LL, Goodwin FK (1990) Comorbidity of mental disorders with alcohol and other drug abuse: Results from the Epidemiologic Catchment Area (ECA) study. Journal of the American Medical Association 264:2511–2518.
Schuckit MA (2000) Drug and alcohol abuse: A clinical guide to diagnosis and treatment. New York: Kluwer Academic/Plenum Publishers.
Stewart SH (1996) Alcohol abuse in individuals exposed to trauma: A clinical review. Psychological Bulletin 120:83–112.

Swendsen JD, Merikangas KR (2000) The comorbidity of depression and substance use disorders. Clinical Psychology Review 20:173–189.
Trull TJ, Sher KJ, Minks-Brown C, Durbin J, Burr R (2000) Borderline personality disorder and substance use disorders: A review and integration. Clinical Psychology Review 20:235–253.
Verheul R (2007) Ätiologiemodelle der Komorbidität von Persönlichkeits- und Substanzstörungen. In Moggi F (Hrsg.) Doppeldiagnosen. Komorbidität psychischer Störungen und Sucht (2. Auflage). Bern: Huber. S. 143–160.
Verheul R, van den Brink W (2000) The role of personality pathology in the aetiology and treatment of substance use disorders. Current Opinion in Psychiatry 13:163–169.
Walter M, Gunderson JG, Zanarini MC, Sanislow CA, Grilo CM, McGlashan TH, Morey LC, Yen S, Stout RL, Skodol AE, (2009) New onsets of substance use disorders in borderline personality disorder over 7 years of follow-ups: findings from the Collaborative Longitudinal Personality Disorders Study. Addiction 104:97–103.

2 Psychodynamische Aspekte der Komorbidität

Gerhard Dammann

2.1 Einleitung

Psychodynamische Modelle erheben heute nicht mehr den Anspruch, die Entstehung und Aufrechterhaltung von Suchtproblemen und Abhängigkeitserkrankungen und komorbider psychischer Störungen umfassend und ausreichend erklären zu können. In gewisser Weise sind psychodynamische Modelle heute eher in den Hintergrund gerückt, was auch damit zu tun haben könnte, dass mancher psychoanalytisch-orientierte Therapeut sich nach frustranen Erfahrungen mit schwerkranken Suchtpatienten wieder von der Behandlung dieser Patienten abwendet.

Neurobiologische Modellvorstellungen, etwa die Erkenntnis, dass genetische Faktoren in stärkerem Maße (wie am Tiermodell gezeigt werden konnte) die Tendenz zu Alkoholabusus hindern oder fördern können (Kendler et al. 1992), sind ebenso von Relevanz, wie soziologische und sozialpsychologische Modelle (Schicht, Peer-Groups, kulturelle Traditionen im Zusammenhang mit Suchtmitteln; Dammann 2011) oder wie behaviorale Modelle, die sich an lerntheoretischen Überlegungen (Verstärkermodell) orientieren.

Innerhalb der Suchtmedizin gibt es nicht zuletzt eine stärker werdende Tendenz, Suchtpatienten (praktisch analog dem Diabetes) als Menschen zu sehen, die eine Art biologisches Defizit haben, das einer Substitution bedarf, und dass damit das Problem weitgehend gelöst werden kann. Die psychischen Probleme wären eher nachgeordnet oder sekundär. Personen ohne jegliche psychische Störung, aber mit Abhängigkeitserkrankung, werden aus dieser Perspektive postuliert. Die Sichtweise der Psychoanalyse ist dagegen geradezu diametral entgegengesetzt. Zugespitzt gesagt: Wenn der Abusus wegfällt, dann fangen die Probleme erst an! Diese Haltung entspricht dem apodiktischen Statement von Knight (1937), das im Prinzip für die psychodynamische Perspektive bis heute Gültigkeit behalten hat: »Man findet niemals einen Alkoholiker, der nüchtern eine gesunde Person ist.«

Eine besondere Schwierigkeit im Zusammenhang mit (stoffgebundenen) Suchtkrankheiten besteht darin, dass es oft nicht einfach ist, beim Vorliegen von Auffälligkeiten oder Psychopathologie klar Ursachen, Folgen oder interferierende Faktoren unterscheiden zu können. In der Vergangenheit wurde etwa für das Auftreten einer Nivellierung des Persönlichkeitsbildes, mit eventuell auch affektiver Enthemmung und fehlendem Kritikvermögen, der Begriff der »Entkernung« verwendet (»das Über-Ich schwimmt davon«), ohne dass ausreichend klar wurde, ob dies als Ausdruck eines hirnorganischen Psychosyndroms (Folgestörung), einer direkten Substanzwirkung auf das Stirnhirn, Probleme im Bereich der Primärpersönlichkeit oder einer resignativen chronischen Regression zu werten sei.

Eine weitere Schwierigkeit bei psychodynamischen Modellen besteht nicht selten in der Spezifität. So werden z. B. Probleme in der Mentalisierung oder in der Selbstwertregulation oder Traumafolgestörungen für ganz unterschiedliche Störungsbilder verantwortlich gemacht (Depressionen, Persönlichkeitsstörungen, Sucht etc.). Idealerweise sollte ein psychodynamisches Modell also möglichst spezifisch sein, um daraus therapeutische Konsequenzen ableiten zu können.

2.2 Die Bedeutung von komorbiden Störungen und von Doppeldiagnosen

Die Klassifikation aus der Perspektive einer psychodynamisch-orientierten Psychiatrie und Psychotherapie ist schwierig, denn Abhängigkeitsstörungen können gleichzeitig Symptom (einer anderen Störung), spezifische Abwehrform und Ausdruck von »Süchtigkeit« im engeren Sinn in der Persönlichkeitsorganisation sein. Hinzukommen weitere Möglichkeiten wie Psychopathologie als Folge des Substanzkonsums (Depression als Folge von Alkoholerkrankung, Schuckit et al. 2013) und hirnorganischen Veränderungen (affektive Labilität als Folge einer schweren Benzodiazepinabhängigkeit beispielsweise).

Vollends kompliziert wird die Frage, wie von daher sogenannte komorbide Störungen überhaupt gewichtet werden sollten. D. h. welche »Störungen« muss man fokussieren? Welche prioritär? Wie sind die Ursache-Folge-Zusammenhänge? Was sind sekundäre Folgen oder Symptome einer Störung und letztlich gar keine eigenständigen Störungsbilder? ICD und DSM machten sich die Beantwortung dieser Fragen durch den lange Zeit dominierenden atheoretischen und deskriptiven (nicht wirklich phänomenologisch zu nennenden) Ansatz leicht und vermieden es, sich diesen Fragen zu stellen (daher konnten plötzlich Verhaltensauffälligkeiten wie das »hoarding disorder«, pathologisches Sammeln und Horten etwa von Tieren, plötzlich zu eigenen Störungen werden).

In letzter Zeit findet jedoch eine zunehmende Auseinandersetzung mit der Komorbidität statt. Es gibt einerseits Ansätze, die für eine stark komorbiditätsorientierte, störungsspezifische Sichtweise plädieren (Gouzoulis-Mayfrank et al. 2008). Bastine (2012, S. 17 f.) dagegen benennt im Zusammenhang mit Komorbidität folgende fünf zentralen Schwierigkeiten und fordert das Ende des Postulats distinkter Störungseinheiten:

1. Komorbiditäten sind eher die Regel als die Ausnahme, was im Widerspruch steht zu den theoretischen Grundlagen des Komorbiditätskonzepts.

2. Epidemiologische Studien unterschätzen vermutlich das Ausmaß von Komorbiditäten außerdem noch (symptomatische Überschneidungen, nicht alle Störungen werden untersucht; Beobachtungszeiträume).
3. Komorbidität klingt anspruchsvoll, erklärt jedoch wenig und ist »rein deskriptiv-formal, beschreibt lediglich zeitliche Überschneidungen«. Die kausale oder funktionale Bedeutung des gemeinsamen Auftretens bleibt zumeist unklar, obschon die klinische Sichtweise eine andere Evidenz nahelegt.
4. Das Problem des Komorbiditätsprinzips ist weniger eine Not klassifikatorischer Umsetzung als vielmehr eine konzeptuell-theoretische Aporie.
5. Die kategoriale Sichtweise, die für dieses Ausufern der Komorbiditäten verantwortlich ist, ohne dass damit inhaltlich etwas gewonnen wäre, müsste ersetzt werden durch eine dimensionale, strukturorientierte oder »systemische« Sichtweise, die kausale und funktionale Verbindung sieht.

Letztlich betreffen diese Kritikpunkte natürlich das gesamte System von ICD-10 und DSM-IV/DSM-5.

In einem luziden Kapitel über den Unsinn des Komorbiditätsprinzips in den neueren Klassifikationssystemen zeigt Bastine (2012), dass bestimmte Störungsbilder, wie die generalisierte Angststörung, empirisch überhaupt nicht ohne Komorbiditäten vorkommen und plädiert daher dafür, den eigenständigen nosologischen Stellenwert solcher Störungsbilder ganz in Frage zu stellen. Er plädiert daher für eine »neue Perspektive für die Psychotherapie« (S. 21). Bastine plädiert, fast wie ein Psychoanalytiker, für eine neue systemische Konzeptualisierung von Psychotherapie, die von übergeordneten psychischen Problemen im Lebenskonzept (Biographie) des Patienten ausgehen und die Kasuistik (»einzelne Behandlungsverläufe analysiert ...«, S. 23) in den Mittelpunkt stellt. Diese übergeordneten Themen sind »Beeinträchtigung des Selbstwertes, der Selbstakzeptanz und der Identität, des Verlustes von Kontrolle und Selbstbestimmung, Defizite der Emotionsregulation, unausgeschöpfte psychische und soziale Ressourcen, unbefriedigende soziale Beziehungen und Bindungen, mangelnde Bewältigung von Belastungen und sozialen Konflikten, unverarbeitete Lebensereignisse und Lebensthemen oder inadäquate Ziele und Motive« (S. 23).

Einige Grundüberlegung sollen an dieser Stelle aus psychodynamischer Perspektive versucht werden:

1. Die Psychoanalyse geht davon aus, dass Störungen kausal zusammenhängen. Eine unkritische Komorbiditätsannahme ist zu hinterfragen.
2. Im Grundsatz sollte die ursächliche, tieferliegende (und unbewusste) Problematik bearbeitet werden.
3. Dabei ist insbesondere auch das Strukturniveau (Schwere der Störung der Persönlichkeitsorganisation) bedeutungsvoll.
4. Wenn eine Problematik stark dominiert, dann erscheint es manchmal unumgänglich, diese zunächst zu fokussieren, auch wenn sie nicht ursächlich ist (Beispiel einer schweren Bulimie auf der Basis einer narzisstischen Störung). Diese Auffassung stellt eine Weiterentwicklung der psychoanalytischen Psychotherapie dar, die u. a. mit Parametern arbeitet.

5. Sobald sich die bearbeitungswürdigen sekundären Störungen oder Problematiken stabilisiert haben, sollte die tieferliegende Problematik angegangen werden.
6. »Komorbiditäten« können u. U. als Indikatoren sogar prognostisch günstig sein.
7. Komorbiditäten sind insofern auch wichtige Informationsquellen, als sie mit bestimmten Psychodynamiken verbunden sind. So unterscheiden sich u. U. Depression mit Zwangsstörung, Depression mit Angststörung und Depression mit Alkoholerkrankung deutlich voneinander.

In einer interessanten Studie zeigten sich überraschend keine Hinweise, dass Borderline-Patientinnen mit komorbider Substanzstörung mehr Psychopathologie aufweisen, als solche ohne (Lee et al. 2010).

Ein zentrales Problem ist, dass etwa Alkoholismus mehr ist als ein reines passageres Symptom, das man in der Behandlung ignorieren könnte, um sich ganz auf die tieferliegende strukturelle Problematik zu konzentrieren, es aber auf der anderen Seite, wie Gabbard (2005, S. 362) ausführt, keine »*monolithische Entität*« darstellt. Vielleicht sollte man, wie Donovan 1986 vorgeschlagen hat, von Alkoholismus nur im Plural sprechen (»alcoholisms«).

Aus psychodynamischer Sicht hat es zusammenfassend wenig Sinn, einen komorbiditätsorientierten Ansatz auf die Spitze zu treiben und für jede »Teilstörung« eine Teiltherapie anzubieten. Die Realität ist gerade die, dass schwere strukturelle Störungen sich durch eine »Panneurose« (Kette von symptomatischen Komorbiditäten) auszeichnet: Ängste, Depressionen, Beziehungsprobleme, Süchte, sexuelle Störungen etc. Auch Rost (2008, S. 70) schreibt: »Diese Grundstörung ist in aller Regel eine schwerwiegende Persönlichkeitsstörung (Wurmser bezeichnet sie als »schwere Neurosen«), meist auf dem sogenannten ›Borderline-Niveau‹, wobei in einzelnen Fällen auch weniger schwerwiegende Erkrankungen wie zum Beispiel eine hysterische Neurose durch die Sucht abgewehrt werden können.« Mit Borderline-Niveau (oder Borderline-Organisation) ist eine strukturelle Störung gemeint, die durch Identitätsdiffusion und einer Dominanz unreifer Abwehrmechanismen bestimmt ist.

2.3 Narzissmus und Abhängigkeitserkrankungen

Gerade bei Patienten mit Suchterkrankungen finden sich oft (phänomenologisch wie psychodynamisch) Hinweise auf narzisstische Störungen mit früheren schwerwiegenden Erfahrungen von Gewalt und Vernachlässigung (Dammann 2012).

Die Suchtmittel dienen der Beruhigung von Scham- und Schuldgefühlen, sind also eine Form von selbstwertstabilisierender »maniformer Medikation«, die dann aber wieder zu Schuldgefühlen führt. Derartige Teufelskreise von Über-Ich-Pathologie zwischen Selbstbestrafung und Selbstberuhigung wurden besonders eindrücklich von dem Psychoanalytiker Léon Wurmser (1997) beschrieben (siehe oben). Die Spaltungsdynamik des Narzissmus zeigt sich auch in der Besetzung des Körpers: Wechsel zwischen sorgloser Selbstzerstörung und hoch besorgter bis hypochondrisch anmutender Beschäftigung mit dem eigenen Körper. Dieser Aspekt der Selbstfürsorge auf der einen Seite und der Selbstzerstörung/Selbstbestrafung auf der anderen Seite des Narzissmus, kann bei Drogenabhängigen und Alkoholkranken oft gut therapeutisch genutzt werden.

Obwohl Patienten mit emotional instabiler Persönlichkeitsstörung vom Borderline-Typ (BPS) und narzisstischer Persönlichkeitsstörung beide eine gewisse Nähe aufweisen und zu den Cluster-B-Störungen (dramatisch, emotional oder instabil) gehören sowie eine Instabilität der Selbstorganisation mit Spaltungen in der Identität zeigen, unterscheiden sich die beiden Persönlichkeitsstörungen gerade im Suchtverhalten deutlich. Borderline-Patientinnen geben nicht selten an, dass sie zwar einen Abusus betreiben, letztlich jedoch eine Aversion gegen das Suchtmittel hätten, das sie wie als »Ich-dyston« beschreiben. Narzisstische Patienten dagegen erleben (zumindest phasenweise) den erhöhten Suchtmittelkonsum als »angenehm« und Ich-synton. Die narzisstische Gruppe ist daher gefährdeter, eine Abhängigkeit zu entwickeln.

Es wäre sicherlich falsch, wollte man die Abhängigkeitserkrankungen ganz auf die »narzisstischen Störungen« reduzieren, ich meine jedoch, dass es viele Gründe gibt, diesem Spektrum besondere Beachtung bei der Sucht zu schenken (Regulierung und Selbstmedikation von Scham, Schuld und Depressionen, aber auch Kontrolle und das Gefühl, mächtig und unzerstörbar zu sein).

Von zusätzlicher Bedeutung ist zudem die autonomieregulierende Funktion von Noxen. Paradoxerweise erscheinen die Substanzen den betroffenen Patienten zunächst unbewusst als Möglichkeit, sich ihrer Autonomie und Objektunabhängigkeit zu versichern, führen aber letztlich natürlich in einen zunehmenden Verlust von Autonomie (»Abhängigkeit«).

Auf die Bedeutung von im weitesten Sinn narzisstischen Modi beim Alkoholismus, z.B. Selbstwertregulation und Umgang mit Frustrationen, hat auch Khantzian (1982) von psychodynamischer Seite her hingewiesen.

2.4 Aspekte der psychodynamischen Diagnostik

Die psychodynamischen Klassifikationssysteme (OPD oder Diagnostik des Strukturniveaus nach Kernberg) gehen nicht spezifisch auf die Suchtdiagnostik ein.

Das Problem bei der psychodynamischen Diagnostik von Abhängigkeitserkrankungen besteht nach Nitzgen (2008) darin, »dass Abhängigkeit und Sucht diagnostisch einerseits als ›nosologische‹ Einheit, das heisst als Störung sui generis beschreibbar sind. Andererseits lassen sie sich diagnostisch ebenso berechtigt als ›Symptom‹ jeweils unterschiedlicher, zugrunde liegender psychischer (Grund-) Störungen beschreiben, insbesondere da eine suchtspezifische Persönlichkeitsstörung empirisch nicht existiert.«

Aus meiner Erfahrung kann man insbesondere bei den polytoxikomanen Patienten (multipler Substanzgebrauch inkl. illegaler und intravenös konsumierter Substanzen) die schwersten kombinierten Persönlichkeitsstörungen finden. Nicht selten dominiert hier ein Muster von malignem Narzissmus mit antisozialen Zügen, emotionaler Instabilität, Halt- und Bindungslosigkeit, auf dem Boden traumatischer Erfahrungen und sexueller Perversionen, bis hin zum Sadismus. Für die Prognose sind unter anderem wichtig, ob es einzelne stabile und von Zuneigung geprägte Beziehungen gibt oder ob Manipulation und Ausbeutung solche Beziehungen unmöglich machen (Qualität der Objektbeziehungen). Phasen von größerer Stabilität (Arbeitsfähigkeit) sowie Versuche der Wiedergutmachung sind positiv zu bewerten, während zahlreiche erfolglose Therapieversuche prognostisch ungünstig sind.

Diese fragile und diffuse Selbststruktur (Entwicklungen von Suchterkrankungen auf dem Boden von Neurosen bzw. neurotischen Persönlichkeitsorganisationen kommen vor, sind jedoch weit seltener) führt neben der Sucht zu zahlreichen Problemen wie Leeregefühle, Depressionen, Ängste, Beziehungsschwierigkeiten, Problemen, den Realitätsanforderungen zu genügen etc.

Nicht selten triggert die enthemmende Wirkung einer Noxe eine strukturelle Problematik (aggressives, impulsives, enthemmtes Verhalten nimmt stark zu). Insofern ist es wichtig abzuschätzen, »welch unterschiedliche Arten konsequenter Selbstschädigung Süchtige entwickeln können, gerade dann, wenn sie suchtmittelabstinent bleiben« (Rost 2008, S. 77).

Auf die Nähe von Borderline-Struktur (Spaltung als Abwehr, geringe Affekttoleranz) und Sucht haben etwa Rinsley (1988) oder Hartocollis (1982) hingewiesen. Die extrem hohe Suizidalität (60–120-mal so hoch wie in der Normalbevölkerung) unter Alkoholkranken ist seit längerem bekannt (Murphy & Wetzel 1990).

In einer qualitativen Studie konnten Blatt und Mitarbeiter (1984) ebenfalls zeigen, dass sich bei opiatabhängigen Patienten mehrere tieferliegende Motive voneinander abgrenzen lassen: a) eine Aggressionsproblematik im Zusammenhang mit dem Containing von Aggression, b) ein Bedürfnis nach Anerkennung, verbunden mit der Sehnsucht nach einer symbiotischen Beziehung mit einem mütterlichen Objekt und c) ein Bedürfnis, Depression abzumildern. Trotz einer Gruppe von Polytoxikomanen, bei denen antisoziale und schwer narzisstische Persönlichkeitsstörungen dominieren, scheint es somit auch bei den opiatabhängigen Patienten eine Gruppe zu geben, die behandelbar erscheint und bei der schwere Neurosen oder mittlere strukturelle Störungen vorhanden sind. Wurmser beschreibt etwa den Teufelskreis wie Erfolgserlebnisse (!) über Schuldgefühle zu Rückfälligkeit führen können.

Im Zusammenhang mit der Beurteilung von Personen, die einen Missbrauch illegaler Substanzen betreiben (z. B. Heroinabhängigkeit oder Formen von Polytoxikomanie), ist die starke Überlappung mit den antisozialen Persönlichkeitsstörungen kennzeichnend. Dabei stellt sich natürlich immer die Frage, ob die Dissozialität nicht etwa nur als Folge der Abhängigkeitserkrankung gewertet werden muss.

Im Allgemeinen kann man jedoch konstatieren, dass unter der Gruppe der abhängigen Patienten von illegalen Substanzen, die nicht selten mit intravenösem Konsum kombiniert ist, sich eine Fülle von schweren Persönlichkeitsstörungen finden lässt, die sich strukturell voneinander unterscheiden lassen. Die schlimmsten Formen von kindlichen Vernachlässigungen und Misshandlungen (etwa ein Kleinkind wird dem Verhungern überlassen) betreffen nicht selten drogenabhängige Eltern, während dies bei alkoholabhängigen Eltern eher nicht der Fall ist (dort findet sich z. B. ein inkonsistentes Erziehungsmuster, manchmal auch physische Gewalt.)

Trotz dieser Ausführungen sollte aus psychoanalytischer Sicht vor einer undifferenzierten »Überpathologisierung« von Suchtkranken gewarnt werden, dient sie doch häufig nur dazu, die Patienten nicht in Behandlung zu nehmen. Nicht alle Suchtpatienten sind »schwierig«. Diagnostische Überlegungen sind nur dann hilfreich, wenn sie ermöglichen, in Beziehung zu treten, nicht, sich zu distanzieren.

2.5 Implikationen für die psychodynamische Psychotherapie

Noch vor gut 30 Jahren konnte ein einflussreicher Suchtmediziner (Vaillant 1981) Psychotherapie für Alkoholkranke als uneffektive Verschwendung deklarieren. Eine Haltung, die heute immerhin nicht mehr so vertreten wird, aber noch nicht gänzlich verschwunden ist. Allerdings zeigte bereits die groß angelegte Therapiestudie von Woody und Mitarbeitern (1987), dass Psychotherapie wirksam ist.

Generell sind die Behandlungserfolge durchaus denen von Borderline-Patienten oder Patienten mit narzisstischen Störungen vergleichbar. Allerdings werden beispielsweise im deutschsprachigen Raum Suchtkranke vorzugsweise nicht selten von Sozialpädagogen in Einrichtungen und Beratungsstellen der Suchthilfe zwar engagiert betreut, jedoch kaum von ausgebildeten Psychotherapeuten behandelt.

Ein psychodynamisches Verständnis von Abhängigkeitserkrankungen, unter Berücksichtigung zentraler komorbider Störungen (etwa Narzissmus, Angststörungen, Depressionen), sollte ermöglichen, dass eine stringente, psychodynamische Hypothese formuliert werden kann, warum sowohl die Sucht wie die weitere Symptomatologie vorhanden sind und in welchem Verhältnis sie zueinander stehen könnten. Diese psychodynamische Modellvorstellung stellt auch die Basis für den Therapiefokus dar.

Die psychoanalytische Arbeit mit Suchtkranken bedarf der gleichen Modifikationen (Parameter) wie die Behandlung anderer Persönlichkeitsstörungen (siehe dazu Dammann 2006; 2007). Eine solche modifizierte psychoanalytisch orientierte Therapieform stellt u. a. die »Übertragungsfokussierte Psychotherapie (TFP)« dar. TFP ist besonders indiziert bei Borderline-Persönlichkeitsorganisationen (BPO, s.o.) und bei der Notwendigkeit Agieren oder Verhaltensexzesse durch Therapievereinbarungen und zeitweiliges Aufgeben der technischen Neutralität zu begrenzen. Bei Patienten, die eine BPO aufweisen, aber bei denen die Symptomatik stark dominiert (etwa Essstörungen, Substanzabhängigkeiten, Zwangsstörungen, schwerwiegende Probleme im Bereich der Impulskontrolle), erweist sich gelegentlich die Kombination von TFP mit anderen psychotherapeutischen Interventionen, etwa in der Anfangsphase der Behandlung, als vorteilhaft.

Das therapeutische Setting (inkl. Reglements und Vereinbarungen) sollten dem Ich (bzw. therapeutischen Hilfs-Ich) dienen und nicht, wie es nicht selten in Suchteinrichtungen geschieht, eine Über-Ich-Funktion erhalten, wo »Sanktionen das Über-Ich« ersetzen (Rost 1987, S. 218). Nicht selten sehen Suchtpatienten in der Therapie eine Aufgabe oder Mutprobe, die es zu überstehen gilt, der sie sich stellen wollen etc. Zum Abschied sagen sie dann: »Es war nicht einfach, ich bin stolz, dass ich es geschafft habe.« Dies ist, was häufig übersehen wird, Teil des Problems, Therapie wäre demnach »eine gerechte Strafe«, statt eines inneren Prozesses (Dieckmann & Albertini 2008, S. 177).

Allzu schnell greifen Therapeuten, die aufgrund der Rückfälligkeit von Suchtpatienten schlechte Erfahrungen gemacht haben, zu der Erklärung, die Patienten seien eben nicht wirklich motiviert gewesen. Dabei gehören Rückfälle nach psychoanalytischem Verständnis u.U. zu einem therapeutischen Fortschritt (vorübergehende negative therapeutische Reaktion etc.).

Die Kombination von (stärker regressionsfördernder) Einzeltherapie und (vom Patienten als »anstrengender« erlebter) Gruppentherapie mit interaktionellen Elementen ist häufig hilfreich. Bei der stationären Behandlung kommt dem therapeutischen Team eine besondere Bedeutung zu, wo sich innere Objektanteile des Patienten konflikthaft manifestieren können.

Die Behandlung kann in folgenden Stufen beschrieben werden:

1. Motivationsarbeit und ggf. Substitution (etwa mit Methadon), um eine erste Stabilisierung zu erzielen
2. Hilfs-Ich-Funktionen durch Selbsthilfe, »Ersatzkognition« oder zunehmend haltgebende therapeutische Beziehung
3. Psychotherapie und Pharmakotherapie (etwa Behandlung der komorbiden Depressivität) fokussieren zunächst auf das Problemverhalten (Konsumereignisse).
4. Abstinenzbemühungen werden verstärkt.
5. Tiefergehende strukturelle Veränderungen werden angestrebt.

Diese Stufen sollten so verstanden werden, dass es unter Umständen auch Phasen gibt, wo frühere Elemente wieder notwendiger werden. Dieser Zugang hilft auch die häufig anzutreffende Dichotomie (Strukturveränderung versus verhaltensnahe Abstinenz) als integratives Nebeneinander zu verstehen.

Die Frage, ob mit Opiat-substituierten Patienten (die heute nicht selten auch noch Benzodiazepine) und manchmal (wegen ADHS-Diagnose) Amphetamine fest verschrieben bekommen, eine eigentliche intensive Psychotherapie durchführbar ist oder nicht, erscheint mir nicht abschließend geklärt.

Rost (2008, S. 78) weist zu Recht darauf hin, dass in vielen, auch psychodynamischen Therapien mit schwer strukturell kranken Suchtpatienten »die Aggression und die negative Übertragung unbearbeitet bleiben«. Er macht dafür sowohl Widerstände von Seiten der Patienten als auch der Analytiker verantwortlich, die vor der Arbeit mit intensiver Regression bei dieser Patientengruppe zurückschrecken, wo intensive Destruktivität auftauchen kann. Rost ist dabei der Ansicht ist, dass diese Anteile in der Persönlichkeit gar nicht bearbeitbar seien oder wegen der Gefahr von Suiziden besser nicht »geweckt« werden sollten.

Ebenso wichtig wie Übertragungsphänomene ist die Beachtung der vielfältigen Gegenübertragungsprobleme (teilweise nach Wurmser 2008, S. 145 f.):

1. Abwehr gegen die scheinbar maßlose Begehrlichkeit und grenzüberschreitenden Forderungen: »Ihre Anspruchshaltung und Lustbestimmung entrüsten unseren moralischen Zensor« (Wurmser). Wir wehren dabei auch diese Seiten von uns selbst (teilweise neidisch) in diesen Patienten ab.
2. Die übermäßige Idealisierung durch den Patienten wird vom Therapeuten nicht als solche (und damit als eine Abwehr) erkannt, sondern der Therapeut versucht sie zu erfüllen. Die psychoanalytisch-orientierte Behandlung von abhängigkeitserkrankten Patienten ist somit immer mit einer Desillusionierung verbunden. Aus einer »süchtigen Beziehung« muss eine realistische und somit immer auch begrenzte Beziehung entstehen.
3. Äußere Angepasstheit und Gefügigkeit wird als Motivation verkannt und nicht als Abwehr (Unterwerfung) interpretiert. Nicht selten ist der Therapeut dann über plötzliche Therapieabbrüche erstaunt.
4. Die Schwierigkeiten der Patienten im Umgang mit Lügen, Verschweigen und »flexiblem Umgang« mit der Wahrheit werden vom Therapeuten in ihrer Komplexität und Beziehungsambivalenz zu wenig erkannt. Wir fühlen uns beschämt und gedemütigt durch diese Täuschungen und Lügen der Patienten, was zu Gegenangriffen und sado-masochistischen Enactments führen kann. (Der Patient hat uns am Ende dort, wo er uns unbewusst haben wollte, nämlich als jemanden, bei dem er erneut Zurückweisung erfährt.)
5. Auch der Therapeut wird dominiert durch Rettungsphantasien: »Als Hoffnungsträger für andere schöpfen wir für uns selbst Hoffnung« (Wurmser). Die Rettungsphantasie dient u. a. dazu, Gefühle des eigenen Versagens, des Aushaltens von Hilflosigkeit zu bekämpfen. In der Gegenübertragung ist daher dem Gefühl von eigener Enttäuschung und Desillusionierung beim Behandelnden besonders Rechnung zu tragen.
6. Eigene Gefühle und Regungen werden als unbewusste Dynamik des Patienten fehlgedeutet. (Wir bilden ebenfalls Übertragungen aus; nicht alles sind Gegenübertragungen.)

Typische Haltungen Suchtpatienten gegenüber können so teilweise gut als Gegenübertragungen verstanden werden:

- extreme Strenge (als »Konsequenz« rationalisiert)
- Verhaltensauffälligkeiten werden toleriert (als »Aufbau einer guten therapeutischen Beziehung« rationalisiert)
- Kumpelhaftigkeit (als »gute Beziehung« rationalisiert)
- extreme Sachlichkeit (die eigentlich Distanzierung bedeutet, aber als Professionalität von uns rationalisiert wird).

Zur Gegenübertragung bei Suchtpatienten siehe auch Ebi (2000).

Nach meiner Erfahrung sollte das *konkrete* Besprechen des Umgangs mit Suchtmitteln und wie diese vermieden werden können in der Regel nicht in der psychoanalytischen Therapie besprochen werden, sondern in einer zusätzlichen Behandlungsform (beispielsweise Selbsthilfe- oder spezifische Suchtgruppe).

Aus psychoanalytischer Sicht erscheint der Erfolg der Anonymen Alkoholiker (AA) bei der Suchtmittelfreiheit von Alkoholkranken relativ gut nachvollziehbar. Das strenge, externalisierte Über-Ich der Gruppe (super ego impression) entspricht der Über-Ich-Pathologie mit einem strengen, archaischen Über-Ich von vielen Alkoholkranken (etwa mit strengem, gewalttätigem Vater). Hinzu kommen Ersatzidentität (»Ich heiße Hans und bin Alkoholiker«) bei Identitätsdiffusion sowie Gemeinschaftsgefühl (wöchentliche oder noch häufigere Meetings), die aber nicht zu nahe werden, und masochistische Tendenzen, die bedient werden (siehe auch Mack 1981). Diese Überlegungen sollen die Bedeutung und Wirksamkeit dieser Selbsthilfegruppe jedoch nicht infrage stellen.

Wie Wöller (2008) zu Recht ausgeführt hat, sollte eine moderne Behandlung von Suchtkranken sowohl die Perspektive des Modells unbewusster Konflikte, die des Modells von strukturellen oder Entwicklungsdefiziten und die des Modells der Traumagenese integrierend Rechnung tragen. Allerdings geht es in der Behandlung darum, diese Perspektiven bei jedem individuellen Patienten zu gewichten bzw. im Therapieprozess zu priorisieren.

Eine der wichtigen Debatten innerhalb der psychodynamischen Psychotherapie schwerer Störungen besteht darin, ob eher frühzeitig konfrontativ und deutend gearbeitet werden sollte oder ob zunächst mehr supportive Techniken verwendet werden sollten. Eine Reihe von psychodynamischen Psychotherapeuten hat sich in der Vergangenheit aufgrund der Kränkbarkeit und Labilität eher für eine supportive als eine zu konfrontative Behandlungstechnik ausgesprochen (Wurmser 2008; Khantzian 1986).

2.6 Zusammenfassung

Von besonderer Bedeutung sind für die Behandlung zusammenfassend folgende Fragen:

- Einschätzung des Strukturniveaus bzw. der Ich-Leistungen (das bzw. die bei Suchtpatienten sehr heterogen sein können)
- Einschätzung wichtiger Komorbiditäten, dort wo sie wichtig erscheinen: Ist etwa die Sucht eher auf der Basis einer ängstlich-vermeidenden oder einer narzisstischen Persönlichkeit zu sehen? Bestehen (behandlungsbedürftige) Depressivität oder den Patienten stark belastende psychosenahe Erlebnisweisen?
- Der Therapeut sollte eine persönliche Einschätzung und Haltung haben, ob mit (gelegentlichem) Suchtmittelgebraucht gearbeitet werden kann oder ob eine vollständige Abstinenz gefordert werden muss.
- Es sollte eine therapeutische Beziehung aufgebaut werden, wo der Patient – trotz Scham und Schuldgefühlen – über Konsumereignisse berichten kann.
- Der Therapeut sollte nicht die Kontrolle über das Suchtmittel für den Patienten übernehmen (denn dann würde er in eine Co-Abhängigkeit hinein geraten und beim Patienten das Gegenteil hervorrufen).
- Stärkere Gewichtung auf die dominanten Aspekte in der äußeren Lebensrealität der Patienten (Alltag, Arbeit, Kreativität, Liebesbeziehungen, Verwendung von Zeit). Liegt ein »destruktives äußeres Lebenskonzept« vor?
- Aus psychodynamischer Perspektive ist der Suchtmittelkonsum immer ein Ersatz für eine objektale Beziehung. D.h. der Therapeut steht wie in Rivalität zum Suchtmittel. Ein Rückfall bedeutet immer auch (ob direkt ausgesprochen oder nicht), dass die angebotene Beziehung (noch) nicht ausreicht oder trägt.
- Aggression, Destruktivität und Entwertung müssen anerkannt werden, obschon Therapeuten weit lieber mit beziehungssuchenden Aspekten ihrer Patienten arbeiten.
- Beachten und Verstehen von Gegenübertragungsgefühlen in der Therapie (Ohnmacht, Ekel, Gegenübertragungshass etc.)

Literatur

Bastine R (2012) Komorbidität: Ein Anachronismus und eine Herausforderung für die Psychotherapie. In: Fiedler P. (Hrsg.) Die Zukunft der Psychotherapie. Wann ist endlich Schluss mit der Konkurrenz? Berlin: Springer. S. 13–25.

Blatt SJ, Rounsaville B, Eyre SL, Wilber C (1984) The psychodynamics of opiate addiction. J Nerv Ment Dis 172:342–352.

Dammann G (2006) Manualgeleitete Borderline-Therapie. Möglichkeiten und Grenzen aus psychoanalytischer Sicht. Z Psychoanal Theor Prax 21:71–116.

Dammann G (2007) Bausteine einer allgemeinen Psychotherapie der Borderline-Störung. In: Dammann G, Janssen PL (Hrsg.) Psychotherapie der Borderline-Störungen. Stuttgart: Thieme. S. 238–258.

Dammann G (2011) Alcohol Consumption and Binge Drinking in German and American Fraternities: Anthropological and Social Psychological Aspects. In: Schiefenhövel W, Macbeth H (Ed.) Liquid Bread: Beer and Brewing in Cross-Cultural Perspective. Oxford: Berghahn. S. 111–123.

Dammann G (2012) Narzissmus – Wichtige psychodynamische Konzepte und ihre Auswirkungen auf die klinische Praxis. In: Dammann G, Sammet I, Grimmer B (Hrsg.) Narzissmus. Theorie, Diagnostik, Therapie. Stuttgart: Kohlhammer. S. 15–50.

Dieckmann A, Albertini V (2008) Psychoanalytisch-interaktionelle Suchttherapie in der Klinik – Erfahrungen mit einer einheitlichen therapeutischen Haltung, In: Bilitza KW (Hrsg.) Psychodynamik der Sucht. Psychoanalytische Beiträge zur Praxis. Göttingen: Vandenhoeck & Ruprecht. S. 160–178.

Donovan JM (1986) An etiological model of alcoholism, Am J Psychiatry 143:1–11.

Ebi A (2000) Der ungeliebte Suchtpatient. Überlegungen zur Gegenübertragung und ihren Auswirkungen in der Behandlung Alkoholsüchtiger. Psyche 54:521–543.

Freud S (1938) Abriss der Psychoanalyse. GW 17:63–138.

Gabbard GO (2005) Psychodynamic Psychiatry in Clinical Practice, 4th ed. Washington, DC: American Psychiatric Publishing.

Glover E (1956) On the Early Development of Mind. New York: International Universities Press.

Gouzoulis-Mayfrank E, Schweiger U, Sipos V (2008) Komorbide Störungen, In: Herpertz SC, Caspar F, Mundt C. (Hrsg.) Störungsorientierte Psychotherapie. München: Urban & Fischer. S. 657–677.

Hartocollis P (1982) Borderline Syndrome and Alcoholism, In: Patterson EM, Kaufman, E (Eds.) Encyclopedic Handbook of Alcoholism. New York: Gardner Press. S. 105–145.

Kendler KS, Neale MC, Kessler RC, Heath AC, Eaves L (1992) A population-based twin study of alcoholism in women. JAMA: 268:1877–1882.

Khantzian EJ (1982) Psychopathology, psychodynamics, and alcoholism. In: Patterson EM, Kaufman E (Eds.) Encyclopedic Handbook of Alcoholism. New York: Gardner Press. S. 581–597.

Khantzian EJ (1986) A contemporary psychodynamic approach to drug abuse treatment. Am J Drug Alcohol Abuse 12:213–222.

Knight RP (1937) The dynamics and treatment of chronic alcohol addiction. Bull Menninger Foundation 1:233–250.

Krystal H, Raskin HA (1970) Drug Dependence: Aspects of Ego Function. Detroit: Wayne State University Press.

Lee HJ, Bagge CL, Schumacher JA, Coffey SF (2010) Does comorbid substance use disorder exacerbate borderline personality features? A comparison of borderline personality disorder individuals with vs. without current substance dependence. Personal Disord 1:239–249.

Mack JE (1981) Alcoholism, AA, and the governance of the self. In: Bean MH, Zinberg NE (Eds.) Dynamic Approache to the Understanding and Treatment of Alcoholism. New York: Free Press. S. 128–162.

Menninger KA (1974) Selbstzerstörung. Frankfurt a. M.: Suhrkamp.

Murphy GE, Wetzel RD (1990) The lifetime risk of suicide in alcoholism. Arch Gen Psychiatry 47:383–392.

Nitzgen D (2008) Psychoanalytische und psychiatrische Perspektiven einer Klassifikation der Suchterkrankungen unter besonderer Berücksichtigung der Frage der Komorbidität, In: Bilitza KW (Hrsg.) Psychodynamik der Sucht. Psychoanalytische Beiträge zur Praxis. Göttingen: Vandenhoeck & Ruprecht. S. 31–50.

Rado S (1957) Narcotic bondage: a general theory of the dependence on narcotic drugs. Am J Psychiatry 114:165–170.

Rinsley DB (1988) The dipsas revisited: comments on addiction and personality. J Subst Abuse Treat 5:1–7.

Rosenfeld HA (1960) On Drug Addiction. Int J Psychoanal 41:467–475.

Rost D (1987) Psychoanalyse des Alkoholismus. Theorie, Diagnostik, Behandlung. Stuttgart: Klett-Cotta.

Rost WD (2008) Die ambulante Suchttherapie in der Praxis des Psychoanalytikers. In: Bilitza KW (Hrsg.) Psychodynamik der Sucht. Psychoanalytische Beiträge zur Praxis. Göttingen: Vandenhoeck & Ruprecht. S. 67–79.

Schuckit MA, Smith TL, Kalmijn J (2013) Relationships Among Independent Major Depressions, Alcohol Use, and Other Substance Use and Related Problems Over 30 Years in 397 Families, J Stud Alcohol Drugs 74:271–279.
Vaillant GE (1981) Dangers of psychotherapy in the treatment of alcoholism, In: Bean MH, Zinberg NE (Eds.) Dynamic approaches to the understanding and treatment of alcoholism. New York: Free Press. S. 36–54.
Wöller W (2008) Tiefenpsychologisch fundierte Psychotherapie der Suchterkrankung, In: Bilitza KW (Hrsg.) Psychodynamik der Sucht. Psychoanalytische Beiträge zur Praxis. Göttingen: Vandenhoeck & Ruprecht. S. 80–92.
Wolff E (2000) André Green – Leben und Werk. In: A. Green: Geheime Verrücktheit. Grenzfälle der psychoanalytischen Praxis. Gießen: Psychosozial. S. 9–16.
Woody GE, McLellan AT, Luborsky L, O'Brien CP (1987) Twelve-month follow-up of psychotherapy for opiate dependence. Am J Psychiatry 144:590–596.
Wurmser L (1997) Die verborgene Dimension. Psychodynamik des Drogenzwangs. Göttingen: Vandenhoeck & Ruprecht.
Wurmser L (2008) Sucht und Mystik als antitragische Versuche. In: Bilitza KW (Hrsg.) Psychodynamik der Sucht. Psychoanalytische Beiträge zur Theorie. Göttingen: Vandenhoeck & Ruprecht. S. 236–260.

3 Neuropsychiatrische Grundlagen der Komorbidität

Johannes Wrege und Stefan Borgwardt

3.1 Einleitung

Die Neuropsychiatrie untersucht die mit psychiatrischen und neurologischen Störungen einhergehenden kognitiven Defizite und veränderten Hirnstrukturen und -funktionen. Neurobiologische Mechanismen verschiedener psychischer Symptome und Beschwerdekomplexe werden durch den kombinierten Einsatz klinischer Parameter und verschiedener apparativer neurophysiologischer, neuropsychologischer und Bildgebungsmethoden untersucht. Eine genaue Bestimmung der Mechanismen von strukturellen und neuralen Veränderungen kann dazu beitragen, das Verständnis kognitiver Prozesse zu erweitern, die mit einer biologischen Anfälligkeit für neuropsychiatrische Erkrankungen einhergehen. Zur Übersicht sind die verschiedenen klinischen neuropsychiatrischen Untersuchungsebenen in ▸ Tab. 1 dargestellt.

Tab. 1: Klinisch-neuropsychiatrische Untersuchungsebenen

Untersuchungsebene in klinisch-neuropsychiatrischer Untersuchung	Beispiele neuropsychiatrischer Untersuchungen
Minor Physical Anomalies	Kopfumfang, Clinodactyly u. a.
Sinnesfunktionen	Augenbewegungen, Hyposmie
Sprache und Sprechen	Dysarthrie, Stottern, Aprosodie, Echolalie, Palilalie, Mutismus, Aphasie
Bewegungsstörungen	Gangstörungen, Lähmungen, Akinesie, Akathisie, Dysthonie, Tremor, Chorea, Myoklonien, Tics, Stereotypien, Katatonie
Psychopathologie	Orientierung, Aufmerksamkeit, Gedächtnis, formales und inhaltliches Denken, Emotion/Affekt
»Soft signs«	Gang, komplexe Bewegungsmuster, Primitivreflexe
Aktionsorganisation	Perseveration, Disinhibition

In der neuropsychiatrischen Diagnostik werden neben der Anamnese und klinischen Befunderhebung verschiedene apparative und neuropsychologische Verfahren angewandt. Zur Übersicht sind die verschiedenen apparativen neuropsychiatrischen Untersuchungsebenen in ▸ Tab. 2 dargestellt.

Tab. 2: Neuropsychiatrische Diagnostik

Apparative und testpsychologische Untersuchungsebenen in neuropsychiatrischer Diagnostik	Beispiele angewandter Verfahren
Elektrophysiologie	Standard-Elektroenzephalogramm (EEG), quantitatives EEG, evozierte Potenziale, 24-h-EEG, Pharmaco-EEG
Neuropsychologie	Tests von Sprache, Aufmerksamkeit, Gedächtnis, Wahrnehmung, exekutive Funktionen, motorische Funktionen
Bildgebende Methoden	Computertomografie (CT), Magnetresonanztomografie (MRT), Positronenemissionstomografie (PET)

3.2 Grundlagen von Bildgebungsmethoden in der Neuropsychiatrie

Der Einsatz moderner, hochauflösender bildgebender Verfahren lässt immer detailliertere Einblicke in die Struktur des erkrankten Gehirns zu. Die große Menge an Techniken bildgebender Methoden lassen sich in drei Gruppen einteilen: nuklearmedizinische Verfahren wie Positronenemissionstomografie (PET) oder Single-Photon-Emissions-Computertomografie (SPECT), magnetische Verfahren wie Magnetresonanztomografie (MRT) und Magnetresonanz-Spektroskopie und elektrophysiologische Verfahren wie Elektroenzephalografie (EEG) und Magnetenzephalografie (MEG). Weiterhin werden diese Techniken in zwei Hauptkategorien eingeteilt: strukturelle und funktionelle Bildgebung. Strukturelle Bildgebung erfasst die Substanz des Gehirns wie z. B. graue und weiße Substanz sowie Ventrikel, unabhängig von Gedankenprozessen, neuronaler oder motorischer Aktivität oder psychopathologischen Symptomen. Mittels Computertomografie oder Kernspintomografie, den beiden Standardverfahren, lassen sich Patienten im klinischen Setting untersuchen.

Funktionelle Bildgebungsverfahren erfassen Veränderungen neuronaler Aktivität. Am häufigsten angewendet werden funktionelle Bildgebungsmethoden, welche indirekt den Blutfluss, den Metabolismus oder den Sauerstoffgehalt im Gehirn messen. Mittels dieser Verfahren ist es möglich, die Aktivierung von Neurotransmittersystemen im menschlichen Gehirn unter unterschiedlichen Bedingungen zu untersuchen. Durch die Kombination von strukturellen mit funktionellen Bildgebungsverfahren lassen sich zudem die Erkenntnisse über die Funktionsweise des Gehirns bei Gesunden vertiefen und die Zusammenhänge zwischen ätiologischen Faktoren und Funktionsänderungen des Gehirns bei Patienten mit neuropsychiatrischen Erkrankungen aufklären (Linden & Thome 2011).

Die neuropsychiatrische Bildgebung beschäftigt sich zum einen mit der Erfassung von Hirnstrukturveränderungen, die die neuropsychiatrische Erkrankung verursacht hat bzw. Folge derer ist. Frühe Studien zeigten mit Computertomografie (CT) oder mit Positronen-Emission-Tomografie (PET) abweichende Gehirngrößen (Weinberger et al. 1981) bzw. Glukosestoffwechsel bei Schizophrenie (Kishimoto et al. 1987). Während der letzten Dekade wurden strukturelle Bildgebungsmethoden zusammen mit der automatisierten Analyse (wie voxelbasierte Morphometrie, VBM) entwickelt und um funktionelles MRT (fMRT) sowie neurochemische Bildgebungsverfahren (Positronen-Emissions-Tomografie, PET; Resonanz-Spektroskopie, MRS), die Rezeptorbindungen und prä-/postsynaptische Funktionen untersuchen, ergänzt. Zusammengenommen können damit komplexe neuropsychologische Prozesse, krankheitsspezifische Gehirnveränderungen und solche bei gleichzeitigem Vorliegen einer Suchterkrankung untersucht werden.

3.3 Epigenetik und Neuropsychiatrie

Psychiatrische Erkrankungen wie Schizophrenie (Ohara et al. 1997), affektive Störungen (Schulze et al. 2003) und Angststörungen zeigen typische krankheitsspezifische Eigenschaften wie monozygotische Dyskordanz, typische Zeitpunkte des Ausbruchs der Erkrankung, elternteilabhängigen Vererbungsmodus und geschlechtsspezifische Unterschiede. Diese krankheitsspezifischen Aspekte können gut mit epigenetischen Modellen erklärt werden und es gibt zunehmend Evidenz, welche diese Modelle stützt (Ptak & Petronis 2010). Epigenetische Signale werden transgenerationell über DNS-Sequenzen via »genomisches Imprinting« vererbt und liegen der Theorie nach einer Vererbbarkeit von Eigenschaften und Neigungen für spezifische psychiatrische Erkrankungen zugrunde. Die molekularen Mechanismen sind komplex und unabhängig von Mendel'schen Vererbungsmodi. Auf der einfachsten Ebene handelt es sich um DNS-Modifikationen und Aktivitätsänderungen der Genexpression durch (De-)Methylierungen und (De-)Acetylierungen von Histonen. Neuronale Funktionen unterliegen so epigenetischer Regulation und erklären die komplexen Anlage-Umwelt-Beziehungen psychiatrischer Erkrankungen älterer krankheitsspezifischer Studien. Eine häufig beobachtete Abnahme psychiatrischer Symptomatik im Alter kann durch eine Regression zur Norm epigenetischer Mutationen erklärt werden.

Auch wenn die Studienlage bisher begrenzt ist, finden sich zunehmend Daten, die belegen, dass epigenetische Signale einen entscheidenden Einfluss auf die Differenzierungs- und Reifungsprozesse des Gehirns sowie die neuronale Kommunikation und synaptische Plastizität im Allgemeinen haben (Levenson & Sweatt 2006). Die Proteine Polycomb (PcG) und Trithorax (TrxG) beispielsweise konnten als epigenetische Modifikatoren für Lernen und Gedächtnis identifiziert werden (Lubin et al. 2008; Orlando 2003). Anhand von Tiermodellen für Second-Messenger-Kaskadenänderungen und Änderungen in long-term potentiation (LTP) findet sich zunehmend eine epigenetische Fundierung der Ätiopathogenese komplexer psychiatrischer Erkrankungen.

Die erste epigenetische Studie zu Psychoseerkrankungen von Mill et al. (2008) benutzte CpG-Inseln, um DNS-Methylisierungsänderungen bei schizophrenen und bipolar-affektiv erkrankten Patienten zu untersuchen. Im Kortex von Patienten finden sich Hyper- und Hypomethylisierungen in Loci, die in glutamaterger und GABA-erger Neurotransmission involviert sind und einen Einfluss auf Gehirnentwicklung, mitochondriale Funktion und Stressantwort der Gentranskription haben. Zusätzlich findet sich eine Assoziation mit Veränderungen der steady-state mRNA, eine geringere Modularität von DNS-Methylisierungen und epigenetische Downregulation unterschiedlicher Kandidatengene bei psychotischen Erkrankungen. Die Datenlage zu bipolar-affektiven Psychosen ist bisher wenig konklusiv, aber eine Kombination von DNS-Sequenzierung und epigenetischen Techniken ergaben einen Polymorphismus im Kalium-Chlorid-Co-Transporter-Gen3 als Risikofaktor (Ptak & Petronis 2010).

3.4 Bildgebungsbefunde spezifischer neuropsychiatrischer Krankheitsbilder und Sucht

Bildgebende Forschung hat einen entscheidenden Einfluss auf die Entwicklung neuropsychiatrischer Modelle der Sucht. Das iRISA-Modell (engl. impaired response inhibition and salience attribution model) erklärt Veränderungen kortikaler Verschaltungen kognitiver und emotionaler Prozesse, die zu einer Überbetonung drogenrelevanter Reize sowie zur Unterbetonung alternativer natürlicher Verstärker und Defizite der Impulskontrolle führen (Goldstein & Volkow 2002). Im Gegensatz zur einfachen limbischen Regulation von Belohnung und Motivation stützen fundierte neurophysiologische Daten das iRISA-Modell und betonen zusätzlich Beeinträchtigungen frontal kortikaler Areale der Suchtentstehung. Veränderungen in der Insel und dem medialen Präfrontalkortex (PFC) – inklusive anteriorem Cingulum (ACC) und Orbitofrontalkortex (OFC) – zusammen mit subkortikalen Regionen (Striatum) sind für die Krankheitseinsicht und Verhaltenskontrolle (Situationsevaluation und Handlungsplanung) verantwortlich (Bechara 2005). Bei suchterkrankten Patienten finden sich Reduktionen von dopaminergen D_2-Rezeptoren im Striatum. Sucht muss neben einer dopaminergen Umkonditionierung in Belohnungsschaltkreisen auch als neurokognitive Beeinträchtigung konzeptualisiert werden. Verhaltensunterdrückung (engl. response inhibition), Bewertung von Hinweisreizen und Situationen (engl. salience attribution) sowie Adaptationen in assoziativen Arealen des Gedächtnisses führen bei einer Suchtentwicklung zu den bekannten Beeinträchtigungen der Selbst-Aufmerksamkeit, fehlender Krankheitseinsicht und kompromittierten Verhaltensauswahl (Goldstein et al. 2009).

Fehlende Selbstkontrolle und Hemmleistung für unangemessene oder schädigende Emotionen, Kognitionen und Handlungen sind bei psychiatrischen

Erkrankungen wie z.B. der Schizophrenie, affektiven Erkrankungen oder Zwangserkrankungen zentral. Ein zunehmender Verlust der Selbstkontrolle bei komorbider Suchtentwicklung ist durch den Verlust der präfrontalen Hemmleistung auf subkortikal-striatale Regionen (inkl. Nucleus accumbens) erklärbar. Der Wegfall dieser Top-down-Kontrolle erhöht die Wahrscheinlichkeit für Verhalten, das normalerweise unter »Selbst-Überwachung« (engl. monitoring) steht. Das führt zu einer erhöhten Stressreagibilität und leistet stimulusgetriebenen Verhaltensexzessen Vorschub (engl. binging). Entsprechend der jeweiligen spezifischen Psychopathologie kommt es zu vermehrter Drogeneinnahme, paranoidem Verhalten, suizidalen Handlungen, Aggressionen, Essanfällen, Zwangshandlungen etc. Es wird postuliert, dass Dopamindysregulationen in den genannten präfrontalen Regionen der Selbstkontrolle (OFC, ACC, dorsolateraler PFC) den motivationalen Wert von Drogen erhöht und so die Kontrolle über die Einnahme verloren geht (Goldstein & Volkow 2002).

3.4.1 Bildgebungsbefunde der Schizophrenie und komorbide Suchterkrankung

Bildgebungsdaten schizophrener Patienten zeigen neuroanatomische, morphologische und funktionelle Veränderungen im Temporallappen, vergrößerte laterale Ventrikel, vermindertes präfrontales Hirnvolumen sowie weitere Veränderungen im inferioren parietalen Cortex, in den Basalganglien, im Thalamus, im Corpus Callosum oder eine Vergrößerung des Septum Pellicidum. Außerdem finden sich bei den Patienten eine allgemein reduzierte Gyrifizierung (cortical folding) und der Verlust normaler Asymmetrie (Shenton et al. 2001). Diese hirnstrukturellen und -funktionellen Veränderungen treten bereits im Prodromalstadium sowie in frühen Phasen psychotischer Erkrankungen auf (Smieskova et al. 2013; Borgwardt et al. 2012; Fusar-Poli et al. 2012a). Die spezifischen zugrundeliegenden pathophysiologischen Mechanismen dieser Veränderungen sind im Detail noch unklar, aber es finden sich Hinweise, die Störungen der Gehirnreifungsprozesse und deren Interaktion mit weiteren Faktoren wie Hypothalamus-Hypophysen-Adrenalachsen-Dysregulation oder Stressfaktoren in Zusammenhang zu bringen. Antipsychotische medikamentöse Therapien scheinen die strukturelle und funktionelle Alterationen bei Schizophrenie in unterschiedliche Regionen des Gehirns zu modulieren (Radua et al. 2012). Neuropsychiatrische Perfusionsdaten in der Akutphase der Erkrankung zeigen links dominante Hyperperfusion in der mittleren und vorderen Zerebralaterie, einen Anstieg der globalen Hirnperfusion und des zerebralen Blutflussvolumens bei ersterkrankten Patienten im Vergleich zu gesunden Probanden, sowie Beeinträchtigungen der frontalen regionalen Durchblutung oder des regionalen Glukosemetabolismus. Regionale Blutflussveränderungen mit unterschiedlicher Datenlage fanden sich auch im Temporallappen und den Basalganglien (Wilson & Cadet 2009).

In Bildgebungsstudien schizophrener Patienten mit Doppeldiagnosen für Suchterkrankungen zeigt sich mehr psychotische Symptomatik und weniger Negativsymptomatik. Während strukturelle Daten zu Beginn schizophrener Erkrankungen keinen Unterschied zu zusätzlichem Substanzmissbrauch zeigen konnten, ist fortgesetzter Drogenmissbrauch bei chronisch schizophrenen Patienten mit Volumenverlusten in präfrontalen und limbischen Regionen assoziiert (Walter et al. 2012). Die genannten Veränderungen im frontalen und mesolimbischen System scheinen zu Dysfunktionen im Belohnungssystem zu führen und bei Vorliegen von Substanzmissbrauch das Einstellen des Konsums zu erschweren.

Getrennt betrachtet finden sich sowohl bei schizophren erkrankten als auch bei substanzabhängigen Personen ähnliche Schwächen bei Aufgaben, denen Läsionen im ventromedialen Präfrontalkortex entsprechen. Außerdem reagieren beide Gruppen in fMRT-Studien bei Belohnungsantizipitation mit verminderter Aktivität im ventralen Striatum. Beiden Patientenkollektiven sind also eine Störung präfrontal-striataler Netzwerke und deren Modulation durch hippokampale Bahnen gemein. Als ein potenziell gemeinsames biologisches Korrelat von Sucht und Psychose kann eine Hypofunktion des Glutamatsystems vermutet werden. N-Methyl-D-Aspartat-Rezeptoren (NMDA-Rezeptoren) sind bei schizophrenen Patienten post mortem und in Bildgebungsstudien verändert, die mit Schizophrenie assoziierte Kandidatengene beeinflussen NMDA-Funktionen. Eines der besten Therapeutika schizophrener Patienten mit komorbider Suchterkrankung ist Clozapin. Für den Wirkmechanismus von Clozapin wiederum wird eine Glyzinmodulierte Verstärkung am NMDA-Rezeptor postuliert (Palomo et al. 2007).

Eine häufige Komorbidität psychotischer Erkrankungen ist neben Alkoholmissbrauch regelmässiger Cannabiskonsum, der dem Ausbruch psychotischer Erkrankungen oft zeitlich vorausgeht. Gehirnanomalitäten durch Cannabis sind gut belegt (Lorenzetti et al. 2012; Crean et al. 2011) und die Effekte überdauern auch nach Abstinenz (mehr als 28 Tage), sofern der Konsum stark war und Probanden einen frühen Missbrauch (vor dem 16. Lebensjahr) angaben. Die Daten zu gelegentlichem Gebrauch von Cannabis sind unterschiedlich und es ist unklar, zu welchem Ausmaß sich neuropsychiatrisch messbare Veränderungen nach Abstinenz zurückbilden. Bei zusätzlichem Vorliegen oder dem Risiko für eine psychotische Erkrankung zeigen neuropsychiatrische Studien eine erhöhte Vulnerabilität für Gehirnvolumenverluste, die bei gesunden Cannabisabhängigen nicht so ausgeprägt scheinen. Vor allem Hirnbereiche mit hoher Dichte an Cannabinoid-Rezeptoren scheinen besonders stark betroffen zu sein: das Cingulum, der dorsolaterale Präfrontalcortex und das Cerebellum (Rapp et al. 2012).

3.4.2. Bildgebungsbefunde bipolar affektiver Erkrankungen und komorbide Suchterkrankung

Bei bipolar affektiv erkrankten Patienten finden sich Veränderungen im vorderen limbischen Netzwerk, insbesondere im dorsolateralen Präfrontalcortex, im anteriorem Cingulum, der Amygdala und dem Hippocampus. Außerdem sind oft das Striatum vergrößert, das Kleinhirn atrophisch und das Ventrikelsystem erweitert (Wilson & Cadet 2009; Strawkowski et al. 2005; Campbell & MacQueen 2006). Bei zusätzlich familiärer Belastung für affektive Erkrankungen konnte ein kleinerer subgenualer Präfrontalcortex gemessen werden. Zusammen mit den genannten vorderen limbischen Strukturen dient der subgenuale Präfrontalcortex der Integration kognitiver und emotionaler Informationsverarbeitung. Funktionelle Bilddaten zeigen Hyperperfusionen und einen gesteigerten Metabolismus im links frontalen und temporalen Lappen, und diese Veränderungen konnten bereits in den Frühphasen der Erkrankung gemessen werden (Fusar-Poli et al. 2012b). Agarwal et al. (2008) fanden auch eine Invertierung frontaler Asymmetrie. Wie diese Veränderungen mit spezifischen Symptomen in Verbindung stehen, ist im Detail noch nicht geklärt. Auch können bisher nichtmorphologische Alterationen auf der biologischen Ebene eindeutig mit psychiatrischer Psychopathologie in Zusammenhang gebracht werden. Neuere individualisierte und zeitlich höher auflösende Techniken sind hierfür zielführend.

Bildgebende Studien über bipolar affektive Erkrankungen mit bzw. ohne komorbiden Substanzmissbrauch, oder einem solchen in der Krankheitsgeschichte, sind bisher begrenzt. Es fanden sich aber einige Daten regionaler Volumenreduktionen der grauen Substanz im medialen und dorsolateralen Frontalhirn und anteriorem Cingulum, wenn zusätzlich ein Substanzmissbrauch oder Abhängigkeit vorlag. Diese Veränderungen bleiben auch nach Abstinenz bestehen und es zeigen sich neurochemische Veränderungen ebendort (Nery et al. 2010, 2011). Diese Hirnregionen zeigen starke Vernetzungen zu weiteren präfrontalen Regionen (Orbitofrontalkortex) und Anteilen des assoziativen Kortex im Temporal- und Parietallappen sowie zu subkortikalen Regionen. Reduktionen der grauen Substanz in diesen Regionen können als morphologisches Korrelat für eine reduzierte Verhaltensorganisation angesehen werden. Bei Vorliegen einer komorbiden Suchterkrankung sind diese Veränderungen mit einer reduzierten Hemmfähigkeit für inadäquates, impulsives und zwanghaftes Verhalten (Abnahme der Top-down-Kontrolle) assoziiert.

Liegt eine Suchterkrankung vor, führt die drogeninduzierte fortgesetzte dopaminerge Ausschüttung im Belohnungszentrum zu Adaptionsprozessen, die in einem überdauernden Status von Dysphorie und Anhedonie bei Fehlen der Substanz münden. Dies kann als Unfähigkeit, Freude an nichtdrogenassoziierten Stimuli wie z. B. Essen oder nahen Beziehungen empfinden zu können, betrachtet werden (Goldstein et al. 2007). Diese dopamininduzierten defizitären Aktivitätsänderungen im präfrontalen, orbito-frontalen Cortex und im anterioren Cingulum ähneln denen nichtdrogenabhängiger depressiver Patienten (Elliott et al. 1998; Mayberg et al. 1999). Diese Hirnregionen sowie zusätzlich striatale und insuläre Regionen sind für die Emotionsregulation und Stressbewältigung relevant, welche ein Prädiktor für Rückfälligkeit und zentrales Problem von Patienten mit affektiven Störungen ist (Sinha & Li 2007).

Affektive Störungen werden seit Jahrzehnten psychopharmakologisch behandelt, aber es fehlt bisher eine evidenzbasierte pharmakologische Behandlung bei Vorliegen begleitender Suchterkrankungen. Gut etablierte und detaillierte Behandlungsmodelle jeweils für affektive Störungen und Suchterkrankungen liegen vor, aber es ist nicht klar, ob diese bei komorbider Konstellation anwendbar sind (Pettinati et al. 2013). Entzug von einer Substanz und Depressivität können beide mit Veränderungen serotonerger, dopaminerger und glutamaterger Neurotransmittersysteme in Verbindung gebracht werden (Palomo et al. 2007).

Neue therapeutische Ansätze täten gut daran, bei der gemeinsamen Endstrecke neuraler Verschaltungsbeeinträchtigungen anzusetzen. Weitere Forschungsvorhaben mit einem Fokus auf multiplen Störungskonstellationen werden benötigt, um die involvierten Verschaltungen und Transmittersysteme psychiatrischer Erkrankungen bei Drogenabusus genau zu charakterisieren. Neben komorbidem Substanzmissbrauch zeigen Patienten mit affektiven Störungen auch Aufmerksamkeits-Defizit-Symptome. Es liegen erste Daten vor, die insbesondere kortikale Reduktionen im Frontalpol zeigen (Makris et al. 2012). Dies entspricht dem genannten iRISA-Modell einer veränderten kortiko-limbische Netzwerkregulation, die für die Integration kognitiver und emotionaler Prozesse verantwortlich ist und zu einer erhöhten emotionalen Stressanfälligkeit affektiv erkrankter Patienten führt.

3.5 Impulsivität als Endophänotyp neuropsychiatrischer Erkrankungen

Komorbider Suchtmittelkonsum führt zu vermehrt impulsivem Verhalten und verschlechtert daher die klinisch-soziale Situation und Prognose der Patienten. Andererseits fällt es Patienten schwer, ihren Konsum einzustellen, und Impulsivität wird oft als Ursache für den Beginn des Konsums beschrieben. Impulsivität als Vulnerabilitätsmarker für die Entwicklung einer Suchterkrankung ist durch Studien an Hochrisiko-Gruppen und nichtstoffgebundenen Suchterkrankten sowie durch genetische Studien sehr gut belegt (Verdejo-Garcia et al. 2008). Daher kann Impulsivität als latente neuropsychiatrische Variable (Miyake et al. 2000), die unterschiedlichen psychiatrischen Erkrankungen zugrunde liegt und als gemeinsamer Endophänotyp (Ersche et al. 2010) verstanden werden. Die Daten mehren sich, dass ein multifaktorielles Konzept der Impulsivität drei Hauptkomponenten zugeordnet werden kann: 1. Disinhibition, bestehend aus Antworthemmung (response inhibition) und Motorkontrolle (motor control), 2. Belohungsaufschub (delay-discounting) und 3. kognitive Impulsivität, mit den Aspekten Informationssammlung (reflection impulsivity) und Entscheiden (decision-making). Diese Komponenten korrelieren auch in großen Populationen nur schwach miteinander (Evenden 1999). Funktionelle Bildgebungstechniken und Läsionsstudien dienen dazu, den zugrundeliegenden neurobiologischen Mechanismen näher zu kommen.

Grundsätzlich fehlt es an krankheitsspezifischer Integration pharmakologischer, psychosozialer und psychotherapeutischer Behandlungskonzepte, welche individuellen Symptomkonstellationen Rechnung trägt. Neuropsychiatrische Forschung kann hier einen Beitrag leisten, um insbesondere Ursachen komplexer komorbider Symptomkonstellationen neurobiologisch zu untermauern und auf deren Grundlage Behandlungskonzepte theoriegeleitet und evidenzbasiert abzuleiten.

Suchterkrankungen, Impulskontrollstörungen, Zwangserkrankungen etc. überlappen hinsichtlich der psychopathologischen Phänomenologie, der Komorbidität, der zugrundeliegenden neuralen cortico-striatalen-mesolimbischen Netzwerke sowie epidemiologischer Daten (Fontenelle et al. 2011). Während des Krankheitsverlaufs kommt es nicht selten zu einem symptomatischen Mischbild. Mit der Zeit entwickeln zwangserkrankte Patienten zusätzlich oft komorbide Impulskontrollsymptome und Suchterkrankungen oder Essstörungen. Umgekehrt sind langjährige Suchterkrankungen durch eine zunehmend zwanghafte Symptomatik gekennzeichnet, welche gut durch bildgebende Verfahren erklärt werden kann (Koob & Volkow 2010). Eine theoriegeleitete unterstützende Medikation zur Behandlung der gemeinsamen neuronalen Mechanismen der Triebsteuerung, dem Motivations- und dem Belohnungssystems kann über die Modulation des cortico-mesolimbischen Domapinsystems erreicht werden. Eine symptomspezifische Therapie wirkt auf das Dopaminsystem durch unterschiedliche Transmittersysteme ein. So werden Opioidantagonisten wie Naltrexon und Buprenorphin zur Blockade angenehmer verstärkender Effekte von Substanzen im ventralen Tegmentum benutzt (Soyka & Rosner 2008). Topiramat, ein AMPA/Kainate-Rezeptor-Antagonist und GABA-A-Agonist, kann durch eine Reduktion von Glutamat im Nucleus accumbens auch bei nichtstoffgebundenen Impulskontrollstörungen (Dannon et al. 2005), Bulimia nervosa, Binge-eating (Arbaizar et al. 2008), Substanzmissbrauch (Shinn & Greenfield 2010) und bei Tourette-Syndrom (Jankovic et al. 2010) eingesetzt werden. Bei letzteren beiden Krankheitsbildern finden sich zusätzlich positive Daten für den Einsatz von Ondansetron über eine indirekte mesolimbische Dopaminreduktion durch die Blockade von 5-HT$_3$-Rezeptoren im ventralen Tegmentum, sowie für den Einsatz von Baclofen, einem GABA-B-Rezeptor-Agonist, der späte inhibitorische post-synaptische Potenziale moduliert und zu einer Reduktion der Feuerrate der Zellen der Basalganglien führt (Marshall 2005).

3.6 Zusammenfassung und Ausblick

Neigen Patienten neben spezifischen affektiven oder psychotischen Erkrankungen auch zu Suchterkrankungen, finden sich zusätzlich kognitive Beeinträchtigungen, welche mit Gehirnanomalitäten struktureller und funktioneller Art assoziiert sind.

Die psychiatrischen Bildgebungsmethoden entwickelten sich in den letzten Jahren mit komplexeren Analysemethoden, darunter multimodalen hochauflösenden Techniken, multizentrischen Studien und automatisierten Mustererkennungsmethoden, stark zu einem potenziell für klinische Fragestellungen wie Prädiktion von Krankheitsverläufen oder Ansprechen auf Therapieverfahren (Orru et al. 2012) relevanten, unterstützenden diagnostischen Hilfsmittel. Auch im Hinblick auf die psychiatrische Komorbidität und neuropsychiatrische Korrelate bei Patienten mit Doppeldiagnosen gewinnen diese Untersuchungsmethoden zunehmend an Bedeutung hinsichtlich Ätiologie, Verlauf und Behandlung. Es ist daher bereits denkbar, auf Grundlage neuropsychiatrischer Forschung Interventionen zu entwickeln, die spezifisch Gehirnregionen stärken und korrigieren, welche durch Drogenkonsum und Psychopathologie beeinträchtigt sind, um so beispielsweise via störungsspezifischer Psychotherapie und unterstützt durch neuropsychologisch spezifische Pharmakotherapie wieder zu mehr Selbst- und Impulskontrolle zu gelangen. Bildgebungsdaten dienen als neuronale Marker zerebraler Veränderungen der Impulskontrolle während unterschiedlicher Psychopathologien, Drogenentzugs, Intoxikation und Sucht. Bildgebungsforschung kann so einen Beitrag leisten, »Gehirn-Endophänotypen« als einen Ausdruck zugrundeliegender Genotypen zu erforschen, um anhand zerebraler Prozesse den Einfluss von Genen auf Vulnerabilitäten und Resilienzfaktoren eines Individuums für die Entwicklung einer komorbiden Suchterkrankung besser zu verstehen (Alia-Klein et al. 2011). Präfrontaler (medialer und dorsolateraler) Kortex, anteriores und posteriores Cingulum, Striatum und posterior-insuläre Regionen scheinen mit Rückfallraten im Zusammenhang zu stehen. Veränderungen in diesen Bereichen sind mit stress- und drogenassoziiertem Verlangen (engl. craving) und Rückfälligkeit verbunden. Integrierte psychotherapeutisch-pharmakologische Behandlungskonzepte bei komorbider psychiatrischer Symptomkonstellation muss diesen Veränderungen Rechnung tragen. Bildgebungsdaten können so als biologischer Rahmen dienen, um Therapiemodule abzuleiten.

Zukünftige neuropsychiatrische Untersuchungstechniken werden auch von der Einbindung neuer neurowissenschaftlicher Methoden wie z. B. genomischer, proteomischer und lipidomischer Techniken sowie pluripotenter Stammzellenforschung profitieren können. Damit die psychiatrische Bildgebung mehr als einfache Neurowissenschaft ist, sind mehr Studien nötig – insbesondere auch zur Komorbidität – damit Grundlagenforschung und klinische Ergebnisse selektiv miteinander verbunden werden können.

Literatur

Agarwal N, Bellani M, Perlini C, Rambaldelli G, Atzori M, Cerini R, Vecchiato F, Pozzi Mucelli R, Andreone N, Balestrieri M, Tansella M, Brambilla P (2008) Increased fronto-temporal perfusion in bipolar disorder. J of Affective Disorder 110:106–114.
Alia-Klein N, Parvaz MA, Woicik PA, Konova AB, Maloney T, Shumay E, Wang R, Telang F, Biegon A, Wang GJ (2011) Gene x disease interaction on orbitofrontal gray matter in cocaine addiction. Arch Gen Psychiatry 68:283–294.
Arbaizar B, Gomez-Acebo I, Llorca J (2008) Efficacy of topiramate in bulimia nervosa and binge-eating disorder: a systematic review. Gen Hosp Psychiatry 30:471–475.
Bechara A (2005) Decision-making, impulse control and loss of willpower to resist drugs: a neurocognitive perspective. Nat Neurosci 8:1458–1463.

Borgwardt S, Koutsouleris N, Aston J, Studerus E, Smieskova R, Riecher-Rössler A, Meisenzahl EM (2012) Distinguishing prodromal from first-episode psychosis using neuroanatomical single-subject pattern recognition. Schizophrenia Bulletin (Epub ahead of print).
Campbell S, MacQueen G (2006) An update on regional brain volume differences associated with mood disorders. Curr Opin in Psychiatry 19:25–33.
Crean RD, Crane NA, Mason BJ (2011) An evidence based review of acute and long-term effects of cannabis use on executive cognitive functions. J Addict Med 5:1–8.
Dannon PN, Lowengrub K, Gonopolski Y (2005) Topiramate versus fluvoxamine in the treatment of psychological gambling: a randomized, blind-rater comparison study. Clin Neuropharmacol 28:6–10.
Elliott R, Sahakian BJ, Michael A, Paykel ES, Dolan RJ (1998) Abnormal neural response to feedback on planning and guessing tasks in patients with unipolar depression. Psychol Med 28:559–571.
Ersche KD, Turton AJ, Pradhan S, Bullmore ET, Robbins TW (2010) Drug addiction endophenotypes: impulsive versus sensation-seeking personality traits. Biol Psychiatry. 68:770–3.
Evenden JL (1999) Varieties of impulsivity. Psychopharmacology (Berl) 146:348–361.
Fontenelle LF, Oostermeijer S, Harrison BJ, Pantelis C, Yücel M (2011) Obsessive-compulsive disorder, impulse control disorders and drug addiction – common features and potential treatments. Drugs 71:827–840.
Fusar-Poli P, McGuire P, Borgwardt S (2012a) Mapping prodromal psychosis: a critical review of neuroimaging studies. European Psychiatry 27:181–91.
Fusar-Poli P, Bechdolf A, Howes O, Borgwardt S (2012b) Mapping vulnerability to bipolar disorder: A meta-analysis of functional and structural imaging studies. Journal of Psychiatry and Neuroscience 37:170–84.
Goldstein RZ, Craig AD, Bechara A, Garavan H, Childress AR, Paulus MP, Volkow ND (2009) The neurocircuitry of impaired insight in drug addiction. Trends Cogn Sci 13:372–380.
Goldstein RZ, Alia-Klein N, Tomasi D, Zhang L, Cottone LA, Maloney T, Telang F, Caparelli EC, Chang L, Ernst T (2007) Is decreased prefrontal cortical sensitivity to monetary reward associated with impaired motivation and self-control in cocaine addiction? Am J Psychiatry 164:43–51.
Goldstein RZ, Volkow ND (2002) Drug addiction and its underlying neurobiological basis: neuroimaging evidence for the involvement of the frontal cortex. Am J Psychiatry 159:1642–1652.
Jankovic J, Jimenez-Shahed J, Brown LW (2010) A rondomized, double-blind, placebo-controlled study of topiramate in the treatment of Tourette syndrome. J Neurol Neurosurg Psychiatry 81:70–73.
Kishimoto H, Kuwahara H, Ohno S, Takazu O, Hama Y, Sato C (1987) Three subtypes of chronic schizophrenia identified using 11C-glucose positron emission tomography. Psychiatry Res 1987 21:285–92.
Koob GF, Volkow ND (2010) Neurocircuitry of addiction. Neuropsychopharmacology 35:217–238.
Soyka M, Rosner S (2008) Opioid antagonists for pharmacological treatment of alcohol dependence: a critical review. Curr Drug Abuse Rev 1:280–291.
Levenson JM, Sweatt JD (2006) Epigenetic mechanisms: a common theme in vertebrate and invertebrate memory formation. Cell Mol Life Sci 63:1009–16.
Linden D, Thome J (2011) Modern neuroimaging in psychiatry: towards the integration of functional and molecular information. World J Biol Psychiatry 12 Suppl 1:6–10.
Lorenzetti V, Lubman DI, Whittle S, Solowij N, Yucel M (2010) Structural MRI findings in long-term cannabis users: what do we know? Subst Use Misuse. 45:1787–808.
Lubin FD, Roth TL, Sweatt JD (2008) Epigenetic regulation of BDNF gene transcription in the consolidation of fear memory. J Neurosci 28:10576–10586.
Makris N, Seidman LJ, Brown A, Valera EM, Kaiser JR, Petty CR, Liang L, Aleardi M, Boriel D, Henderson CS, Giddens M, Faraone SV, Spencer TJ, Biederman (2012) Further understanding of the comorbidity between Attention-Deficit/Hyperactivity Disor-

der and bipolar disorder in adults: an MRI study of cortical thickness. J Psychiatry Res 202:1–11.
Marshall FH (2005) Is the GABA B heterodimer a good drug target? J Mol Neurosci 26:169–176.
Mayberg HS, Liotti M, Brannan SK, McGinnis S, Mahurin RK, Jerabek PA, Silva JA, Tekell JL, Martin CC, Lancaster JL (1999) Reciprocal limbic-cortical function and negative mood: converging PET findings in depression and normal sadness. Am J Psychiatry 156:675–682.
Mill J, Tang T, Kaminsky Z (2008) Epigenomic profiling reveals DANN-methylation changes associated with major psychosis. Am J Hum Genet 82:696–711.
Miyake A, Friedman NP, Emerson MJ, Witzki AH, Howerter A, Wager TD (2000) The Unity and Diversity of Executive Functions and Their Contributions to Complex «Frontal Lobe« Tasks: A Latent Variable Analysis. Cognitive Psychology 41:49–100.
Nery FG, Matsuo K, Nicoletti MA, Monkul ES, Zunta-Soares GB, Hatch JP, Lafer B, Soares JC (2011) Association between prior alcohol use disorders and decreased prefrontal gray matter volumes in bipolar I disorder patients. Neurosci Lett 503:136–40.
Nery FG, Stanley JA, Chen HH, Hatch JP, Nicoletti MA, Monkul ES, Lafer B, Soares JC (2010) Bipolar disorder comorbid with alcoholism: a 1H magnetic resonance spectroscopy study. J Psychiatr Res 44:278–285.
Ohara K, Xu HD, Mori N (1997) Anticipation and imprinting in schizophrenia. Biol Psychiatry 42:760–766.
Orlando V (2003) Polycomb, epigenomes, and control of cell identity. Cell 112:599–606.
Orru G, Pettersson-Yeo W, Marquand AF, Sartori G, Mechelli A (2012) Using Support Vector Machine to identify imaging biomarkers of neurological and psychiatric disease: a critical review. Neurosci Biobehav Rev 36:1140–52.
Palomo T, Archer T, Kostrzewa RM, Beninger RJ (2007) Comorbidity of substance abuse with other psychiatric disorders. Neurotox Res 12:17–27.
Pettinati HM, O'Brien CP, and Dundon WD (2013) Current Status of Co-Occurring Mood and Substance Use Disorders: A New Therapeutic Target. Am J Psychiatry 170:23–30.
Ptak C, Petronis A (2010) Epigenetic approaches to psychiatric disorders. Dialogues in Clinical Neuroscience 12:25–35.
Radua J, Borgwardt S, Crescini A, Mataix-Cols D, Meyer-Lindenberg A, McGuire PK, Fusar-PoliP (2012) Multimodal meta-analysis of structural and functional brain changes in first-episode psychosis and the effects of antipsychotic medication. Neurosci Biobehav Rev 36:2325–33.
Rapp C, Bugra H, Riecher-Rössler A, Fusar-Poli P, and Borgwardt S (2012) Effects of Cannabis Use on Human Brain Structure in Psychosis: A systematic review combining in vivo structural neuroimaging and post-mortem studies. Curr Pharm Des 18:5070–80.
Schulze TG, Chen YS, Badner JA (2003) Additional, physically ordered makers increase linkage signal for bipolar disorder on chromosome 18q22. Biol Psychiatry 53:239–243.
Shenton ME, Dickey CC, Frumin M, McCarley RW (2001) A review of MRI findings in schizophrenia. Schizophr Res 49:1–52.
Shinn AK, Greenfield SF (2010) Topiramate in the treatment of substance-related disorders: a critical review oft he literature. J Clin Psychiatry 71:624–648.
Sinha R, Li CS (2007) Imaging stress- and cue-induced drug and alcohol craving: association with relapse and clinical implications. Drug Alcohol Rev 26:25–31.
Smieskova R, Marmy J, Schmidt A, Bendfeldt K, Riecher-Rössler A, Walter M, Lang UE, Borgwardt S (2013) Do subjects at clinical high risk for psychosis differ from those with a genetic high risk? – A systematic review of structural and functional brain abnormalities. Curr Med Chem 20:467–81
Strawkowski SM, DelBello MP, Adler CM (2005) The functional neuroanatomy of bipolar disorder: a review of neuroimaging findings. Mol Psychiatry 10:105–116.
Verdejo-Garcia A, Lawrence AJ, Clark L (2008) Impulsivity as a vulnerability marker for substance-use disorders: Review of findings from high-risk research, problem gamblers and genetic association studies. Neuroscience and Biobehavioral Reviews 32:777–810.

Walter M, Denier N, Vogel M, and Lang UE (2012) Effects of Psychoeffective Substances in Schizophrenia – Findings from Structural and Functional Neuroimaging. Curr Topics Med Chem 12:1–8.

Weinberger DR, DeLisi LE, Neophytides AN, Wyatt RJ (1981) Familial aspects of CT scan abnormalities in chronic schizophrenic patients. Psychiatry Res 4:65–71.

Wilson N and Cadet L (2009) Comorbid mood, psychosis, and marijuana abuse disorders: a theoretical review. J Addict Dis 28:309–319.

4 Therapeutische Grundprinzipien bei Doppeldiagnosen

Kenneth Dürsteler-MacFarland und Gerhard A. Wiesbeck

4.1 Einleitung

Aus therapeutischer Sicht gelten Menschen mit Doppel- bzw. Mehrfachdiagnosen als schwierig im Umgang, schwer behandelbar und bisweilen sogar als therapieresistent (Krausz und Watermann 2000; Murthy und Chand 2012). Viele von ihnen sind in der Tat *nicht einfach* zu therapieren. Zahlreiche Studien zeigen, dass Patienten mit Doppeldiagnosen das psychosoziale und medizinische Versorgungssystem stärker in Anspruch nehmen als Patienten mit lediglich einer Diagnose, aber trotzdem schlechtere Behandlungsergebnisse und Krankheitsverläufe aufweisen (z. B. höhere Rückfallraten, höhere Neigung zu Gewalttätigkeit, höheres Suizidrisiko; Torrens et al. 2012). Diese Befunde treffen jedoch vor allem für Behandlungen zu, die nur eine der bestehenden Störungen ins Zentrum der Therapie stellen. Dadurch wird die eine oder andere Störung unzureichend therapiert oder bleibt gar unerkannt und somit unbehandelt, was zur Chronifizierung der Krankheitsbilder beiträgt (Osher und Drake 1996; Torrens et al. 2012). Bei der Behandlung von Patienten mit Doppeldiagnosen ist es deshalb unerlässlich, alle vorhandenen Störungen zu (an)erkennen und im therapeutisch-strategischen Planen und Vorgehen gleichermaßen zu berücksichtigen.

Wenngleich die Therapeuten von Patienten mit Doppeldiagnosen häufig viel Geduld und ein hohes Maß an Frustrationstoleranz benötigen, sollten sie sich immer vor Augen halten, dass die Arbeit mit ihnen auch sehr viel Freude bereiten und mit großem Erfolg verbunden sein kann.

4.2 Integrativer Behandlungsansatz

Heute besteht größtenteils Konsens darüber, dass eine integrative Behandlung bei Patienten mit Doppeldiagnosen die Therapie der Wahl ist (Murthy und Chand 2012), obschon die Evidenz für die Wirksamkeit integrierter psychosozialer Interventionen empirisch (noch) nicht ausreichend gesichert ist. Cleary et al. (2008) führen dies auf methodische Mängel und v. a. auf die Heterogenität der Studien bezüglich Design, Stichprobe, Setting, Intervention, Vergleichsbehandlung und Messinstrumente zurück. Für häufige Doppeldiagnosen-Kombinationen (z. B.

Substanzstörung mit posttraumatischer Belastungsstörung (PTBS), Schizophrenie oder Borderline-Persönlichkeitsstörung) bestehen allerdings bereits empirisch gut fundierte störungsspezifische Therapieprogramme (z. B. Gouzoulis-Mayfrank 2008).

Eine integrative Behandlung für Patienten mit Doppeldiagnosen beinhaltet eine langfristige, wenn immer möglich zeitgleiche Therapie beider Störungen in einem ambulanten oder stationären Setting durch ein psychiatrisch und suchttherapeutisch erfahrenes multiprofessionelles Therapeutenteam (Brunette & Mueser 2006; Drake et al. 2008; Ziedonis et al. 2005). Damit können die Schwächen einer noch immer weit verbreiteten parallelen oder sequentiellen Behandlungspraxis überwunden werden, in der beide Störungen gleichzeitig oder nachfolgend in unterschiedlichen Institutionen durch unterschiedliche Therapeuten(teams) behandelt werden (Krausz und Watermann 2000; Torrens et al. 2012). So gestaltet sich alleine schon die Koordination einer Therapie in verschiedenen Einrichtungen aufgrund verwaltungs-, mitarbeiter- oder patientenbezogener Faktoren als denkbar schwierig (Ridgely et al. 1990).

Die Notwendigkeit einer integrativen Behandlung ergibt sich jedoch v. a. aus den sehr unterschiedlichen, teils sogar konträren, unabhängig voneinander gewachsenen therapeutischen Grundhaltungen und Strategien der Psychiatrie und der Suchtkrankenhilfe (Osher und Drake 1996; Gouzoulis-Mayfrank 2008). Während in der psychiatrischen Versorgung ein schützender, fürsorglicher Charakter vorherrscht, setzt die Suchtkrankenhilfe traditionell auf Eigenverantwortlichkeit und Konfrontation des Patienten. In beiden Versorgungssystemen sind die meisten Patienten mit Doppeldiagnosen aufgrund ihrer komplexen und ausgeprägten Krankheitssymptomatik überfordert und erfüllen die teilweise rigiden Voraussetzungen für eine Therapie nicht (Gouzoulis-Mayfrank 2008; Torrens et al. 2012). Dies führt in vielen Fällen zu vorzeitiger Entlassung (z. B. wegen Substanzkonsums oder Verschlechterung der psychischen Symptomatik) und »Ping-Pong-Therapien« oder zu gar keiner Behandlung (z. B. Nichtaufnahme wegen fehlender Abstinenzbereitschaft oder psychiatrischer Begleitdiagnose).

4.3 Grundsätze und Komponenten der integrativen Behandlung

Die klinische Erfahrung zeigt, dass im Rahmen einer integrativen Behandlung Abstinenzbereitschaft nicht vorausgesetzt oder erzwungen werden darf (Brunette & Mueser 2006; Krausz und Watermann 2000). Dies kann bei Patienten mit Doppeldiagnosen zu einer Verschlechterung der psychischen Symptomatik und zu einer Zunahme von Rückfällen oder sogar zu Therapieabbrüchen führen (Drake et al. 2008; Ziedonis et al. 2005). Da konfrontativ ausgerichtete Therapiekonzepte und -methoden ein hohes Maß an Widerstand erzeugen, haben sie sich für die Behandlung von Patienten mit Doppeldiagnosen als ungeeignet erwiesen (Lieberman et al. 1973; van Horn und Bux 2001). Viel eher gilt es die Abstinenzbereitschaft mittels motivierender Gesprächsführung nach Miller und Rollnick (1999) zu fördern, wobei das Ziel einer dauerhaften Abstinenz nicht für alle Patienten realistisch ist. In diesen Fällen bietet die motivierende Gesprächsführung trotzdem ein geeignetes Instrumentarium, um den Patienten dabei zu unterstützen, sein Verhalten im Sinne einer beständigen Reduktion des Substanzkonsums und der damit verbundenen Risiken zu verändern (Brunette und Mueser 2006). Zudem hat dieser Ansatz auch das Potenzial, den Umgang des Patienten mit seinen übrigen Erkrankungen zu verändern sowie die Bereitschaft für andere psychotherapeutische und pharmakologische Interventionen zu verbessern (Ziedonis et al. 2005). Die Interventionen sollten allerdings immer an das neurokognitive und psychische Funktionsniveau des jeweiligen Patienten angepasst werden. Dies gilt grundsätzlich für die gesamte Behandlung, die abhängig vom momentanen Befinden und gegenwärtigen Ausmaß der vorhandenen Störungsbilder, individuell flexibel geplant und gestaltet werden sollte (Gouzoulis-Mayfrank 2008; Ziedonis et al. 2005). Der Fokus der Therapie darf dabei nicht nur auf eine der bestehenden Erkrankungen gelegt werden, sondern vielmehr sollten alle Störungen von Anfang an mit in die Behandlungsplanung und -durchführung einbezogen werden.

Im Allgemeinen benötigen Patienten mit Doppeldiagnosen einen niederschwelligen Zugang zu den Behandlungsangeboten und manche unter ihnen werden erst nach jahrelanger Behandlung und der damit einhergehenden gefestigten Therapeut-Patient-Beziehung umfassenderen therapeutischen Interventionen zugänglich (Brunette und Mueser 2006; Drake et al. 2008; Ziedonis et al. 2005). Bezüglich der zur Anwendung gelangenden Verfahren sollte die Behandlung ebenfalls integrativ und flexibel sein. Verschiedene psychosoziale Therapien wie Psychoedukation, Motivationsförderung, kognitive Verhaltenstherapie, Training sozialer Fertigkeiten oder Familienintervention haben sich als hilfreich und effektiv erwiesen und sollen phasenspezifisch und stadiengerecht, d. h. angepasst an die aktuelle Situation und die Veränderungsbereitschaft des jeweiligen Patienten, angeboten werden (Brunette und Mueser, 2006; Drake et al. 2008; Gouzoulis-Mayfrank 2008; Ziedonis et al. 2005). Bei kognitiv beeinträchtigten Patienten sind eher behavioral-übende denn kognitive Verfahren zu wählen, z. B. das Training spezieller abstinenzbezogener und allgemeiner sozialer Fertigkeiten (Gouzoulis-Mayfrank 2007; Ziedonis et al. 2005). Je nach Patient und Situation müssen bei der Anwendung der psychosozialen Verfahren Anpassungen auf der praktischen Ebene erfolgen, z. B. indem langsamer als gewöhnlich vorgegangen wird, die Inhalte reduziert oder häufiger wiederholt werden, die Sitzungslänge verkürzt und die Sitzungszahl erhöht wird oder Instruktionen unter Nutzung verschiedener Modalitäten und Medien dargeboten werden.

Idealerweise umfassen integrative Therapieprogramme auch langfristige, gemeindenahe Komponenten, z. B. in Form einer aufsuchenden Behandlung (z. B. bei akuten Krisen) oder eines Case Managements (Brunette und Mueser 2006; Drake et al. 2008; Ziedonis et al. 2005). Zu den psychotherapeutischen Interventionen mit empirisch gesicherter Evidenz gehört auch das Kontingenzmanagement, in welchem Belohnungselemente systematisch und kontrolliert zum Einsatz gelangen, die zu angestrebten Veränderungen von Verhaltensweisen führen können (Drake et al. 2008; Ziedonis et al. 2005). Solche Belohnungselemente sind in jeder Behandlungsphase eigenständig einsetzbar, scheinen aber v. a. während der Motivationsphase sehr nützlich zu sein und lassen sich einfach in andere Interventionen integrieren (Brunette und Mueser 2006).

Eine integrative Therapie findet in der Regel in einem Team statt (Krausz und Watermann 2000; Torrens et al. 2012). Dass die verschiedenen Teammitglieder und Disziplinen gut miteinander kommunizieren und eng zusammenarbeiten, ist somit von zentraler Bedeutung. Die Weitergabe von relevanten Informationen ist unabdinglich für einen erfolgreichen Therapieverlauf, und zwar in jeder Phase der Behandlung. Ferner gilt es die Strategien im Umgang mit dem Patienten untereinander abzustimmen, sodass sich alle am Therapieprozess Beteiligten konsistent verhalten und beim Patienten keine unnötigen Widersprüche hervorrufen. Die an der Behandlung beteiligten Personen und der Patient sollten miteinander Strategien erarbeiten, die es dem Patienten erlauben, mit seinen Störungen in einer geeigneten Art und Weise umzugehen und für ihn konstruktive Verhaltensänderungen zu erreichen oder zumindest vorzubereiten. Angemessen erscheint in diesem Fall eine Strategie der kleinen Schritte mit einem respektvollen, aber konsequenten Vorgehen, welches die Therapierenden häufig über lange Zeit durchhalten müssen (Ziedonis et al. 2005).

4.4 Beziehungsaufbau und -gestaltung

Dem Aufbau und der Gestaltung der therapeutischen Beziehung zwischen der therapierenden Person und dem Patienten kommt – vorerst unabhängig vom den Krankheitsbildern und der angewandten Intervention – für den Erfolg einer Behandlung zentrale Bedeutung zu. Voraussetzung für eine Erfolg versprechende therapeutische Herangehensweise ist in jedem Fall eine respektvolle, nicht wertende und empathische Haltung, die den Leidensdruck des Patienten versteht und akzeptiert, ihm aktiv und empathisch zuhört und ihm echtes Interesse für die Lösung seiner Anliegen und Probleme vermittelt (Stohler und Dürsteler-MacFarland 2003). Dabei gilt es zu berücksichtigen, dass viele Patienten aufgrund ihrer Doppeldiagnose bereits negative Erfahrungen mit den Versorgungssystemen der Psychiatrie und der Suchtkrankenhilfe gemacht haben und Opfer von Stigmatisierungen und traumatischen Ereignissen geworden sind. Zudem ist die gesellschaftliche Wahrnehmung von psychisch kranken Menschen genauso wie jene von Süchtigen durch stigmatisierende Vorurteile geprägt, was die Kontaktnahme und den Beziehungsaufbau zusätzlich erschweren kann.

Ungeachtet ob der Therapeut eher personenzentriert, psychoanalytisch oder verhaltenstherapeutisch arbeitet, eine Atmosphäre beidseitigen Vertrauens ist für jede therapeutische Intervention unabdingbar. Umgekehrt sollte jede Intervention auch hinsichtlich möglicher Auswirkungen auf die Beziehung und das Arbeitsbündnis mit dem Patienten hinterfragt werden. Nicht selten muss der Patient sich wieder aneignen, was es bedeutet, jemandem zu vertrauen. Vielleicht hat er erfahren, dass es sich eher lohnt, anderen zu misstrauen. Und ebenso ist der Patient vielleicht zur Einsicht gelangt, dass es sich nicht lohnt, sich selber Vertrauen zu schenken. Gerade deshalb ist ein zuverlässiger, von Wertschätzung und Verständnis getragener Beziehungsraum wichtig. In diesem Aspekt sollte der Therapeut vorbildhaft sein. Nicht alleine sein Fachwissen hilft dem Patienten weiter, sondern seine Beziehungsfähigkeit – zu sich selber –, und dadurch auch zum Patienten und dessen Erleben. Mit seinem Verhalten sollte der Therapeut dem Patienten stets Sicherheit und Beziehungskonstanz vermitteln, die Wahrnehmung und die Gedankengänge des Patienten anerkennen und seine Bedenken und Probleme ernst nehmen. Schließlich fällt dem Therapeuten auch immer die Rolle des motivierenden Begleiters zu, der die Ressourcen des Patienten zu aktivieren und zu verstärken sucht, den Patienten ermutigt und ihn in seiner Zuversicht bestärkt, angestrebte Veränderungen erreichen zu können, sowie seine Fortschritte lobt und wertschätzt.

4.5 Diagnostik und individuelle Behandlungsplanung

Eine wesentliche Voraussetzung für die Planung und Durchführung einer individualisierten integrativen Behandlung (▶ Abb. 3) ist in jedem Fall eine umfassende Anamnese und diagnostische Abklärung des Patienten mit einer differenzierten Diagnosestellung. Eine sorgfältige und ausführliche Anamnese liefert bereits viele relevante Informationen über die Biografie und aktuelle Lebenssituation des Patienten, seine Beschwerden und Probleme, aber auch über seine Ressourcen. Allerdings ermöglicht erst eine umfassende Diagnostik eine sinnvolle Behandlung. Diese gestaltet sich häufig schwierig und erfordert Geduld, Zeit und den Einbezug unterschiedlicher Informationsmethoden und -quellen (Torrens et al. 2012). So weit als möglich sollte die Diagnostik mittels verschiedener validierter Instrumente (z. B. SKID-I und SKID-II, HAWIE) erfolgen und klinische Verlaufsbeobachtungen einschließen. Die Diagnostik ist wenn möglich unter abstinenten oder zumindest stabilen (Substitutions-) Bedingungen durchzuführen, sodass die vorhandenen Symptome gründlich abgeklärt und entsprechend der gültigen Kriterien Störungsbildern zuverlässig zugeordnet werden können (Moggi und Donati 2004). Wird beispielsweise die Diagnose einer nicht substanzinduzierten Störung zu früh gestellt, kommt es zu einer Übermedikation oder einer unnötig langfristigen Medikation. Dabei gilt es zu berücksichtigen, dass einseitige Herangehensweisen unzureichend sind, um ein Verständnis über die individuelle Dynamik der vorhandenen Störungen zu erhalten und einigermaßen gesicherte Diagnosen stellen zu können (Moggi und Donati 2004). Ausgehend von störungsübergreifenden Modellen beinhaltet die Diagnostik zwangsläufig auch eine detaillierte Erfassung des Längsschnittverlaufs (z. B. unter Zuhilfenahme fremdanamnestischer

Angaben), sowohl bezogen auf die psychische Erkrankung als auch auf die Entwicklung der Substanzstörung (Ziedonis et al 2005).

Die Erkenntnisse aus dem diagnostischen Prozess dienen der Indikationsfindung von speziellen Interventionsangeboten für den jeweiligen Patienten (Moggi und Donati 2004). Bei der Behandlungsplanung sind neben den vorhandenen Störungen des Patienten weitere Komponenten zu berücksichtigen, z.B. ob der Patient suizidal ist oder sich in einer anderen Krisensituation befindet. Wenn die therapeutische Beziehung tragfähig entwickelt ist, gilt es zu prüfen, ob die Patienten ausreichende Kontrolle über ihr Erleben und Verhalten haben, ob die emotionale Reagibilität ausreichend steuerbar ist, ob neurokognitive Störungen die Auffassung und Merkfähigkeit unterminieren und ob Umgebungsfaktoren (z.B. Bezugspersonen) den Therapieprozess beeinflussen können. Die Wahl des therapeutischen Behandlungsfokus sollte störungsübergreifend sein und sich jeweils an der Motivationslage des Patienten und der Symptomatik, wie sie der Patient aktuell präsentiert, orientieren. Neben akuter Suizidalität (ggf. Fremdgefährdung) gilt es Verhaltensmuster zu berücksichtigen, die die Aufrechterhaltung bzw. Fortführung der Therapie unmittelbar gefährden (Ziedonis et al. 2005). Dabei sind nicht nur problematische Verhaltensweisen des Patienten, sondern auch diejenigen des Therapeuten oder Schwierigkeiten innerhalb des therapeutischen Settings zu beachten.

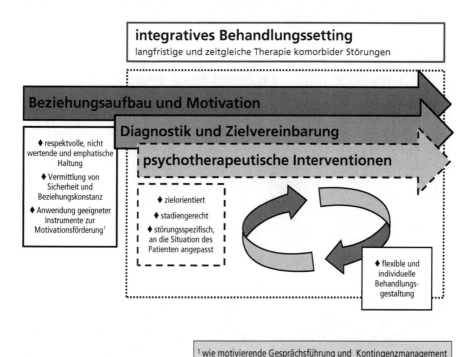

Abb. 3: Therapeutische Grundsätze und Prozesse in der integrativen Behandlung von Doppeldiagnose-Patienten

4.6 Störungsspezifische integrative Therapieprogramme

Für klar umschriebene Kombinationen von Doppeldiagnosen wie Substanzstörungen mit posttraumatischer Belastungsstörung (Najavits 2002), mit Schizophrenie (Baker et al. 2006; Barrowclough et al. 2001) oder mit Borderline-Persönlichkeitsstörung (Linehan et al. 2002) gibt es mittlerweile störungsspezifische Therapieprogramme, deren Einsatz zu empfehlen ist. Die Überlegenheit dieser maßgeschneiderten Konzepte gegenüber unspezifischen Verfahren konnte mittlerweile empirisch gesichert werden. In deutscher Sprache liegen ebenfalls psychoedukative und kognitiv-behaviorale Therapiemanuale mit verschiedenen Zusatzmodulen vor, sind aber noch nicht spezifisch evaluiert worden (vgl. KomPAkt: Komorbidität Psychose und Abhängigkeit: psychoedukatives Training von Gouzoulis-Mayfrank 2007; GOAL: Gesund und Ohne Abhängigkeit Leben von D'Amelio et al. 2007). Manualisierte Therapieprogramme bergen aber durchaus auch bestimmt Risiken (z. B. Vernachlässigung der therapeutischen Beziehung, stereotype Anwendung ohne Berücksichtigung der individuellen Gegebenheiten usw.). Mit einer gezielten Planung und regelmäßigen Evaluation des Therapieprozesses und entsprechenden Anpassungen kann solchen Gefahren aber erfolgreich begegnet werden.

4.7 Integration der Pharmakotherapie

Die medikamentöse Therapie ist in der integrativen Behandlung von Patienten mit Doppeldiagnosen ein fester und wichtiger Bestandteil (Hilger 2009; Ziedonis et al. 2005). Selbst bei bescheiden gewählten Therapiezielen verweist die Pharmakotherapie stets auf den Kontext der Arzt-Patient-Beziehung. Diese ist immer supportiv-motivierend zu gestalten. Medikamentöse Strategien werden bei entsprechender Indikation nicht nur zur Behandlung psychischer Symptome, sondern auch zur Therapie substanzstörungsspezifischer Beschwerden eingesetzt, da sie sowohl das Rückfallrisiko bezüglich der einen wie der anderen Störung vermindern können (Murthy und Chand 2012). Bereits zu Beginn einer Behandlung gilt es mit dem Patienten die Möglichkeiten einer psychopharmakologischen Behandlung zu erörtern (Ziedonis et al. 2005). Hierbei ist es notwendig, mit dem Patienten ein Grundverständnis zu erarbeiten, dass psychotherapeutische Interventionen häufig nur Erfolg versprechen, wenn schwerwiegende beeinträchtigende Symptome mit Hilfe von Medikamenten gelindert werden können. Es sollte klar besprochen werden, welche Beschwerden als Zielsymptome für die Pharmakotherapie identifiziert werden können, welches Medikament mit welchem Therapieziel gegeben werden soll, welche Nebenwirkungen auftreten können und innerhalb welches realistischen Zeitraumes das Erreichen bzw. Verfehlen eines Therapieziels überprüft werden sollte. Da die Behandlung von Patienten mit Doppeldiagnosen häufig den Einsatz verschiedener Medikamente erfordert, gilt es Interaktion unter den Medikamenten sowie jene mit den konsumierten psychotropen Substanzen zu berücksichtigen (Ziedonis et al. 2005). Eine Polypharmazie sollte trotzdem nach Möglichkeit vermieden werden, da sie in Bezug auf Wechselwirkungen komplex und schwierig zu überblicken ist. Der Informationsaustausch zwischen den behandelnden Ärzten ist in jeden Fall unabdinglich und die Zuhilfenahme einer webbasierten Interaktionssoftware zu empfehlen.

4.8 Zusammenfassung

Menschen mit Doppeldiagnosen benötigen auf sie individuell abgestimmte integrative Behandlungsangebote, die wirksame psycho- und pharmakotherapeutische Interventionen für Substanz- und psychische Störungen kombinieren und entsprechend modifizieren. Optimal ist eine langfristige und flexible Behandlungsstrategie, bei der beide Erkrankungen durch ein entsprechend geschultes multiprofessionelles Therapeutenteam in ein und demselben Setting zeitgleich und kontinuierlich therapiert werden. Der Behandlungsbeginn sollte immer so rasch und niederschwellig wie möglich erfolgen. Abstinenzbereitschaft darf bei Doppeldiagnosen zunächst nicht vorausgesetzt werden, vielmehr ist die Förderung der Motivation, z.B. mittels motivierender Gesprächsführung, Teil der Behandlung und gehört zu den dauerhaften zentralen therapeutischen Aufgaben.

Im Vordergrund aller Interventionen steht bei Patienten mit Doppeldiagnosen auf jeden Fall die Gestaltung der therapeutischen Beziehung. Der Therapeut sollte dem Patienten immer respektvoll, nicht wertend und empathisch begegnen und brüske Konfrontationen vermeiden. Er sollte ihm stets als Vorbild dienen, und die therapeutischen Interventionen sollten den Patienten hinsichtlich seiner Ziele unterstützen, seine Ressourcen aktivieren und seine Kompetenzen fördern.

Auf der Basis einer gefestigten therapeutischen Beziehung und einer ausführlichen Diagnostik können abhängig vom momentanen Befinden und gegenwärtigen Ausmaß der vorhandenen Störungsbilder gezielte Interventionen individuell flexibel geplant und umgesetzt werden. Dabei ist zu berücksichtigen, dass das in konventionellen Entwöhnungstherapien geforderte hohe Maß an Eigenverantwortlichkeit Patienten mit Doppeldiagnosen, insbesondere jene mit einem psychotischen Krankheitsbild, überfordern kann. Auch eingeschränkten neurokognitiven Funktionen muss in der Therapie Rechnung getragen werden. Im Sinne der stadiengerechten Intervention sollte der Fokus der Behandlung bei wenig motivierten Patienten zunächst auf motivational-supportiven und psychoedukativen Methoden liegen, während spezifische verhaltenstherapeutische und andere psychotherapeutische Interventionen erst in späteren Behandlungsstadien zum Einsatz kommen sollten.

Eine wesentliche Voraussetzung für die Planung und Durchführung einer Erfolg versprechenden integrativen Behandlung ist in jedem Fall eine ausführliche Anamnese und sorgfältige diagnostische Abklärung des Patienten mit einer differenzierten Diagnosestellung. Für die Behandlung klar umschriebener Kombinationen von Doppeldiagnosen existieren mittlerweile spezifische Therapiemanuale, deren Einsatz empfohlen werden kann. Allerdings ist eine ausreichende Individualisierung und Flexibilität in der Umsetzung von manualisierten Therapien nicht immer einfach und erfordert eine regelmäßige Evaluation des Therapieprozesses und entsprechende Anpassungen. Auch die medikamentöse Therapie stellt in der integrativen Behandlung von Patienten mit Doppeldiagnosen einen festen und wichtigen Bestandteil dar.

Literatur

Baker A, Bucci S, Lewin TJ, Kay-Lambkin F, Constable PM, Carr VJ (2006) Cognitive-behavioural therapy for substance use disorders in people with psychotic disorders: randomised controlled trial. Br J Psychiatry 188:439–448.

Barrowclough C, Haddock G, Tarrier N, Lewis SW, Moring J, O'Brien R, Schofield N, McGovern J (2001) Randomized controlled trial of motivational interviewing, cognitive behavior therapy, and family intervention for patients with comorbid schizophrenia and substance use disorders. Am J Psychiatry 158:1706–1713.

Brunette MF, Mueser KT (2006) Psychosocial interventions for the long-term management of patients with severe mental illness and co-occurring substance use disorder. J Clin Psychiatry 67 (Suppl 7):10–17.

Cleary M, Hunt G, Matheson S, Siegfried N, Walter G (2008) Psychosocial interventions for people with both severe mental illness and substance misuse. Cochrane Database Syst Rev 3 (1):CD001088.

D'Amelio R, Behrendt B, Wobrock T (2007) Psychoedukation Schizophrenie und Sucht – Manual zur Leitung von Patienten- und Angehörigengruppen. München: Urban & Fischer Elsevier.

Drake RE, O'Neal EL, Wallach MA (2008) A systematic review of psychosocial research on psychosocial interventions for people with co-occurring severe mental and substance use disorders. J Subst Abuse Treat 34: 123–138.

Gouzoulis-Mayfrank E (2007) Komorbidität Psychose und Sucht – Grundlagen und Praxis. Mit Manualen für die Psychoedukation und Verhaltenstherapie. Darmstadt: Steinkopff.

Gouzoulis-Mayfrank E (2008) Komorbidität von Sucht und anderen psychischen Störungen – Grundlagen und evidenzbasierte Therapie. Fortschr Neurol Psychiat 76:263–271.

Hilger J (2009) Seiltanz zwischen Hilfesystemen – Integrative Behandlungsansätze bei Doppeldiagnosen. In Sprick U, Trenckmann U (Hrsg.) Leidenschaft, die Leiden schafft. Sucht und ihre Komorbidität. Bönen: Verlag Kettler. S. 6–26.

Krausz M, Watermann U (2000) Behandlungsmöglichkeiten bei Doppeldiagnosen. In: Uchtenhagen A, Ziegelgänsberger (Hrsg.) Suchtmedizin. Konzepte, Strategien und therapeutisches Management. München: Urban & Fischer. S. 376–383.

Lieberman MA, Yalom ID, Miles MB (1973) Encounter groups: First facts. New York: Basic Books.

Linehan MM, Dimeff LA, Reynolds SK, Comptois KA, Welch SS, Heagerty P, Kivlahan DR (2002) Dialectical behavior therapy versus comprehensive validation therapy plus 12-

step for the treatment of opioid dependent women meeting criteria for borderline personality disorder. Drug Alcohol Depend 67:13–26.
Miller WR, Rollnick S (1999) Motivierende Gesprächsführung: Ein Konzept zur Beratung von Menschen mit Suchtproblemen. Freiburg i. B.: Lambertus.
Murthy P, Chand P (2012) Treatment of dual diagnosis disorders. Curr Opin Psychiatry 25:194–200.
Moggi F, Donati R (2004) Psychische Störungen und Sucht: Doppeldiagnosen, Fortschritte der Psychotherapie. Bern: Hogrefe.
Najavits LM (2002) Seeking Safety – A treatment manual for PTSD and substance abuse. New York: Guilford Press. Dt. Bearbeitung und Übersetzung: Schäfer I, StubenvollM, Dilling A (2009) Posttraumatische Belastungsstörung und Substanzmissbrauch: Das Therapieprogramm »Sicherheit finden« Göttingen: Hogrefe.
Osher FC, Drake RE (1996) Reversing a history of unmet needs: approaches to care for persons with co-occurring addictive and mental disorders. Am J Orthopsychiatry 66:4–11.
Ridgely MS, Goldman HH, Willenbring M (1990) Barriers to the care of persons with dual diagnosis: organizational and financial issues. Schizophr Bull 16:123–132.
Stohler R, Dürsteler-MacFarland KM (2003) Cocaine and opiate related disorders. Therapeutische Umschau 60:329–333.
Torrens M, Rossi PC, Martinez-Riera R, Martinez-Sanvisens D. Bulbena A (2012) Psychiatric co-morbidity and substance use disorders: treatment in parallel systems or in one intergrated system. Subst Use Misuse 47:1005–1014.
van Horn DH, Bux DA (2001) A pilot test of motivational interviewing groups for dually diagnosed inpatients. J Subst Abuse Treat 20:191–195.
Ziedonis DM, Smelson D, Rosenthal RN, Batki SL, Green AI, Henry RJ, Montoya I, Parks J, Weiss RD (2005) Improving the care of individuals with schizophrenia and substance use disorders: consensus recommendations. J Psychiatr Pract 11:315-339.

5 Medikamentöse Rückfallprophylaxe bei Doppeldiagnosen

Gerhard A. Wiesbeck und Kenneth Dürsteler-MacFarland

5.1 Einleitung

Unter medikamentöser Rückfallprophylaxe im eigentlichen Sinne verstand man zunächst nur die Verhinderung des Rückfalls bei Patientinnen und Patienten mit einer substanzgebundenen Abhängigkeit. Es ging um den Erhalt der Abstinenz nach erfolgreichem Entzug. Dieses ursprünglich enge Verständnis hat sich im Laufe der Jahre verändert. Heute versteht man unter Rückfallprophylaxe nicht mehr ausschließlich den Abstinenzerhalt, sondern auch die Verminderung der Rückfallschwere bzw. die Verkürzung der Rückfalldauer. Es geht um Abstinenz, aber auch um Schadensreduzierung (»harm reduction«), wenn Abstinenz nicht möglich ist. Im Folgenden wird dieses weitgefasste Verständnis zugrunde liegen, wenn von »Rückfallprophylaxe« die Rede ist.

Ein ideales Medikament zur Rückfallprophylaxe würde folgende Eigenschaften besitzen:

- Es reduziert signifikant das Rückfallrisiko (Erhöhung der Abstinenzwahrscheinlichkeit).
- Kommt es dennoch zu einem Rückfall, so vermindert es dessen Dauer bzw. Schwere (Schadensminderung).
- Es ist gut verträglich, sodass es auch während eines Rückfalls nicht abgesetzt werden muss (Kompatibilität).
- Es ist kein Substitut, d.h. es imitiert nicht die Wirkung jener psychotropen Substanz, gegen deren Rückfall es vorbeugen soll.
- Es entfaltet keine eigene psychotrope Wirkung.

Keines der heute zugelassenen Rückfallprophylaktika erfüllt alle diese Bedingungen in idealer Weise.

Obwohl das Prinzip der medikamentösen Rückfallprophylaxe bereits seit Jahrzehnten bekannt ist, sind nur wenige Medikamente für diese Indikation zugelassen. Eine Übersicht gibt ▶ Tab. 3.

Noch keine zugelassene medikamentöse Rückfallprophylaxe gibt es für die Cannabis-, Kokain- und Amphetaminabhängigkeit. Impfungen (z.B. Antinikotin- oder Antikokain-Vakzine) sind in klinischer Erprobung. Über ihre Wirksamkeit und Verträglichkeit bei Patienten mit Doppeldiagnosen ist nichts bekannt. Sie sollen daher in diesem Zusammenhang nicht weiter ausgeführt werden. Das vorliegende Kapitel beschränkt sich ausschließlich auf jene Medikamente, die zur Rückfallprophylaxe derzeit zugelassen sind.

Tab. 3: Zugelassene Medikamente zur Rückfallprophylaxe

Medikament	Indikation
Acamprosat Naltrexon Disulfiram*	Alkohol
Bupropion Vareniclin	Nikotin
Naltrexon	Heroin

* in Deutschland derzeit nicht mehr zugelassen

5.2 Acamprosat

Acamprosat (Campral®) ist zugelassen zur »Aufrechterhaltung der Abstinenz bei alkoholabhängigen Patienten«. Seine rückfallverhindernde Wirkung entfaltet das Medikament durch Modulation der Reizübertragung im glutamatergen System (indirekter antagonistischer Effekt am N-Methyl-D-Aspartat-Rezeptor). Dadurch soll das Verlangen nach Alkohol (»Craving«) reduziert werden. Nach der heute gängigen Modellvorstellung soll Acamprosat durch seine glutamat-antagonisistische Wirkung der Entstehung des sog. »Pseudo-Entzugssyndroms« und damit dem »negativen Craving« entgegen wirken (Kiefer et al. 2010).

5.2.1 Acamprosat bei Alkoholabhängigkeit und Schizophrenie

Obwohl Acamprosat in zahlreichen Untersuchungen seine Wirksamkeit bei Alkoholabhängigkeit unter Beweis gestellt hat, gibt es nur wenige veröffentliche Anwendungserfahrungen über Patienten mit Doppeldiagnosen. So wurde erst im Jahre 2008, also über zwei Jahrzehnte nach Erstzulassung, der Fall einer mit Acamprosat erfolgreich behandelten schizophrenen Alkoholabhängigen berichtet (Tek et al. 2008). Der 74-jährigen, seit 55 Jahren an Alkoholismus und Schizophrenie erkrankten Patienten gelang es mit Hilfe von Acamprosat innerhalb von zwei Jahren ihren Alkoholkonsum auf Null zu reduzieren. Subjektiv berichtete sie von einem fehlenden Verlangen nach Alkohol. Das Medikament wurde nebenwirkungsfrei vertragen (Tek et al. 2008).

Nur eine randomisierte, kontrollierte Doppelblind-Studie liegt bislang zur Behandlung der o. g. Doppeldiagnose mit Acamprosat vor. Das Medikament wurde von den schizophrenen Patienten zwar gut vertragen und hatte auch keinerlei negativen Auswirkungen auf deren Kognition oder psychotische Symptomatik, ein Wirksamkeitsnachweis in Bezug auf das Alkoholtrinkverhalten gelang jedoch nicht (Ralevski et al. 2011).

5.2.2 Acamprosat bei Alkoholabhängigkeit und affektiven Störungen

In naturalistischen Untersuchungen liegt die Prävalenz der Alkoholabhängigkeit bei Patienten mit einer bipolaren Störung bei 21–58 % (Grant et al. 2004). Damit handelt es sich auch hier um eine überzufällig häufige Kombination (Frye und Salloum 2006).

In einer randomisierten, kontrollierten Studie mit Acamprosat wurden der Einfluss bipolarer Symptome und des Alkoholcravings untersucht. Beides hatte einen signifikanten Einfluss auf das Trinkverhalten der Patienten (Prisciandaro et al. 2012). Demnach könnte es also sinnvoll sein, alkoholabhängige Patientinnen und Patienten, die an einer bipolaren Störung leiden, mit Acamprosat zu behandeln.

Dies bestätigte sich in einer anderen randomisierten, kontrollierten Studie bei Patienten mit der Doppeldiagnose Alkoholabhängigkeit und bipolare Störung. Zwar gelang es hier nicht, das Trinkverhalten signifikant zu verbessern, bei denen jedoch, die die Studie beendeten, zeigte sich eine klinische Verbesserung während der letzten zwei Wochen der insgesamt acht Wochen langen Studie. Die Autoren konnten zeigen, dass Acamprosat problemlos mit »mood-stabilizern« kombiniert werden konnte. Dabei kam es weder zu unerwünschten Nebenwirkungen, noch wurde die Symptomatik der bipolaren Störung in die eine oder andere affektive Richtung negativ beeinflusst (Tolliver et al. 2012).

5.2.3 Acamprosat bei Alkoholabhängigkeit und Angsterkrankungen

Glutamat, der wichtigste exzitatorische Neurotransmitter, steht in Balance mit Gamma-Aminobuttersäure (GABA), dem wichtigsten inhibitorisch wirkenden Neurotransmitter. Unter der Vorstellung, dass dieses Gleichgewicht bei Angsterkrankungen gestört ist, könnte der funktionelle Glutamat-Antagonist Acamprosat eine therapeutische Wirkung auf Angstsymptome ausüben.

In einer offenen Studie wurde diese Hypothese überprüft. Bei Patienten, die unter einer Angsterkrankung litten, gelang tatsächlich eine Besserung der Symptomatik mittels Acamprosat (Schwartz et al. 2010). Bei Doppeldiagnose-Patienten (Angst- plus Alkoholerkrankung) zeigte sich sowohl eine Besserung der Angstsymptomatik als auch eine Reduktion der Alkoholtrinkmenge unter Acamprosat (Schwartz et al. 2007).

5.3 Naltrexon

Naltrexon (Naltrexin®, Nemexin®) ist ein selektiv wirkender Opioidrezeptor-Antagonist, der zur Rückfallprävention bei Alkoholabhängigkeit zugelassen ist.

Nach heutigem Verständnis reduziert die Substanz das Verlangen nach Alkohol (»Craving«), indem es die endorphin-mediierte Dopaminfreisetzung kompetitiv hemmt. Klinisch unterstützt Naltrexon nicht nur die Abstinenz, sondern ist offenbar auch in der Lage (im Gegensatz zu Acamprosat), einem Rückfall zum unkontrollierten Trinken vorzubeugen.

Naltrexon ist nicht nur bei der Alkohol-, sondern auch bei der Opioidabhängigkeit zur Rückfallprophylaxe zugelassen. Während jedoch beim Alkohol die Wirkung des Medikaments über eine Reduktion des Cravings erfolgt, geschieht dies bei den Opioiden über eine Rezeptorblockade. Naltrexon hindert die externen Opioide daran, ihre Wirkung am Opioidrezeptor entfalten zu können, indem es diesen blockiert. In Kombination mit einer Verhaltenstherapie ist die Gabe von Naltrexon eine der effektivsten Behandlungen zur Rückfallprophylaxe bei entzogenen, abstinenzbereiten Opiatabhängigen (Kirchmayer et al. 2001). Die häufigsten Doppeldiagnosen im Zusammenhang mit einer Opiatabhängigkeit sind Schizophrenien, bipolare affektive Störungen, Persönlichkeitsstörungen und Angsterkrankungen (▶ Kap. C 4). Zwar ist es gängige Praxis, Naltrexon auch in solchen Fällen einzusetzen, eine evidenzbasierte Aussage über seine Wirksamkeit bei Patienten mit Doppeldiagnosen ist jedoch nicht möglich. Es fehlt an kontrollierten Studien.

5.3.1 Naltrexon bei Alkoholabhängigkeit und Schizophrenie

Naltrexon kann bei Patienten mit der Doppeldiagnose Schizophrenie und Alkoholabhängigkeit zu einer Verbesserung sowohl der psychischen Gesundheit als auch des Trinkverhaltens führen (Leontieva et al. 2009). Allerdings existiert bislang nur eine randomisierte, doppelblinde, plazebokontrollierte Wirksamkeitsstudie (Petrakis et al. 2004). Darin wurden 31 alkoholabhängige schizophrene Patienten 12 Wochen lang mit Naltrexon behandelt. Im Vergleich zu Plazebo kam es unter Naltrexon zu einer signifikanten Reduktion des Alkoholverlangens, der Trinktage und der Trinktage mit schwerem Alkoholkonsum (mehr als fünf alkoholische Standardgetränke). Das Medikament wurde gut vertragen, die Symptome der schizophrenen Psychose wurden durch Naltrexon nicht beeinflusst (Petrakis et al. 2004).

5.3.2 Naltrexon bei Alkoholabhängigkeit und affektiven Störungen

Obwohl diese Krankheitskombination überzufällig häufig auftritt (▶ Kap. C 1), existieren hierzu vergleichsweise wenige kontrollierte Untersuchungen. Eine davon, eine doppelblinde, plazebokontrollierte Studie, konnte zeigen, dass sich die Behandlung alkoholabhängiger Depressiver mit einem Antidepressivum allein negativ auf den Alkoholkonsum auswirken kann (Krystal et al. 2008). Wurde jedoch das Antidepressivum mit Naltrexon kombiniert, kam es zu einer signifikanten Reduktion der Tage, an denen Alkohol konsumiert wurde (Krystal et al. 2008).

Eine weitere doppelblinde, plazebokontrollierte Studie bestätigt dies. Die Kombination aus Sertralin und Naltrexon wurde von den Patienten nicht nur nebenwirkungsfrei vertragen, sondern führte auch zu signifikant besseren Ergebnissen als bei Gabe eines der beiden Medikamente für sich allein oder unter Plazebo. Patienten, die Sertralin und Naltrexon erhielten waren häufiger abstinent, erlitten später einen schweren Rückfall und zeigten eine Verbesserung ihrer depressiven Symptomatik (Pettinati et al. 2010).

Brown und Mitarbeiter führten eine randomisierte, doppelblind plazebokontrollierte Studie mit Naltrexon bei alkoholabhängigen Patienten durch, die zusätzlich unter einer bipolaren Störung litten. Unter Naltrexon kam es im Verlauf der 12-wöchigen Behandlung zu einer Reduktion der Trinktage, des Alkoholverlangens und zu einer Verbesserung der Leberwerte. Naltrexon wurde gut vertragen (Brown et al. 2009).

5.4 Disulfiram

Disulfiram (Antabus®), ein jahrzehntealtes Traditionsmedikament der Alkoholismusbehandlung, ist keine Anti-Cravingsubstanz im modernen Sinne (wie z. B. Acamprosat oder Naltrexon), sondern ein »Vergällungsmittel« zur Aversionsbehandlung. Durch die irreversible Hemmung eines Schlüsselenzyms des Ethanolmetabolismus, der Aldehyddehydrogenase, kommt es nach Alkoholkonsum zum Anstieg des Alkoholabbauprodukts Acetaldehyd auf das in etwa 10-Fache. Acetaldehyd ist neurotoxisch und löst die disulfiramtypische Alkoholunverträglichkeitsreaktion aus. Patienten, die unter Disulfiram-Behandlung Alkohol zu sich nehmen, leiden unter Kopfschmerzen, Übelkeit und Erbrechen. Herzrasen, Schwindel, Angst, Blutdruckschwankungen und eine Gesichtsrötung (»Flush«) sind weitere typische Unverträglichkeitssymptome. Schlimmstenfalls kann es zu Arrhythmien, ausgeprägten Hypotonien und Krampfanfällen kommen.

Die Datenlage zum Einsatz von Disulfiram bei Alkoholabhängigen mit psychiatrischer Komorbidität ist rar. In einer kontrollierten klinischen Studie wurde Disulfiram im Vergleich zu Naltrexon und Plazebo bei alkoholabhängigen Depressiven eingesetzt (Petrakis et al. 2007). Nach 12-wöchiger Behandlung zeigte sich kein signifikanter Unterschied in Bezug auf die Alkoholkonsumvariablen. Lediglich das Verlangen nach Alkohol war in der Gruppe der mit Disulfiram behandelten Patienten niedriger als in der mit Naltrexon behandelten (Petrakis et al. 2007). Zurzeit besitzt Disulfiram in Deutschland keine Zulassung mehr, kann aber als Einzelimport aus anderen europäischen Ländern bezogen werden.

5.5 Bupropion

Ursprünglich für die Depressionsbehandlung zugelassen, hat dieser kombinierte, selektive Noradrenalin-Dopamin-Wiederaufnahmehemmer (NDRI) vor einigen Jahren eine Indikationserweiterung erfahren. Bupropion ist nun unter dem Namen Zyban® auch für die Rauchentwöhnung bei Nikotinabhängigkeit zugelassen. In mehreren randomisierten, plazebokontrollierten Studien hat die Substanz ihre Wirksamkeit unter Beweis gestellt. Eine sechsmonatige Behandlung mit Bupropion verdoppelt demnach die Chancen der Nikotinabstinenz im Vergleich zu Plazebo. Zu beachten ist jedoch ein relativ ungünstiges Sicherheitsprofil mit dem erhöhten Risiko für hypertone Krisen, Tachykardien und epileptische Anfälle.

5.5.1 Bupropion bei Nikotinabhängigkeit und Schizophrenie

An Schizophrenie Erkrankte rauchen dreimal so häufig wie gesunde Vergleichspersonen (de Leon und Diaz 2005). Sie rauchen intensiver und extrahieren mehr Nikotin aus dem Tabak (Williams et al. 2005). Schizophrene Patienten sind damit wesentlich stärker als Gesunde durch das Rauchen gefährdet.

In einer Metaanalyse wurden sieben randomisierte, kontrollierte Studien ausgewertet (Tsoi et al. 2010). Rauchende mit einer Schizophrenie, welche Bupropion zur Rauchentwöhnung einnahmen, hatten zweieinhalbfach höhere Abstinenzraten als jene ohne Bupropion-Behandlung. Und obwohl das Medikament nur zwölf Wochen lang eingenommen wurde, war dieser positive Effekt auch noch sechs Monate später feststellbar. Darüber hinaus kam es unter Bupropion zu einer Reduktion des Rauchens bei jenen, die die Abstinenz nicht erreichten. Schwerwiegende Nebenwirkungen traten nicht auf (Tsoi et al. 2010).

5.5.2 Bupropion bei Nikotinabhängigkeit und affektiven Störungen

Bupropion als Rückfallprophylaktikum ist gleichermaßen wirksam bei Rauchern mit und ohne Vorgeschichte einer »major depression« (Cox et al. 2004; Hayford et al. 1999). Das Medikament fördert jedoch nicht nur die Abstinenz bei entzugswilligen Rauchern, als Antidepressivum ist es auch in der Lage, die mit dem Rauchstopp verbundenen depressiven Stimmungsschwankungen wirksam zu bekämpfen (Strong et al. 2009). Die Kombination von Bupropion mit kognitiver Verhaltenstherapie scheint dabei keinen zusätzlichen Therapiegewinn zu bewirken (Brown et al. 2007). Raucher mit einer schweren Tabakabhängigkeit profitieren am stärksten vom antidepressiven Effekt des Bupropions, gleichzeitig haben sie das größte Risiko für ein Wiederaufflammen der depressiven Symptomatik nach Beendigung einer Behandlung mit Bupropion (Lerman et al. 2004).

5.6 Vareniclin

Vareniclin (Champix®) ist neben Bupropion das, im eingangs definierten Sinne, zweite Rückfallprophylaktikum, welches zur Rauchentwöhnung zugelassen ist. Vareniclin bindet mit hoher Affinität und Selektivität an einen spezifischen Subtyp des neuronalen nikotinergen Acetylcholinrezeptors. Er wirkt dort als Partialagonist, d. h. als Medikament mit sowohl agonistischer als auch antagonistischer Wirkung. Durch Stimulation des Rezeptors (agonistische Wirkung) reduziert es die Entzugssymptome der Rauchentwöhnung, durch Blockierung des Rezeptors (antagonistische Wirkung) hemmt es die Wirkung des zugeführten Nikotins. Zwar erwies sich Vareniclin im Vergleich mit Bupropion als das wirksamere Medikament in der Rauchentwöhnung (Nides et al. 2008), allerdings ist auch sein Einsatz nicht frei von Nebenwirkungen. Fälle von vermehrten Stimmungsschwankungen und Suiziden geben Anlass zur Vorsicht (FDA 2007).

5.6.1 Vareniclin bei Nikotinabhängigkeit und Schizophrenie

Vareniclin führt auch bei schizophrenen Patienten zu einer signifikanten Reduktion des Rauchens, allerdings wird dabei nur in den wenigsten Fällen völlige Abstinenz erreicht (Smith et al. 2009; Weiner et al. 2011). Im Vergleich zu Plazebo kommt es unter Vareniclin weder zu einer Exazerbation der psychotischen Symptomatik, noch zu vermehrten Nebenwirkungen (Hong et al. 2012). Die Kombination von Antipsychotika und Variniclin ist gut verträglich, darüber hinaus scheint Vareniclin einen zusätzlich positiven Effekt auf die kognitiven Störungen der schizophrenen Patienten zu haben (Shim et al. 2001).

5.6.2 Vareniclin bei Nikotinabhängigkeit und anderen komorbiden psychischen Störungen

In Bezug auf andere komorbide Störungen (außer Schizophrenie) taucht Vareniclin in der wissenschaftlichen Literatur vor allem im Zusammenhang mit unerwarteten Ereignissen auf. So kam es beispielsweise bei mehreren Patienten mit einer bipolaren Störung vereinzelt zur Exazerbation einer manischen Episode (Knibbs und Tsoi 2011; Hussain et al. 2011; MacSuibhne et al. 2010; Alhatem und Black 2009; Kohen und Kremen 2007), und offenbar kann es bei entsprechend prädisponierten Personen unter Vareniclin auch zu einer Exazerbation einer paranoiden Symptomatik kommen (Forcen et al. 2012; Lyon 2008). Kontrollierte Studien über die Wirksamkeit und Verträglichkeit von Vareniclin bei Rauchern mit anderen komorbiden Störungen fehlen. Dies mag u. a. auch daran liegen, dass Vareniclin unter den hier besprochenen Medikamenten das jüngste ist. In Europa ist es erst seit 2006 auf dem Markt.

5.7 Zusammenfassung

Die medikamentöse Rückfallprophylaxe bei abhängigen Patientinnen und Patienten mit einer Doppeldiagnose birgt mehrere Risiken. Zunächst kann die Wirksamkeit der in ▶Tab. 3 aufgeführten Medikamente zwar auch bei Doppeldiagnose-Patienten vermutet werden, gesichert ist dies jedoch keineswegs. Die große Mehrheit aller Zulassungsstudien schließt Doppeldiagnosen nämlich explizit aus. Darüber hinaus besteht bei einigen dieser Medikamente der Verdacht, dass sie zu einer Verschlechterung der Zweiterkrankung (z. B. zur Exazerbation einer Psychose) führen könnten. Und schließlich sollte es zu keinen pharmakologischen Interaktionen kommen zwischen dem Medikament zur Rückfallprophylaxe und dem oder denen zur Behandlung der Zweiterkrankung. Auch hierfür gibt es noch keine ausreichende Gewissheit. Grund für diese Unsicherheiten ist ein erstaunlicher Mangel an Evidenz (▶Tab. 4).

Tab. 4: Evidenzbasierung der rückfallprophylaktischen Wirksamkeit bei Doppeldiagnose

Suchtmittel	Medikament	Schizophrenien	Affektive Störungen
Alkohol	Acamprosat	÷	÷
	Naltrexon	+	+
	Disulfiram	∅	∅
Tabak	Bupropion	+	+
	Vareniclin	÷	÷
Heroin	Naltrexon	∅	∅

+ gute Evidenz; ÷ mangelhafte Evidenz; ∅ keine Aussage möglich

Kontrollierte Studien bei Patientinnen und Patienten mit Doppeldiagnosen fehlen weitestgehend. Aufgrund der wenigen, die existieren, lässt sich folgendes aussagen:

Zur Rückfallprophylaxe bei Alkoholabhängigkeit stehen *Acamprosat, Naltrexon und Disulfiram* zur Verfügung. Schizophrene, die unter einer Alkoholabhängigkeit leiden, vertragen Acamprosat gut, allerdings fehlt ein evidenzbasierter Wirksamkeitsnachweis. Auch Naltrexon wird von dieser Patientengruppe gut vertragen, es kommt zu keiner negativen Beeinflussung der psychotischen Symptomatik und es gibt eine randomisierte, kontrollierte Studie, welche die Wirkung belegt. Zu Disulfiram ist keine evidenzbasierte Aussage möglich. Bei der Behandlung der Alkoholabhängigkeit schizophrener Patienten sollte demnach Naltrexon der Vorzug gegeben werden.

Ähnlich verhält es sich bei Alkoholabhängigen mit einer bipolaren bzw. affektiven Störung. Auch hier fehlt für Acamprosat ein überzeugender Wirksamkeitsnachweis. Hingegen gibt es zu Naltrexon randomisierte kontrollierte Studien, die eine Wirksamkeit belegen. Zu Disulfiram ist keine evidenzbasierte Aussage möglich. Demzufolge sollte bei Patienten mit der Doppeldiagnose Alkoholabhängigkeit und bipolare bzw. affektive Störung Naltrexon der Vorzug gegeben werden.

Zur Rückfallprophylaxe bei Nikotinabhängigkeit stehen zwei Medikamente zur Verfügung: *Bupropion und Vareniclin*. Bei schizophrenen Patienten mit einer Nikotinabhängigkeit gibt es einen überzeugenden Wirksamkeitsnachweis für Bupropion. Bupropion verbesserte die Abstinenzchancen bei dieser Doppeldiagnose um das 2,5-Fache. Dieser positive Effekt hält über die Behandlung hinaus an. Außerdem wirkt Bupropion über eine Verringerung der Konsummenge schadensmindernd, wenn völlige Rauchfreiheit nicht erreicht wird. Für Vareniclin fällt der Wirksamkeitsnachweis weniger überzeugend aus. Es gibt Einzelhinweise, dass es zur Exazerbation psychotischer Symptome kommen könnte. Bei Patienten mit der Doppeldiagnose Schizophrenie und Nikotinabhängigkeit sollte daher Bupropion der Vorzug gegeben. Beide Medikamente haben allerdings ein relativ ungünstiges Nebenwirkungsprofil.

Bei depressiven Patienten, die rauchen, kommen die antidepressiven Eigenschaften von Bupropion zum Tragen. Günstigstenfalls kann hier mit einem Medikament, Bupropion, sowohl dem Rückfall vorgebeugt als auch die affektive Erkrankung erfolgreich behandelt werden. Insbesondere die Kombination von Bupropion mit kognitiver Verhaltenstherapie hat sich hier als wirksam erwiesen. Bei Vareniclin hingegen fehlen evidenzbasierte Wirksamkeitsnachweise für die Doppeldiagnose affektive Störung und Nikotinabhängigkeit. Dagegen gibt es Einzelhinweise darauf, dass es unter Vareniclin zur Exazerbation manischer Episoden kommen könnte. Bei der Behandlung Nikotinabhängiger, die unter einer affektiven Störung leiden, sollte unter evidenzbasierten Gesichtspunkten demnach Bupropion der Vorzug gegeben werden.

Literatur

Alhatem F, Black JE (2009) Varenicline-induced mania in a bipolar patient. Clin Neuropharmacol 32:117–8.
Brown ES, Carmody TJ, Schmitz JM, Caetano R, Adinoff B, Swann AC, John Rush A (2009) A randomized, double-blind, placebo-controlled pilot study of naltrexone in outpatients with bipolar disorder and alcohol dependence. Alcohol Clin Exp Res 33:1863–9.
Brown RA, Niaura R, Lloyd-Richardson EE, Strong DR, Kahler CW, Abrantes AM, Abrams D, Miller IW (2007) Bupropion and cognitive-behavioral treatment for depression in smoking cessation. Nicotine Tob Res 9:721–30.
Cox LS, Patten CA, Niaura RS, Decker PA, Rigotti N, Sachs DP, Buist AS, Hurt RD (2004) Efficacy of bupropion for relapse prevention in smokers with and without a past history of major depression. J Gen Intern Med 19:828–34.
de Leon J, Diaz FJ (2005) A meta-analysis of worldwide studies demonstrates an association between schizophrenia and tobacco smoking behaviors. Schizophr Res 76: 135–57.
FDA (2007) http://www.fda.gov/Safety/MedWatch/SafetyInformation/SafetyAlertsforHumanMedicalProducts/ucm152098.htm.
Forcen FE, Martinez FL, Moya AM (2012) Varenicline precipitating psychosis in a patient with no previous psychiatric history: a case report of a Spanish patient who was later diagnosed with paranoid personality disorder. Clin Schizophr Relat Psychoses 5:221–3.

Hayford KE, Patten CA, Rummans TA, Schroeder DR, Offord KP, Croghan IT, Glover ED, Sachs DP, Hurt RD (1999) Efficacy of bupropion for smoking cessation in smokers with a former history of major depression or alcoholism. Br J Psychiatry 174:173–8.

Hong LE, Thaker GK, McMahon RP, Summerfelt A, Rachbeisel J, Fuller RL, Wonodi I, Buchanan RW, Myers C, Heishman SJ, Yang J, Nye A (2011) Effects of moderate-dose treatment with varenicline on neurobiological and cognitive biomarkers in smokers and nonsmokers with schizophrenia or schizoaffective disorder. Arch Gen Psychiatry 68:1195–206.

Hussain S, Kayne E, Guwanardane N, Petrides G (2011) Varenicline induced mania in a 51 year old patient without history of bipolar illness. Prog Neuropsychopharmacol Biol Psychiatry 35:1162–3.

Kaplan K (2004) Prevalence and co-occurrence of substance use disorders and independent mood and anxiety disorders: results from the National Epidemiologic Survey on Alcohol and Related Conditions. Arch Gen Psychiatry 61:807–16.

Kiefer F, Mann K (2010) Acamprosate: how, where, and for whom does it work? Mechanism of action, treatment targets, and individualized therapy. Curr Pharm Des 16:2098–102.

Kirchmayer U, Davoli M, Verster A (2001/2002) Naltrexone maintenance treatment for opioid dependence. Cochrane Database Syst Rev. (4): CD001333. Review. Update in: Cochrane Database Syst Rev. (2):CD001333.

Knibbs N, Tsoi DT (2011) Varenicline induces manic relapse in bipolar disorder. Gen Hosp Psychiatry 33:641.e1–2.

Kohen I, Kremen N (2007) Varenicline-induced manic episode in a patient with bipolar disorder. Am J Psychiatry 164:1269–70.

Krystal JH, Gueorguieva R, Cramer J, Collins J, Rosenheck R (2008) VA CSP No. 425 Study Team. Naltrexone is associated with reduced drinking by alcohol dependent patients receiving antidepressants for mood and anxiety symptoms: results from VA Cooperative Study No. 425, «Naltrexone in the treatment of alcoholism". Alcohol Clin Exp Res 32:85–91.

Leontieva L, Dimmock J, Cavallerano M, DeRycke S, Meszaros Z, Carey K, Ploutz-Snyder R, Batki SL (2009) Patient and provider attitudes towards monitored naltrexone treatment of alcohol dependence in schizophrenia. Am J Drug Alcohol Abuse 35:273–8.

Lerman C, Niaura R, Collins BN, Wileyto P, Audrain-McGovern J, Pinto A, Hawk L, Epstein LH (2004) Effect of bupropion on depression symptoms in a smoking cessation clinical trial. Psychol Addict Behav 18:362–6.

Lyon GJ (2008) Possible varenicline-induced paranoia and irritability in a patient with major depressive disorder, borderline personality disorder, and methamphetamine abuse in remission. J Clin Psychopharmacol 28:720–1.

MacSuibhne S, Giwa TA, McCauley MD (2010) Varenicline (champix)-associated manic relapse in bipolar affective disorder. Ir Med J 103:286.

Nides M, Glover ED, Reus VI, Christen AG, Make BJ, Billing CB Jr, Williams KE (2008) Varenicline versus bupropion SR or placebo for smoking cessation: a pooled analysis. Am J Health Behav 32:664–75.

Petrakis I, Ralevski E, Nich C, Levinson C, Carroll K, Poling J, Rounsaville B (2007) VA VISN I MIRECC Study Group. Naltrexone and disulfiram in patients with alcohol dependence and current depression. J Clin Psychopharmacol 27:160–5.

Petrakis IL, O'Malley S, Rounsaville B, Poling J, McHugh-Strong C, Krystal JH (2004) VA Naltrexone Study Collaboration Group. Naltrexone augmentation of neuroleptic treatment in alcohol abusing patients with schizophrenia. Psychopharmacology (Berl) 172:291–7.

Pettinati HM, Oslin DW, Kampman KM, Dundon WD, Xie H, Gallis TL, Dackis CA, O'Brien CP (2010) A double-blind, placebo-controlled trial combining sertraline and naltrexone for treating co-occurring depression and alcohol dependence. Am J Psychiatry 167:668–75.

Prisciandaro JJ, Desantis SM, Chiuzan C, Brown DG, Brady KT, Tolliver BK (2012) Impact of depressive symptoms on future alcohol use in patients with co-occurring bipolar disorder and alcohol dependence: a prospective analysis in an 8-week randomized controlled trial of acamprosate. Alcohol Clin Exp Res 36:490–6.

Ralevski E, O'Brien E, Jane JS, Dean E, Dwan R, Petrakis I (2011) Effects of acamprosate on cognition in a treatment study of patients with schizophrenia spectrum disorders and comorbid alcohol dependence. J Nerv Ment Dis 199:499–505.

Schwartz TL, Siddiqui UA, Raza S, Costello A (2010) Acamprosate calcium as augmentation therapy for anxiety disorders. Ann Pharmacother 44:1930–2.

Schwartz TL, Chilton M, Aneja A (2007) An eight-week, open-label, prospective case series of acamprosate calcium as monotherapy for patients with comorbid anxiety symptoms and alcohol misuse: an evaluation for alcohol sobriety and anxiolysis. Psychiatry (Edgmont) 4:19–20.

Shim JC, Jung DU, Jung SS, Seo YS, Cho DM, Lee JH, Lee SW, Kong BG, Kang JW, Oh MK, Kim SD, McMahon RP, Kelly DL (2012) Adjunctive varenicline treatment with antipsychotic medications for cognitive impairments in people with schizophrenia: a randomized double-blind placebo-controlled trial. Neuropsychopharmacology 37:660–8.

Smith RC, Lindenmayer JP, Davis JM, Cornwell J, Noth K, Gupta S, Sershen H, Lajtha A (2009) Cognitive and antismoking effects of varenicline in patients with schizophrenia or schizoaffective disorder. Schizophr Res 110:149–55.

Strong DR, Kahler CW, Leventhal AM, Abrantes AM, Lloyd-Richardson E, Niaura R, Brown RA (2009) Impact of bupropion and cognitive-behavioral treatment for depression on positive affect, negative affect, and urges to smoke during cessation treatment. Nicotine Tob Res 11:1142–53.

Tek C, Srihari V, Tek E (2008) Successful acamprosate treatment of alcohol dependence in schizophrenia. Schizophr Res 106:373.

Tolliver BK, Desantis SM, Brown DG, Prisciandaro JJ, Brady KT (2012) A randomized, double-blind, placebo-controlled clinical trial of acamprosate inalcohol-dependent individuals with bipolar disorder: a preliminary report. Bipolar Disord 14:54–63.

Tsoi DT, Porwal M, Webster AC (2010) Efficacy and safety of bupropion for smoking cessation and reduction in schizophrenia: systematic review and meta-analysis. Br J Psychiatry 196:346–53.

Weiner E, Buchholz A, Coffay A, Liu F, McMahon RP, Buchanan RW, Kelly DL (2011) Varenicline for smoking cessation in people with schizophrenia: a double blind randomized pilot study. Schizophr Res 129:94–5.

Williams JM, Ziedonis DM, Abanyie F, Steinberg ML, Foulds J, Benowitz NL (2005) Increased nicotine and cotinine levels in smokers with schizophrenia and schizoaffective disorder is not a metabolic effect. Schizophr Res 79:323–35.

B Psychische Störungen und komorbide Suchterkrankungen

1 Psychotische Störungen und komorbide Suchterkrankungen

Euphrosyne Gouzoulis-Mayfrank

1.1 Epidemiologie

Das Zusammentreffen von Psychose und Substanzmissbrauch oder -abhängigkeit (im Folgenden Sucht genannt) bei demselben Patienten ist häufig. Bereits in den 1980er Jahren zeigte die *epidemiologic catchment area study* (ECA) des National Institute of Mental Health unter schizophrenen Patienten eine Lebenszeitprävalenz von 47 % für Suchterkrankungen (Regier et al. 1990). Auch spätere Arbeiten kamen zum Ergebnis, dass unter psychotischen Patienten die Lebenszeitprävalenz für Sucht ca. 50 % und die aktuelle Prävalenz bzw. die Prävalenz für die letzten sechs Monate ca. 25 % bis 30 % beträgt (Drake & Mueser 2000; Gouzoulis-Mayfrank 2007). In einer aktuellen klinisch-epidemiologischen Untersuchung aus Deutschland lag die Prävalenz von Suchtstörungen insgesamt bei ca. 28 % und in bestimmten stationären Settings bei bis zu ca. 40 % (Schnell et al. 2010). Hohe Prävalenzraten für Suchtstörungen finden sich bereits bei jungen Patienten mit erstmanifesten Psychosen, wobei der Schwerpunkt auf alkohol- und cannabisbezogenen Störungen liegt, gefolgt von stimulanzienbezogenen Störungen. Als Risikofaktoren für eine Suchtentwicklung finden sich bei Psychosepatienten – wie auch in anderen Populationen von Suchtpatienten – männliches Geschlecht, junges Alter, niedriges Ausbildungsniveau, Impulsivität und *sensation seeking* (Dixon et al 1999; Drake & Mueser 2000; Gouzoulis-Mayfrank 2007).

1.2 Ätiologie/Modelle für die Komorbidität

Zur Erklärung des Phänomens der Komorbidität Psychose und Sucht wurden verschiedene Modelle vorgeschlagen, die im Folgenden in vier Gruppen zusammengefasst werden.

1.2.1 Modelle der sekundären Suchtentwicklung

Die noch in den 1990er Jahren dominierende *Selbstmedikationshypothese* (SMH) besagte, dass bestimmte Substanzen aufgrund ihrer psychotropen Wirkungen gegen bestimmte Symptome/Beschwerden eingesetzt werden (z. B. Stimulanzien gegen Antriebstörung/Anhedonie, Alkohol/Tranquilizer gegen Angst/Anspannung/Halluzinationen). Die SMH konnte in neueren empirischen Untersuchungen nur eingeschränkt bestätigt werden (Chambers et al. 2001). Die meisten Psychosepatienten konsumieren nicht bestimmte Substanzen gegen bestimmte Krankheitssymptome, sondern eher nach Verfügbarkeit und nach Aspekten, die auch für andere, ansonsten gesunde Konsumenten relevant sind. Gegen die Gültigkeit der SMH spricht auch die Tatsache, dass der Substanzmissbrauch häufig dem Ausbruch der Psychose vorausgeht (Gouzoulis-Mayfrank 2007).

Das neuere Affektregulationsmodell fordert im Gegensatz zur SMH keinen Zusammenhang zwischen einzelnen Symptomen der Psychose und bestimmten, präferierten Substanzgruppen. Substanzmissbrauch wird hier als dysfunktionales Coping gegen diffuse negative Affektzustände gesehen. Eine Neigung zu negativen Affekten, Neurotizismus, Impulsivität und Disinhibition interagieren bei schizophrenen bzw. *präschizophrenen* Menschen mit psychosozialem Stress und begünstigen bei maladaptiven Copingstrategien und Problemlösedefiziten die Entwicklung des Substanzmissbrauchs (Blanchard et al. 2000). Dieses Modell erklärt besser als die SMH, warum der Substanzmissbrauch sich häufig bereits vor dem Ausbruch der Psychose manifestiert, und warum er sich trotz Fluktuationen der schizophrenen Symptomatik oft über lange Zeiträume aufrechterhält.

Das *Supersensitivitätsmodell* (Mueser et al. 1998) stützt sich auf Beobachtungen, wonach schizophrene Patienten bereits bei relativ geringen Mengen von Suchtstoffen, insbes. Stimulanzien und Halluzinogenen, Komplikationen im Sinne von psychotischen Symptomen und Rückfällen entwickeln. Das Supersensitivitätsmodell nimmt eine Zwischenposition zwischen den beiden Grundmodellen der sekundären Sucht- und der sekundären Psychoseentwicklung (▶ Kap. 1.2.2) ein, da es eine primäre Vulnerabilität für eine Psychose voraussetzt, aber auch negative Einflüsse des Konsums auf den Verlauf der Psychose impliziert.

Schließlich könnte die Entwicklung eines Substanzmissbrauchs bei schizophrenen Patienten auch durch den sozioökonomischen Abstieg *(Social-Drift-Hypothese)* begünstigt werden, den die Erkrankung leider noch heute mit sich bringt (Mueser et al. 1998).

1.2.2 Modell der sekundären Psychoseentwicklung

Das zweite Grundmodell der *Psychoseinduktion durch den Konsum* bezieht sich vor allem auf die Wirkungen von Cannabis, Halluzinogenen (z. B. LSD und Psilocybinpilze) und Stimulanzien, deren Akutwirkungen psychopathologisch bereits »im Normalfall« Ähnlichkeiten mit floriden Psychosen aufweisen (»psychotomimetische« Wirkungen). Diese Substanzen können sowohl psychotische Rauschverläufe (ICD-10 F1x.03, F1x.04) als auch zeitlich limitierte Psychosen (drogeninduzierte Psychosen: ICD-10 F1x.5) verursachen. Darüber hinaus geht aber deren Konsum häufig dem Ausbruch von Psychosen voraus, die sich im weiteren Verlauf nicht mehr von schizophrenen Störungen unterscheiden.

In den letzten Jahren haben sich die Hinweise auf die Gültigkeit des Modells der sekundären Psychoseentwicklung durch den Drogenkonsum, insbes. durch den Cannabiskonsum, verdichtet. So sprechen mehrere methodisch anspruchsvolle prospektiv-epidemiologische Studien für eine Rolle des Cannabiskonsums als *eine* Teilkomponente bei der Ätiologie der Schizophrenie (▶ Tab. 5). Dabei werden sowohl ein Dosiseffekt als auch ein Effekt des Einstiegsalters in den Konsum deutlich (Moore et al. 2007). Darüber hinaus wird vermutet, dass der Cannabiskonsum mit der individuellen neurobiologischen Vulnerabilität für eine Psychose interagiert. In Einklang damit ist der mehrfach erhobene Befund, dass komorbide Patienten beim Ausbruch der Schizophrenie durchschnittlich um einige Jahre jünger sind als schizophrene Patienten ohne die Komorbidität (Schnell et al. 2010; Dixon et al. 1999).

Tab. 5: Prospektiv-epidemiologische Studien zur Frage des Zusammenhangs zwischen Cannabiskonsum und Schizophrenie (Übersicht: Gouzoulis-Mayfrank 2007)

Studie, Publikationen	Kohorte/Follow-up	Hauptergebnisse
schwedische Rekrutenstudie *Andreason et al. 2007, Zammit et al. 2002*	Baseline: Kohorte n = 45.000 junge Wehrdienstsoldaten Katamnesezeitraum: 14 bzw. 27 Jahre	Cannabiskonsum bei Baseline → 2,4-faches Risiko für Schizophrenie während Follow-up regelmäßiger Cannabiskonsum (≥ 50-mal) → Risiko für spätere Psychose erhöht auf das 6-Fache
Dunedin-Studie, Neuseeland *Arseneault et al. 2002*	Baseline: Geburtskohorte n = 1.037 Follow-up-Untersuchungen im Alter von 11, 15, 18 und 26 Jahren	Früher Cannabiskonsum im Alter von 15 Jahren sagt spätere schizophreniforme Störung im Alter von 26 Jahren voraus (OR: 4,5). Cannabiseffekt unter Signifikanzniveau nach Korrektur für subklinische psychotische Symptome im Alter von 11 Jahren (Interaktion Vulnerabilität für Psychose und Cannabis!)
CHDS-Studie (Christchurch Health and Development Study) Neuseeland *Fergusson et al. 2003, 2005*	Baseline: Geburtskohorte n = 1.265 jährliche Follow-up-Untersuchungen bis Alter 16, dann im von Alter 18, 21 und 25 Jahren	früher Cannabiskonsum assoziiert mit höherem Ausmaß späterer subklinischer psychotischer Symptome
EDSP-Studie (Early Developmental Stages of Psychopathology), Süddeutschland *Henquet et al. 2005*	Baseline: Adoleszentenkohorte n = 2.500 im Alter von 14 bis 17 Jahren Follow-up-Zeitraum vier Jahre	früher Cannabiskonsum assoziiert mit höherem Ausmaß späterer subklinischer psychotischer Symptome stärkerer Effekt des Cannabiskonsums, wenn bereits bei Baseline subklinische psychotische Symptome nachweisbar (Interaktion mit Prädisposition!); aber: subklinische psychotische Symptome bei Baseline ohne Voraussagewert für späteren Cannabiskonsum

Tab. 5: Prospektiv-epidemiologische Studien zur Frage des Zusammenhangs zwischen Cannabiskonsum und Schizophrenie (Übersicht: Gouzoulis-Mayfrank 2007) – Fortsetzung

Studie, Publikationen	Kohorte/Follow-up	Hauptergebnisse
NEMESIS-Studie, Niederlande *Van Os et al.* 2002	Baseline: Kohorte n = ca. 4.000 Follow-up-Zeitraum drei Jahre	früher Cannabiskonsum assoziiert mit höherem Ausmaß späterer subklinischer psychotischer Symptome
Zuid Holland-Studie, Niederlande *Ferdinand et al.* 2005	Baseline: Kohorte n = 1.500 im Kindes- und Adoleszentenalter Follow-up-Zeitraum 14 Jahre	früher Cannabiskonsum assoziiert mit höherem Ausmaß späterer subklinischer psychotischer Symptome stärkerer Effekt des Cannabiskonsums, wenn bereits bei Baseline subklinische psychotische Symptome nachweisbar (Prädisposition !); aber auch: subklinische psychotische Symptome bei Baseline mit Voraussagewert für späteren Cannabiskonsum (Modell gemeinsamer Vulnerabilitätsfaktoren oder bidirektionaler kausaler Zusammenhänge favorisiert)

In diesem Zusammenhang stellt sich die Frage nach einem möglichen Anstieg der Inzidenz von Psychosen parallel zum Anstieg des Cannabiskonsums in der Bevölkerung, der Vorverlagerung des Einstiegsalters in den Konsum und der gezielten Züchtung und Verbreitung »hochprozentiger« Pflanzen. Tatsächlich zeigen neueste Studien überraschend starke regionale Unterschiede hinsichtlich der Inzidenz von Psychosen. Während weltweit die Inzidenz durchschnittlich etwa gleich bleibt oder sogar etwas abnimmt, wurde unlängst aus Zürich ein starker Anstieg und aus Südlondon fast eine Verdoppelung der Inzidenz von Psychosen über die letzten drei Jahrzehnte berichtet. Unter der Annahme, dass der Cannabiskonsum in diesen Großstädten stärker zugenommen hat als in anderen Regionen, wird spekuliert, dass er zumindest z.T. für die regional hohe Inzidenz der Schizophrenie verantwortlich sein kann (Gouzoulis-Mayfrank 2007; Moore et al. 2007; Hickmann et al. 2007).

1.2.3 Modelle der gemeinsamen Ätiologie

Unter den Modellen der gemeinsamen prädisponierenden Faktoren für Schizophrenie und Suchtstörung spielt die Annahme einer primären neurobiologischen *Dysfunktion im mesolimbischen dopaminergen System* eine wichtige Rolle (Chambers et al. 2001). Sie wird durch klinische Argumente und durch Ergebnisse aus der Grundlagenforschung und Tiermodelle gestützt. Diese sog. *primary addiction hypothesis* impliziert, dass spezielle Behandlungs- und möglicherweise sogar Präventionsmaßnahmen gegen eine Suchtentwicklung frühzeitig in die Planung der Behandlung von jungen psychotischen Patienten integriert werden sollten (Chambers et al. 2001). Schließlich wird für eine Untergruppe von Patienten mit besonders schlechter Prognose das Vorliegen einer *antisozialen Persönlichkeitsstörung (APS)* als ein weiterer Faktor diskutiert, der die hohe Komorbidität Psychose und Sucht erklären könnte (Mueser et al. 2000).

1.2.4 Komplexe Modelle

Jedes einzelne Modell zur Erklärung der Komorbidität Psychose und Sucht hat seine Stärken und Schwächen und keines vermag das gesamte Spektrum der Komorbidität aufzuklären. Möglicherweise lassen sich in der Zukunft Untergruppen von komorbiden Patienten abgrenzen, für die bestimmte Modelle besser zutreffen als andere. Schließlich erscheint es auch plausibel, dass bei einzelnen Patienten eine Kombination aus Mechanismen der verschiedenen Modelle vorliegen kann. So wäre es in einem bidirektionalen Modell möglich, dass sich ein Substanzmissbrauch primär als ungünstiger Copingversuch bei vulnerablen jungen Menschen mit Prodromalsymptomen der Schizophrenie entwickelt, dass aber in der Folge der Konsum die Manifestation der Psychose weiter begünstigt, sofern es sich um Drogen wie Cannabis, Halluzinogene und Stimulanzien handelt. Auch komplexere Modelle sind möglich und wurden bereits formuliert (Gouzoulis-Mayfrank 2007).

1.3 Klinische Charakteristika/Verlauf

Eine Vielzahl von Untersuchungen bestätigt den klinischen Eindruck eines durchschnittlich schlechteren Verlaufs bei Patienten mit der Komorbidität Psychose und Sucht im Vergleich zu anderen Patienten mit Schizophrenie (▶ Tab. 6).

Tab. 6: Verlaufscharakteristika von Patienten mit der Komorbidität Psychose und Substanzmissbrauch oder -abhängigkeit im Vergleich zu Patienten mit Psychose ohne komorbide Sucht (Übersichten: Mueser et al. 2000; Gouzoulis-Mayfrank 2007)

hohe Rückfallfrequenz, häufigere notfallmäßige stationäre Akutaufnahmen
schlechtere Compliance, mehr Schwankungen in der Medikation und intermittierend hohe Neuroleptikadosen
mehr extrapyramidale Nebenwirkungen einschl. Spätdyskinesien
schlechtere soziorehabilitative Ergebnisse, stärkere finanzielle und familiäre Probleme, schlechtere Wohnverhältnisse, Obdachlosigkeit
häufiger aggressives/gewalttätiges Verhalten, Konflikte mit dem Gesetz, Inhaftierungen, forensisch-psychiatrische Unterbringungen
häufiger Suizidversuche/Suizide

Komorbide Patienten erleiden häufiger Rückfälle, erreichen langfristig schlechtere soziorehabilitative Ergebnisse und zeigen häufiger fremdaggressives und suizidales Verhalten (Gouzoulis-Mayfrank 2007). Die hohe Rückfallfrequenz kann eine Folge direkter Effekte pro-psychotischer Suchtstoffe wie Cannabis und Stimulanzien sein, sie kann aber auch mit der schlechteren Compliance der komorbiden Patienten zusammenhängen. Ein häufigeres Auftreten extrapyramidaler Nebenwirkungen und Spätdyskinesien hängt möglichweise mit den intermittierend *hohen* Neuroleptikadosen durch die häufigeren Exazerbationen zusammen. Die Assoziation der Komorbidität mit aggressivem und gewalttätigem Verhalten ist in Einklang mit den Ergebnissen der epidemiologischen ECA-Studie, die bei Gefängnisinsassen Komorbiditätsraten von über 90 % ergab (Regier et al. 1990). In der Zusammenschau erscheint es gesichert, dass komorbide Sucht den Verlauf der Psychose negativ beeinflußt. Komorbide Patienten werden häufig Fälle der »Drehtürpsychiatrie« und sie neigen zur Chronifizierung.

1.4 Therapie

1.4.1 Allgemeines/Setting

Patienten mit Psychose und Sucht werden heute noch häufig nach dem sequentiellen oder parallelen Modell behandelt: z.B. zunächst Stabilisierung der psychotischen Symptomatik, dann Suchtrehabilitation; oder psychiatrische Behandlung bei einem Arzt und gleichzeitig Anbindung an eine Suchtberatungsstelle. Meistens leidet dabei die Therapie unter den traditionell divergenten Philosophien der beiden Behandlungssysteme und den oft strengen Ausschlusskriterien, die wenig Toleranz für Symptome aus dem jeweils »anderen« Bereich aufweisen. Diese Probleme führen häufig dazu, dass die Compliance der Patienten durch die hohen Anforderungen der Behandlung sinkt und sie »durch die Maschen« der Versorgungssysteme fallen.

Mittlerweile überwiegt unter Experten die Einschätzung, dass die Behandlung von Patienten mit Psychose und Sucht idealerweise als *integrierte Behandlung* durch *ein* Therapeutenteam durchgeführt werden sollte, das über Erfahrung und Kompetenz in der Behandlung beider Störungen verfügt. Hierbei sollten stützend-fürsorgliche Konzepte aus der psychiatrischen Krankenversorgung und auf Eigenverantwortung setzende suchttherapeutische Ansätze aufeinander angepaßt und flexibel gewichtet werden.

Zwischenzeitlich liegen viele Berichte über wissenschaftlich begleitete Therapieprogramme und mehr als 40 kontrollierte experimentelle und quasi-experimentelle Studien vor (Drake & Mueser 2000; Drake et al. 1998, 2004, 2008; Gouzoulis-Mayfrank 2007). In der Zusammenschau erscheinen niedrigschwellige, auf einen längeren Zeitraum angelegte Maßnahmen langfristig am erfolgreichsten. Bei diesen schwerpunktmäßig ambulanten Programmen wird überwiegend das Halten des Patienten in der Therapie im Sinne der *harm reduction* als das erste, und die Stärkung der Abstinenzmotivation und der Abstinenzzuversicht als ein mittelfristiges Behandlungsziel angesehen. Dabei werden die Patienten in multiprofessionellen, z.T. aufsuchend arbeitenden Teams betreut, die ärztlich/psychologische Behandlung mit psychiatrischer Pflege und sozio-rehabilitativer Arbeit verbinden.

Alle Behandlungsprogramme, die gute langfristige Ergebnisse erzielten, verbinden Pharmakotherapie mit Psychoedukation und Elementen aus der Motivationsbehandlung abhängiger Patienten. Manche Programme haben zusätzlich verhaltenstherapeutische Elemente und Familieninterventionen implementiert (▶ Kap. 1.4.2). Schließlich zeigte sich vereinzelt, dass die Patienten von einer zusätzlichen Teilnahme an Selbsthilfegruppen profitieren konnten, insbesondere wenn es sich hierbei um spezielle Selbsthilfegruppen für komorbide Patienten handelte (im englischsprachigen Raum genannt *double trouble (DT) groups*).

1.4.2 Psychosoziale Therapie

Stärkung der Abstinenzmotivation, stadiengerechte Interventionen

Die Stärkung der Abstinenzmotivation ist zentraler Bestandteil jeder Suchtbehandlung. Die motivierende Gesprächsführung entwickelte sich ursprünglich aus der Gesprächstherapie heraus und zielt auf die Unterstützung des Patienten bei der Entwicklung und Verstärkung seiner eigenen, intrinsischen Veränderungsmotivation ab. Für den Einsatz der motivierenden Gesprächsführung bei Psychosepatienten müssen die Interventionen an die häufig eingeschränkten kognitiven Funktionen dieser Patientengruppe angepaßt und modifiziert werden (MBDDT: Motivation Based Dual Diagnosis Treatment; Drake & Mueser 2000). Im Sinne der stadiengerechten Interventionen sollte der Schwerpunkt der Behandlung bei wenig motivierten Patienten zunächst in motivationalen Interventionen und Psychoedukation liegen, während suchtbezogene verhaltenstherapeutische Maßnahmen (VT) erst in fortgeschritteneren Behandlungsstadien Sinn machen. Ausnahmslos *alle* erfolgreichen Therapieprogramme für Psychosepatienten mit komorbider Sucht enthalten motivationale Elemente, und selbst *Kurz*interventionen von einem bis drei Gesprächen zeigten in einzelnen Studien positive Effekte im Sinne einer besseren Inanspruchnahme weiterführender Behandlungsangebote und vereinzelt sogar im Sinne einer Reduktion des Konsums (Gouzoulis-Mayfrank 2007; Bechdolf et al. 2005, 2012).

Psychoedukation

Psychoedukation ist fester Bestandteil der Behandlung von Patienten mit Schizophrenie. Bei Patienten mit komorbider Sucht spielt hier die Aufklärung über die Zusammenhänge zwischen Psychose und Sucht eine wichtige Rolle. Die Aufklärung über die Interaktion zwischen vorbestehender individueller Vulnerabilität für eine Psychose und Drogenwirkungen sowie über den ungünstigen Einfluss des Konsums vor allem pro-psychotischer Substanzen wie Cannabis auf den Verlauf der Psychose kann als Grundlage für die Steigerung der Abstinenzmotivation dienen. Psychoedukative Gruppen gehören zu den Elementen der meisten publizierten Behandlungsprogramme für komorbide Patienten. In deutscher Sprache liegen bereits zwei Manuale für ein psychoedukatives Gruppentraining von Psychosepatienten mit Sucht vor, die als Add-on-Modul oder als umfassendes, komplettes Paket zur Psychoedukation dieser Patientengruppe genutzt werden können (Gouzoulis-Mayfrank 2007; D'Amelio & Behrendt 2007).

Verhaltenstherapeutische Ansätze

Bei Berücksichtigung der eingeschränkten Konzentrations- und Abstraktionsfähigkeit von Psychosepatienten liegt der Schwerpunkt der verhaltenstherapeutischen Strategien (VT) in den behavioralen bzw. übenden Verfahren. Trainiert werden spezielle abstinenzbezogene Skills (z.B. Erkennen und Vermeiden von Risikosituationen, *resistance skills) und* allgemeine soziale Fertigkeiten wie z.B. Kommunikationsfertigkeiten und selbstsicheres Auftreten, so z.B. in der Dual Diagnosis Relapse Prevention Therapy (DDRP) (Ziedonis & D'Avanzo 1998). Bei der BTSAS (Behavioral Treatment of Substance Abuse in Schizophrenia; Bennett et al. 2001) werden die allgemeinen sozialen Skills vor den konsumbezogenen Skills und der Problemlösefähigkeit trainiert. In einem ersten deutschsprachigen Manual werden zusätzlich auch kognitive Techniken eingesetzt, indem explizit auf Kognitionen, Verhaltensweisen und Risikosituationen fokussiert wird, die für Psychose *und* Suchterkrankungen gleichermaßen relevant sind (Gouzoulis-Mayfrank 2007).

Familieninterventionen

Die Familientherapie psychotischer Patienten bedient sich im Wesentlichen psychoedukativer und verhaltenstherapeutischer Methoden. Bei Patienten mit komorbider Sucht ist es wichtig auf die Zusammenhänge zwischen Psychose und Sucht einzugehen und das biologische Krankheitsmodell der schizophrenen Psychose auf die Suchtstörung zu erweitern. Das Kommunikationstraining dient insbesondere der Entschärfung der emotionalen Dynamik in der Familie im Sinne einer Reduktion von *high expressed emotion,* die ein Risiko hinsichtlich Rückfälle und Langzeitverlauf darstellt. In englischer Sprache liegt ein manualisiertes Familieninterventionsprogramm für komorbide Patienten vor, das sowohl Psychoedukation als auch Kommunikationstraining umfaßt (FIDD: Family Intervention for Dual Disorders, Mueser & Fox 2002). Unlängst wurde auch in deutscher Sprache ein Manual für die Psychoedukation von Angehörigen komorbider Patienten vorgelegt (D'Amelio & Behrendt 2007).

Effektivität der integrierten Behandlung

Patienten mit Psychose und Sucht gelten als eine schwer behandelbare Patientengruppe. Dennoch können Behandlungserfolge erzielt werden, sofern die Ziele realistisch gesetzt und der Behandlungsplan langfristig angelegt ist. Bei einer ersten Metaanalyse aus dem Jahr 1998 wurden alle 36 bis dahin publizierten Studien und Modellprogramme referiert und nach der Qualität ihres Designs gewichtet (Drake et al. 1998). Seitdem wurde eine große Zahl von kontrollierten experimentellen oder quasi-experimentellen Studien in verschiedenen Settings durchgeführt und publiziert, sodass neuere Metaanalysen bereits 26 bzw. 45 kontrollierte Studien mit Kollektiven zwischen 25 und mehreren hundert Patienten berücksichtigen (Drake et al. 2004, 2008). Die Kontrollgruppen erhielten zumeist eine nicht integrierte »Standardtherapie« und die Katamnesen umfaßten überwiegend mehrere Monate nach Beginn und z. T. mehrere Monate nach Beendigung der Therapie.

Als Resumée zeigt sich, dass die intensiven stationären Krankenhausprogramme mit Abstinenzgebot, mehreren Therapiestunden pro Tag und einer Dauer von Wochen bis zu einem halben Jahr hohe Drop-out-Raten von 45 % bis 85 % und Rückfallraten von bis zu 95 % innerhalb weniger Monate nach Beendigung der Therapie aufweisen. In der »Kosten-Nutzen-Gewichtung« schneiden die langfristig angelegten, niedrigschwelligen, motivationsbasierten ambulanten Programme am besten ab: Sie führten bei niedrigen Drop-out-Raten von bis zu 25 % immerhin bei etwa der Hälfte der Patienten zu einer allmählichen Abnahme der Konsummengen und zu Stabilisierungen der Psychose mit Rückgang in der Frequenz von Notfallvorstellungen und stationären Akutaufnahmen. Mehrere Studien, die vor allem in den USA und z. T. an schwerst beeinträchtigten obdachlosen Patientenpopulationen durchgeführt wurden, fanden über längere Behandlungsverläufe von einem bis drei Jahren eine Abnahme der medizinischen Komplikationen durch den Konsum und alltagspraktisch relevante Besserungen des medizinischen Gesamtzustandes wie auch Fortschritte in der sozialen Anpassung. Solche spezialisierten ambulanten Behandlungsprogramme können im deutschsprachigen Raum idealerweise in multidisziplinären Einheiten, z. B. den Institutsambulanzen, realisiert werden; diese können medizinisch-psychologische Behandlung *und* soziorehabilitative Arbeit anbieten und ggf. kurzfristig erforderliche stationäre Interventionen leichter organisieren.

Dennoch darf nicht übersehen werden, dass etwa die Hälfte der Patienten mit Psychose und Sucht nur relativ kleine Fortschritte macht und etwa ein Viertel der Patienten praktisch gar nicht von der ambulanten Behandlung profitiert (»Non-Responder«) (Drake et al. 2008). Auch konnte eine Überlegenheit integrierter Behandlungsprogramme in einer Cochrane-Analyse, in die nur randomisiert-kontrollierte Studien eingingen, nicht eindeutig gezeigt werden (Cleary et al. 2010). Speziell bei Non-Respondern, d. h. bei Scheitern der ambulanten Behandlungsversuche, wurden gute Ergebnisse bei intensiverer Behandlung in stationären komplementären Einrichtungen (Heimunterbringung) mit Elementen der angloamerikanischen *therapeutic communities* berichtet (»stepped care«) (Drake et al. 2004, 2008). Auch hierbei wurden die besseren Ergebnisse bei längerfristigen Behandlungen von mindestens einem Jahr im Vergleich zu Behandlungen von weniger als sechs Monaten verzeichnet.

Selbst wenn das hohe Ziel der Abstinenz in der Regel nicht erreicht wird, sollten die Teilerfolge in der Behandlung von Suchtpatienten mit Psychose in ihrer Alltagsrelevanz nicht unterschätzt werden. Die Ergebnisse lassen einerseits den verbreiteten therapeutischen Nihilismus ungerechtfertigt erscheinen, auf der anderen Seite unterstreichen sie aber die Notwendigkeit realistischer Zielsetzungen im Sinne eines *Harm-Reduction*-Ansatzes, um Überforderungen von Patienten *und* Therapeuten sowie Therapieabbrüche zu vermeiden.

1.4.3 Medikamentöse Therapie

Antipsychotika

Der Schwerpunkt der Pharmakotherapie liegt in einer verläßlichen *und* möglichst nebenwirkungsarmen antipsychotischen Therapie. Typische Neuroleptika könnten theoretisch über die relativ starke und relativ selektive Blockade von Dopamin-D_2-Rezeptoren im mesolimbischen System Suchtmechanismen direkt pharmakologisch verstärken. Zudem könnten die eher ungünstigen Wirkungen der typischen Neuroleptika auf Negativsymptome, die Anhedonie, die dysphorische Verstimmung und die extrapyramidalmotorischen Nebenwirkungen (EPMS), die Tendenz zum Substanzmissbrauch im Sinne einer Selbstmedikation verstärken.

Atypische Antipsychotika (Atypika) sind wirksamer gegen Negativsymptome und sie haben ein günstigeres Nebenwirkungsprofil hinsichtlich EPMS, Dysphorie, Unruhe und Anhedonie sowie ein breiteres Rezeptoraffinitätsprofil. Folglich ist es denkbar, dass Atypika über direkt pharmakologische *und/oder* über indirekte Mechanismen Vorteile gegenüber typischen Neuroleptika in der Behandlung komorbider Patienten mit Sucht haben dürften. Tatsächlich sprechen mehrere Fallberichte und naturalistische Studien dafür, dass komorbide Patienten nach Umstellung auf ein Atypikum weniger unter ihrem Suchtdruck (Craving) leiden und ihre Konsummengen reduzieren können (Green 2005; Gouzoulis-Mayfrank 2007).

Am umfangreichsten ist die Datenlage zu Clozapin mit offenen, retrospektiven und prospektiven Studien, die Reduktionen der Konsummengen von Alkohol oder Drogen nach Einstellung/Umstellung auf das Medikament zeigten. Die Wirksamkeit der neueren Atypika hinsichtlich des Konsumverhaltens scheint insgesamt schwächer zu sein bzw. sie konnte nicht in allen Untersuchungen und nicht für alle Präparate nachgewiesen werden (Sayers et al. 2005). Aufgrund der häufig instabilen Compliance von Patienten mit Psychose und Sucht liegen die Vorteile einer antipsychotischen *Depotmedikation* auf der Hand. Die beste Studienlage liegt aktuell für das Risperidon-Depot vor (Rubio et al. 2006). Als Alternative kommt auch das Flupenthixol-Depot in Frage, das nach klinischer Erfahrung relativ gut verträglich ist und ein »partiell atypisches Profil« hat.

Resümierend ist die Datenlage zu der Neurolepsie für komorbide Patienten noch spärlich. Grundsätzlich sollte den atypischen gegenüber klassischen Neuroleptika der Vorzug gegeben werden (Green 2005; Gouzoulis-Mayfrank 2007; Stuyt 2006). Die konkrete Entscheidung für ein bestimmtes atypisches Antipsychotikum muss (noch) nach den allgemein gültigen Gesichtspunkten des Wirkungs- und Nebenwirkungsprofils der verschiedenen Substanzen und der Akzeptanz durch die Patienten getroffen werden.

Antidepressiva/Mood stabilizers

Das Rationale für eine *antidepressive Begleitmedikation* ist aus der klinischen Erfahrung heraus naheliegend bei Psychosepatienten mit Sucht und depressiver Stimmung und/oder Antriebsarmut, wenn diese Symptomatik nach Ein-/Umstellung auf ein Atypikum nicht ausreichend beeinflusst wird. Allerdings gibt es hierzu nur einzelne, ältere Studien, die für eine Wirksamkeit trizyklischer Antidepressiva bei Psychosepatienten mit komorbider Sucht sprechen (Gouzoulis-Mayfrank 2007). Neuere Studien mit SSRIs liegen unseres Wissens nicht vor. Somit muss die Wahl des Antidepressivums nach den klinisch üblichen, syndromal gerichteten Kriterien erfolgen. Ähnlich sollte bei Patienten mit schizoaffektiven Psychosen, Impulsdurchbrüchen und/oder hohem selbst- oder fremdaggressivem Potenzial eine Begleitmedikation mit *mood stabilizers* nach klinischen Kriterien erwogen werden, da entsprechende Studien bei Psychosepatienten mit komorbider Sucht bisher fehlen.

Pharmakotherapie der Suchtkomponente

Neben der antipsychotischen und stimmungsstabilisierenden Medikation sollen auch die medikamentösen Behandlungsmöglichkeiten hinsichtlich der Suchtkomponente genutzt werden (▶ Kap. A 5).

Am erfolgversprechendsten erscheint derzeit die Option des μ-Opiatantagonisten *Naltrexon*, das seit längerem als abstinenzunterstützendes Medikament bei motivierten Patienten mit Opiatabhängigkeit zur Verfügung steht. Zwischenzeitlich wird Naltrexon auch in der Erhaltungstherapie alkoholabhängiger Patienten erfolgreich eingesetzt. Eine umfangreiche retrospektive Aktenauswertung und zwei randomisierte, kontrollierte Doppelblindstudien aus den letzten Jahren sprechen für eine Wirksamkeit von Naltrexon bei Psychosepatienten mit komorbidem Alkoholismus hinsichtlich Craving und Trinkmengen (Petrakis et al. 2004, 2005).

Positive Erfahrungen bei alkoholabhängigen Psychosepatienten wurden auch hinsichtlich *Disulfiram* in Form von Kasuistiken, in einer kleineren, offenen Studie, bei einer retrospektiven Aktenauswertung und zuletzt im Rahmen einer großen, randomisierten, kontrollierten Studie berichtet (Petrakis et al. 2005, Gouzoulis-Mayfrank 2007). Hier sollte jedoch das Risiko einer schweren Unverträglichkeitsreaktion bei Akoholkonsum, insbesondere bei Patienten mit beeinträchtigter Impulskontrolle, berücksichtigt werden. Disulfiram wird in Deutschland seit 2011 nicht mehr hergestellt und hat keine Zulassung mehr. Es kann lediglich über eine internationale Apotheke bezogen werden, ist aber im Allgemeinen nicht erstattungsfähig.

Hinsichtlich des Anti-Craving-Medikaments *Acamposat* und des Substitutionsmittels *Methadon* oder anderer neuerer Substitutionsmittel für opiatabhängige Psychosepatienten liegen (noch) keine Studien bei Psychosepatienten mit komorbider Sucht vor.

1.5 Fazit für die Praxis

Die Komorbidität Sucht und Psychose ist ein Problem von großer Dimension und klinisch-praktischer Bedeutung. Obwohl eine Vielzahl von Studien für eine Überlegenheit des integrierten Therapieansatzes spricht, wird in der klinischen Realität häufig noch nach dem sequentiellen oder parallelen Modell behandelt. Dieses suboptimale Vorgehen kann zu den hohen Drop-out-Raten und der Non-Compliance der komorbiden Patienten beitragen. Neben der Weiterentwicklung und Evaluierung von speziellen Therapieprogrammen wird es in der nahen Zukunft vor allem darauf ankommen, dass die bereits bestehenden und zumindest z.T. detailliert beschriebenen integrierten Programme stärker verbreitet, Versorgungsstrukturen modifiziert und integrierte Behandlungsansätze darin implementiert werden.

Literatur

Bechdolf A, Pohlmann B, Reck C, Klosterkoetter J, Gouzoulis-Mayfrank E (2005) Motivationsbehandlung bei Patienten mit der Doppeldiagnose Psychose und Sucht: Eine Übersicht. Fortschr Neurol Psychiat 73:728–735.

Bechdolf A, Pohlmann B, Güttgemanns J, Geyer C, Lindner K, Ferber C, Gouzoulis-Mayfrank E (2012) Stadienabhängige Motivationsbehandlung bei Patienten mit der Doppeldiagnose Psychose und Sucht: Ergebnisse einer randomisierten Studie. Nervenarzt 83:888–96.

Bennett ME, Bellack AS, Gearon JS (2001) Treating substance abuse in schizophrenia. An initial report. J Subst Abuse Treat 20:163–75.

Blanchard JJ, Brown SA, Horan WP, Sherwood AR (2000) Substance use disorders in schizophrenia: review, integration, and a proposed model. Clin Psychol Rev 20:207–34.

Chambers RA, Krystal JH, Self DW (2001) A neurobiological basis for substance abuse comorbidity in schizophrenia. Biol Psychiatry 50:71–83.

Cleary M, Hunt GE, Matheson SL, Siegfried N, Walter G (2010) Psychosocial interventions for people with both severe mental illness and substance misuse. The Cochrane Collaboration. Editorial Group: Cochrane Schizophrenia Group. John Wiley & Sons Ltd,

D'Amelio R, Behrendt BWT (2007) Psychoedukation Schizophrenie und Sucht. Manual zur Leitung von Patienten- und Angehörigengruppen. München: Elsevier/Urban & Fischer.

Dixon L (1999) Dual diagnosis of substance abuse in schizophrenia: prevalence and impact on outcomes. Schizophr Res 35 Suppl:93–100.

Drake RE, Mueser KT (2000) Psychosocial approaches to dual diagnosis. Schizophr Bull 26:105–18.

Drake RE, Mercer-McFadden C, Mueser KT, McHugo GJ, Bond GR (1998) Review of integrated mental health and substance abuse treatment for patients with dual disorders. Schizophr Bull 24:589–608.

Drake RE, Mueser KT, Brunette MF, McHugo GJ (2004) A review of treatments for people with severe mental illnesses and co-occurring substance use disorders. Psychiatr Rehabil J 27:360–74.

Drake RE, O'Neal EL, Wallach MA (2008) A systematic review of psychosocial research on psychosocial interventions for people with co-occurring severe mental and substance use disorders. J Subst Abuse Treatment 34:123–138.

Gouzoulis-Mayfrank E (2007) Komorbidität Psychose und Sucht – Grundlagen und Praxis – Mit Manualen für die Psychoedukation und Verhaltenstherapie, 2. erweiterte Auflage unter Mitarbeit von Schnell T. Darmstadt: Steinkopff.

Green AI (2005) Schizophrenia and comorbid substance use disorder: effects of antipsychotics. J Clin Psychiatry 66 Suppl 6:21–6.

Hickmann M, Vickerman P, Macleod J, Kirkbride J, Jones P (2007) Cannabis and schizophrenia: model projections of the impact of the rise in cannabis use on historical and future trends in schizophrenia in England and Wales. Addiction 102:597–606.

Moore TH, Zammit S, Lingford-Hughes A, Barnes TR, Jones PB, Burke M, Lewis G (2007) Cannabis use and risk of psychotic or affective mental health outcomes: a systematic review. Lancet 370:319–328.

Mueser KT, Fox L (2002) A family intervention program for dual disorders. Community Ment Health J 38:253–70.

Mueser KT, Drake RE, Wallach MA (1998) Dual diagnosis: a review of etiological theories. Addict Behav 23:717–34.

Mueser KT, Yarnold PR, Rosenberg SD, Swett C, Jr., Miles KM, Hill D (2000) Substance use disorder in hospitalized severely mentally ill psychiatric patients: prevalence, correlates, and subgroups. Schizophr Bull 26:179–92.

Petrakis IL, O'Malley S, Rounsaville B, Poling J, Hugh-Strong C, Krystal JH (2004) Naltrexone augmentation of neuroleptic treatment in alcohol abusing patients with schizophrenia. Psychopharmacology 172:291–7.

Petrakis IL, Poling J, Levinson C, Nich C, Carroll K, Rounsaville B (2005) Naltrexone and disulfiram in patients with alcohol dependence and comorbid psychiatric disorders. Biol Psychiatry 57:1128–37.

Regier DA, Farmer ME, Rae DS, Locke BZ, Keith SJ, Judd LL, Goodwin FK (1990) Comorbidity of mental disorders with alcohol and other drug abuse. Results from the Epidemiologic Catchment Area (ECA) Study. JAMA 264:2511–8.

Rubio G, Martínez I, Ponce G, Jiménez-Arriero MA, López-Muñoz F, Alamo C (2006) Long-acting injectable risperidone compared with zuclopenthixol in the treatment of schizophrenia with substance abuse comorbidity. Can J Psychiatry 51:531–9.

Sayers SL, Campbell EC, Kondrich J, Mann SC, Cornish J, O'Brien C, Caroff SN (2005) Cocaine abuse in schizophrenic patients treated with olanzapine versus haloperidol. J Nerv Ment Dis 193:379–86.

Schnell T, Koethe D, Daumann J, Gouzoulis-Mayfrank E (2009) The role of cannabis in cognitive functioning of patients with schizophrenia. Psychopharmacology 205:45–52.

Schnell T, Neisius K, Daumann J, Gouzoulis-Mayfrank E (2010) Prävalenz der Komorbidität Psychose und Sucht - Klinisch-epidemiologische Ergebnisse aus einer deutschen Großstadt. Nervenarzt 81:323–328.

Stuyt EB, Sajbel TA, Allen MH (2006) Differing Effects of Antipsychotic Medications on Substance Abuse Treatment Patients with Co-occurring Psychotic and Substance Abuse Disorders. Am J Addict 15:166–173.

Ziedonis DM, D'Avanzo K (1998) Schizophrenia and Substance abuse. In: Kranzler HR, Rounsaville BJ (Hrsg). Dual diagnosis and treatment. New York: Marcel Dekker. S. 427–65.

2 Affektive und Angststörungen und komorbide Suchterkrankungen

Michael Soyka

2.1 Einleitung

Affektive Störungen nach ICD-10 lassen sich unterscheiden in manische Episoden, bipolare affektive Störungen, depressive Episoden, rezidivierende depressive Störungen und anhaltende affektive Störungen, zu denen die Zyklothymie sowie die Dysthymie zählen. Zu den genannten Störungen kommen noch die reaktive Depression (depressive Anpassungsstörung) sowie organisch bedingte affektive Störungen einschließlich substanzinduzierte affektive Störungen. Letztere Gruppe ist klinisch und wissenschaftlich ausgesprochen schlecht untersucht und charakterisiert.

Leitsymptome depressiver Erkrankungen sind neben der depressiven Stimmungslage Interesse- und Freudlosigkeit, Antriebsminderung, gesteigerte Ermüdbarkeit oder Erschöpfung, Beeinträchtigung von Selbstvertrauen und Selbstwertgefühl, Schuldgefühle, im Extremfall Schuldwahn, Selbstvorwürfe, in schweren Fällen auch suizidale Gedanken oder Handlungen.

Leitsymptome depressiver Störungen

- depressive Stimmung
- Interesse- und Freudlosigkeit
- Antriebsminderung
- vermehrte Ermüdbarkeit
- Verminderung von Selbstvertrauen, Selbstwertgefühl
- Schuldgefühle
- Selbstvorwürfe
- Störung von Denk- und Konzentrationsvermögen
- psychomotorische Hemmung oder Agitiertheit
- Schlafstörungen
- Appetitminderung
- Gewichtsverlust
- evtl. Suizidalität, depressiver Wahn

Dazu kommen Beeinträchtigung von Konzentration und Denkvermögen, psychomotorische Agitiertheit oder, weit häufiger, Hemmung sowie eine Vielzahl von psychovegetativen Beschwerden, insbesondere Ein- und Durchschlafstörungen, Appetitminderung und Gewichtsverlust sowie andere Vitalstörungen. In schweren Fällen kann es auch zu wahnhaften Depressionen kommen mit Schuld-, hypochondrischem und nihilistischem, seltener dagegen Beziehungs- oder Verfolgungswahn. Gelegentlich treten dann auch Halluzinationen auf. In der Regel handelt es sich um synthyme Wahnsymptome, sehr selten um parathyme psychotische Symptome wie z. B. Verfolgungs- oder Beziehungswahn.

Zur Klinik der Manie gehört je nach Schweregrad eine gesteigerte Aktivität und motorische Unruhe, Logorrhoe, Konzentrationsdefizite, vermehrte Ablenkbarkeit, assoziative Lockerung der Gedanken, ein reduziertes Schlafbedürfnis, häufig auch eine gesteigerte Libido sowie eine Fülle von Verhaltensauffälligkeiten, z. B. vermehrt risikoreiches Verhalten, Einkäufe oder wahllose Sozialkontakte. Oft sind die Patienten distanzlos, vordergründig gesellig, finden (auf einmal) leicht Anschluss, die Kritikfähigkeit ist vermindert bis aufgehoben. Die Patienten sind ideenflüchtig, scheinen ruhelos und getrieben. Psychotische Wahninhalte bei Manien sind Größen-, Liebes-, selten Beziehungs- oder Verfolgungsideen. Halluzinationen können auftreten, sind aber nicht typisch.

Die Differentialdiagnose depressiver und manischer Störungen bei komorbiden Suchterkrankungen und Depressivität ist breit und z. T. schwierig.

Wichtige Differentialdiagnose depressiver Syndrome bei Suchterkrankungen

- substanzinduzierte affektive Störung
- affektive Symptome im Rahmen des Entzugs
- protrahiertes Entzugssyndrom
- Depression im Rahmen hirnorganischer Auffälligkeiten z. B. bei
  - Status nach Hirnblutung
  - Schädelhirntrauma
- metabolisch bedingte depressive Syndrome z. B.
  - Diabetes Mellitus
  - Hypothyreose
  - Elektrolytstörungen
- Depression bei hepatischen Erkrankungen (Hepatitis etc.)
  - HIV
  - Enzephalopathie, andere Enzephalitiden
  - reaktiv bedingt, psychosoziale Deprivation
- Schlafapnoe-Syndrom
- Traumafolgestörungen
- medikamentös induziert (z.B. Hormonpräparate, Neuroleptika etc.)
- Demenz, hirnorganische Störungen

> **Differentialdiagnose manischer Störungen bei Suchtmittelkonsum**
>
> - manische Episode
> - bipolare affektive Störung
> - Intoxikation (Kokain, Amphetamine, Alkohol!)
> - Entzug, Delir
> - hirnorganische Störungen, Enzephalopathien
> - dementielle Erkrankung
> - Enzephalitis (HIV, Neurolues etc.)
> - schizophrene Psychosen
> - evtl. ADHD

Wenig untersucht ist vor allem die sogenannte residuale affektive Störung (ICD-10 F 10.72) bei Alkoholabhängigkeit bzw. entsprechende Störungsbilder bei anderen Rausch-Drogen. Klinisch ist sie deckungsgleich mit der organisch affektiven Störung (ICD-10 F 06.3), die gekennzeichnet ist durch Veränderung der Stimmung oder des Affekts, »meist zusammen mit einer Veränderung in der gesamten Aktivitätslage«. Die affektive Störung muss dabei der angenommenen organischen Störung folgen.

2.2 Epidemiologie

2.2.1 Affektive Störungen und komorbide Suchterkrankungen

Für affektive Erkrankungen wurde eine Lebenszeitprävalenz von 12,9 % (Deutschland, Oberbayern) bzw. 9,8 % (USA) in epidemiologischen Untersuchungen gefunden (Regier et al. 1990).

Die Komorbidität von affektiven Störungen vor allem mit Alkoholismus ist erheblich, wird aber manchmal überschätzt. Hierzu liegen eine Reihe von Untersuchungen vor (Merikangas et al. 1998, 2003; Marmorstein et al. 2009; Compton et al. 2007; Kessler et al. 1997, 2005). Ergebnisse der Epidemiological Catchment Area Study (Regier et al. 1990) zeigen erhebliche Unterschiede zwischen der Komorbidität von affektiven Störungen und Alkoholismus. Am häufigsten war die Komorbidität bei der unipolaren Manie (6-fach erhöhtes Risiko). Für Dysthymie betrug die Odds Ratio (Quotenverhältnis) 2,4, für die Unipolare Depression 1,9 (▶ Abb. 4). Zu ähnlichen Ergebnissen kamen Agosti und Levin (2006). Mit Abstand am höchsten ist die Assoziation mit bipolaren Störungen (ca. 6-fach erhöhte Odds Ratio; ▶ Abb. 5).

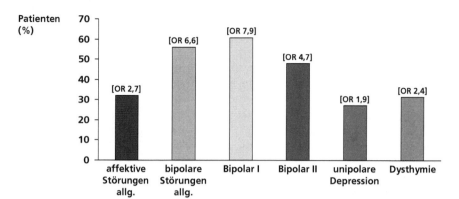

OR = Wahrscheinlichkeit des Substanzmissbrauches vs.
Bevölkerungsdurchschnitt

(Regier et al. 1990)

Abb. 4: Suchtmittelmissbrauch und Abhängigkeit bei affektiven Störungen – Lebenszeitprävalenz

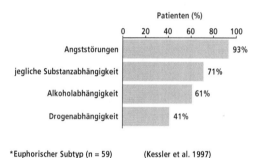

*Euphorischer Subtyp (n = 59)   (Kessler et al. 1997)

Abb. 5: Hohe Lebenszeit-Komorbidität bipolarer Störungen* mit anderen Erkrankungen

Die wahrscheinlich wichtigste Langzeituntersuchung zu diesem Thema wurde vor kurzem von Schuckit und Kollegen (2013) vorgelegt. Die Arbeitsgruppe führte eine longitudinale Untersuchung an 397 Familien durch und fokussierte vor allem auf die Häufigkeit von substanzunabhängigen depressiven Störungen sowie alkoholassoziierten depressiven Erkrankungen. 397 männliche Probanden wurden untersucht. Die Rate depressiver Episoden bei den Probanden betrug 17,7 %, davon litten 15,3 % an substanzunabhängigen depressiven Erkrankungen und 2,3 % an zusätzlichen alkoholinduzierten Depressionen. Die Prävalenzrate für depressive Erkrankungen war dabei ähnlich oder nur geringfügig höher als in der Gesamtbevölkerung. Der Schweregrad der depressiven Episoden schien dabei erheblich: 75 % der Probanden wurden deswegen behandelt, 50 % erhielten Antidepressiva, 5 % wurden stationär-psychiatrisch aufgenommen.

Probanden mit depressiven Episoden hatten keine höhere Rate von Alkoholismus im Langzeitverlauf, auch keine höhere Rate von Missbrauch oder Abhängigkeit von illegalen Substanzen. Ähnliche Ergebnisse ergaben sich für die untersuchten Nachkommen. Schuckit und Kollegen (2013) schlossen daraus, dass es entscheidend sei, zwischen substanzinduzierten und substanzunabhängigen depressiven Syndromen zu unterscheiden.

Insgesamt spielen Geschlechtsunterschiede eine Rolle: offensichtlich ist die Komorbidität von depressiven Störungen bei Alkoholabhängigkeit vor allem bei Frauen erhöht, weniger dagegen bei Männern. Wichtig sind auch die Ergebnisse von Verlaufsuntersuchungen an Risikopopulationen wie Kindern alkoholkranker Eltern: Hier konnte gezeigt werden, dass depressive Störungen bei später Alkoholabhängigen nicht signifikant häufiger waren als bei Kindern nicht alkoholkranker Eltern. Lediglich bipolare affektive Erkrankungen waren häufiger (Schuckit et al. 1997).

Eine wichtige Untersuchung zur Beziehung von affektiven Erkrankungen und Sucht wurde vor kurzem von Marmorstein und Kollegen (2009) vorgelegt. Die Gruppe führte eine Längsschnittuntersuchung an Zwillingen durch und konnte zeigen, dass Suchtmittelkonsum in der Adoleszenz das Risiko für Depressionen im frühen Erwachsenenalter vorhersagte. Die Korrelation war mäßig, aber signifikant.

Ein Substanzgebrauch im Alter von 17 Jahren verdoppelte das Risiko für affektive Störungen im Alter von 17–20 um den Faktor 2 und umgekehrt war Substanzmissbrauch im Alter von 17–20 Jahren prädiktiv für affektive Störungen im Alter von 20–24 Jahren. Zu ähnlichen Befunden kamen Liang und Kollegen (2011).

Auch in einer großen repräsentativen Befragung in Frankreich (n=36.105) ergab sich eine erhebliche Komorbidität von depressiven und Angststörungen mit Substanzmissbrauch (Leray et al. 2010).

Man kann depressive Syndrome bei Alkoholismus rein chronologisch in primär depressive (dem Alkoholismus vorangehende) sowie sekundäre depressive Syndrome (den Beginn des Alkoholismus folgend) einteilen. Letztere sind deutlich häufiger. Diese Unterscheidung sagt nichts über die Ätiologie der einzelnen Störungen aus. Eine entsprechende Typologie kann man auch für andere Rauschdrogen vornehmen.

Die Diagnostik affektiver Störungen bei Substanzmittelkonsum ist schwierig, da die Wirkungen des Suchtmittels (Intoxikation, Entzug) stets zu berücksichtigen sind. Viele Autoren raten daher, dass man ein mehrwöchiges abstinentes Intervall abwarten sollte, bevor die Diagnose einer affektiven Störung gestellt werden sollte. Da in der Entzugsphase eine Vielzahl von psychovegetativen Beschwerden, z. B. Schlafstörungen, vorliegen, vermitteln Rating-Skalen wie z. B. die Hamilton Depression Scale oft einen falschen Eindruck, da hier z. B. Schlafstörungen hoch gewichtet werden.

Für andere Rauschdrogen ist die Datenbasis schwächer, Verlaufsuntersuchungen, vor allem bei Opiatabhängigen, haben aber ergeben, dass vor allem depressive Störungen sehr häufig sind und dazu noch unbehandelt. Langzeituntersuchungen substituierter Opiatabhängiger haben z. B. gezeigt, dass depressive Erkrankungen im Verlauf bei ca. 40 % der substituierten Patienten diagnostiziert sind, aber selten behandelt werden. Angststörungen sind dagegen mit 16–20 % deutlich seltener (Wittchen et al. 2011).

2.2.2 Komorbidität mit Angsterkrankungen

Nach ICD-10 kann man verschiedene Angststörungen differenzieren. Dazu gehören phobische Störungen, Agoraphobie mit und ohne Panikstörungen, die generalisierte Angststörung, die posttraumatische Belastungsstörung, die Zwangsstörung sowie gemischte Formen. Posttraumatische Belastungsstörungen und Zwangsstörungen, unter den Angsterkrankungen ohnehin etwas arbiträr subsumiert, werden an dieser Stelle nicht weiter diskutiert.

Reine Panikstörungen ohne das Vorliegen anderer Angstsymptome sind eher die Ausnahme. Meist liegt eine komorbide Störung mit Agoraphobie (60 %) oder anderen Angsterkrankungen (20 %), aber auch depressiven Störungen (30 %), der sozialen Phobie (5 %) oder einfachen Phobien (11–13 %) vor. Die Lebenszeitprävalenz für Angsterkrankungen ist insgesamt hoch, sie gehören zu den häufigsten psychischen Störungen überhaupt (Kessler et al. 2005). Die Lebenszeitprävalenz wurde in der Oberbayrischen Felduntersuchung mit 13,8 % bzw. 15 % in den USA ermittelt. Die Lebenszeitprävalenz für Panikstörungen liegt bei 2,7 %, spontane Panikattacken treten sogar bei 8,8 % der Bevölkerung auf (Übersicht in Börner und Möller 1998). Typische Symptome der Panikstörung sind rezidivierende schwere Panikattacken, die plötzlich auftreten und nicht durch bestimmte Situationen ausgelöst werden. Häufig gehen sie mit Atemnot, Schmerzen und Unwohlsein in der Brust, Beklemmungsgefühlen, Schwindel und beschleunigtem Herzschlag, Zittern, Unruhe, Schwitzen und Übelkeit einher. In schweren Fällen können auch Depersonalisation und Derealisation dazu kommen. Von der Intensität her können sie bis zu Todesangst oder der Furcht verrückt zu werden reichen. Dagegen treten Phobien typischerweise vor dem Hintergrund bestimmter Auslösesituationen auf; oft besteht die Furcht vor bestimmten Objekten oder Situationen (Prüfungen, geschlossene Räume, Tiere). Bei der generalisierten Angststörung dominieren eine übertriebene Angst und Besorgnis bezüglich bestimmter Lebenssituationen, die Ängste sind nicht gerichtet, eher frei fluktuierend. Typisch sind Zeichen einer vegetativen Übererregbarkeit, ausserdem treten Ein- und Durchschlafstörungen, Reizbarkeit und Konzentrationsstörungen auf. Viele dieser Symptome hat die generalisierte Angststörung mit depressiven Störungen gemein. Die Pathophysiologie der generalisierten Angststörung oder anderer Angststörungen wird nicht sehr gut verstanden, ein gewisses genetisches Vulnerabilitätsrisiko wird angenommen. Störungen der serotonergen und GABAergen Neurotransmission wurden vor allem bei der generalisierten Angsterkrankung diskutiert. Beide Neurotransmitter werden z. B. auch durch Alkohol beeinflusst. So steigert Alkohol die GABAerge Neurotransmission. Es gibt zahlreiche Untersuchungen zur Häufung von Angsterkrankungen bei Substanzmissbrauch (Mullaney et al. 1979; Ross et al. 1988; Smail et al. 1984; Quitkin et al. 1972; Thomas et al. 2003; Kushner et al. 1996; Kushner et al. 2000, 2005). Die meisten Untersuchungen waren Querschnittsuntersuchungen, es gibt aber auch einige longitudinale Untersuchungen (Robinson et al. 2011). Insgesamt zeigen epidemiologische Untersuchungen ein etwa 2–3-fach erhöhtes Risiko für Alkoholstörungen bei Patienten mit Angsterkrankungen. Grant und Kollegen (2005) berichteten aus dem National Epidemiological Survey on alcohol and related Conditions

Daten für die generalisierte Angststörung. Untersucht wurde eine sehr große repräsentative Stichprobe erwachsener Amerikaner (n = 43.093). Die 12-Monats-Prävalenzraten für die generalisierte Angststörung (GAD) lagen bei 2,1 %, die Lebenszeitprävalenz betrug 4,1 %. Die GAD ging sehr häufig mit Substanzmissbrauch einher. Für Alkoholismus betrug die Odds ratio 2,0 (12-Monatsprävalenz) bzw. 2,2 (Lebenszeitprävalenz). Während die Komorbidität mit Alkoholmissbrauch nicht signifikant erhöht war (Odds ratio 1,0 bzw. 1,1 %), waren die Odds ratio für Alkoholabhängigkeit hoch signifikant erhöht (3,1 bzw. 2,8). Vergleichbare Werte wurden auch für Drogenabhängigkeit gefunden. Insgesamt zeigen die Daten eine starke Assoziation mit der Abhängigkeit (nicht aber mit Missbrauch bzw. schädlichem Gebrauch) von Nikotin- und Drogenabhängigkeit. Letztere zeigte eine extrem hohe Komorbidität auf (Odds ratio 9,9 bzw. 5,2!). Es gibt wohl auch gewisse Geschlechtsunterschiede: Männer mit GAD hatten signifikant höhere Raten von komorbidem Alkohol- und Drogenkonsum und gaben auch an, größere Mengen an Alkohol oder Drogen zu konsumieren, um ihre GAD-Symptome zu vermeiden.

Interessant ist eine holländische Untersuchung, die 2.329 Patienten mit einer Lebenszeit-DSM-IV-Diagnose einer Angststörung oder depressiven Störung sowie Kontrollen einschloss. Die Prävalenzraten für Alkoholabhängigkeit in diesen Untersuchungen lagen bei 20,3 % bei Angst/Depressionen, bei den Kontrollen nur bei 5,5 %. Die Prävalenz von Alkoholmissbrauch war in allen Gruppen dagegen etwa gleich (12 %) (Boschloo et al. 2011).

Wichtige Daten kommen auch aus einer populationsbasierten Querschnittsstudie, die im Jahr 2004/2005 an einer national repräsentativen Stichprobe von 34.653 erwachsenen Amerikanern durchgeführt wurde und eine hohe Komorbidität von Angststörungen mit Sucht zeigte (Kessler et al. 2005).

Wie schon für die Alkoholstörung, so ist auch für weitere Substanzerkrankungen die chronologische Beziehung zwischen dem Auftreten der psychischen Erkrankung und Suchtstörungen komplex. Es gibt relativ wenige Langzeituntersuchungen zu dieser Frage. Einige Studien deuten darauf hin, dass zumindest Phobien eher vor dem Beginn eines Alkoholismus auftreten (Boschloo et al. 2011).

Eine interessante Untersuchung wurde von Flensborg-Madsen et al. (2011) durchgeführt, die Daten aus der Copenhagen City Heart Study (n = 18.146) auswerteten, bei der Probanden über 26 Jahre verfolgt wurden. Alkoholkonsum wurde dabei durch Selbstangaben erhoben, psychiatrische Diagnosen dagegen durch Einsichtnahme in Fallregister. Für Frauen zeigte sich dabei, dass ein erhöhter Alkoholkonsum auch das Risiko für Angsterkrankungen etwa um das 2-Fache erhöhte. Für Männer zeigte sich, dass ein niedriger bis mäßiger Alkoholkonsum sogar einen eher protektiven Effekt für das Risiko an einer psychischen Erkrankung zu erkranken hatte. Das Risiko für Angsterkrankungen war bei Männern mit niedrigem Alkoholkonsum (unter 14 Drinks pro Woche) erniedrigt (0,79).

Für Drogenabhängigkeit gibt es sehr wenige Untersuchungen. Liang et al. (2011) führte eine retrospektive Kohortenuntersuchung an 8.841 erwachsenen Australiern durch. Zuvor hatten schon Teeson et al. (2009) Ergebnisse dieser Studie berichtet, die zeigten, dass 19 % der Männer und 8 % der Frauen mit einer

Angsterkrankung eine komorbide Suchterkrankung aufweisen und dass 26 % der Männer bzw. 11 % der Frauen mit einer affektiven Störung eine gleichzeitige komorbide Suchterkrankung hatten. Insgesamt lag das Risiko für Drogenabhängigkeit bei 2,5 %. Personen mit einer affektiven Störung oder Angsterkrankung hatten ein höheres Risiko für schädlichen Drogenkonsum oder Drogenabhängigkeit (Männer 9,3 %, Frauen 3,9 %).

Für Drogenmissbrauch wurde in einer großen epidemiologischen Untersuchung in den USA eine Lebenszeitprävalenz von 7,7 % und eine 12-Monatsprävalenz von 1,4 % gefunden (Drogenabhängigkeit: 0,6 bzw. 2,6 %). Drogenmissbrauch und -abhängigkeit waren dabei assoziiert mit männlichem Geschlecht, schlechten sozialen Lebensumständen, antisozialer Persönlichkeit, aber auch dem Konsum anderer Substanzen. Weiter zeigte sich eine Assoziation mit affektiven Störungen sowie der GAD. Die 12-Monatsprävalenz für drogenassoziierte Störungen war assoziiert mit Angsterkrankungen und wies eine Odds ratio von 2,7 auf. Differenziert man noch verschiedene Angststörungen, so wies die Panikstörung eine Odds ratio von 3,9 auf (mit Agoraphobie: 5,6, ohne: 3,1), die Odds ratio für die soziale Phobie betrug 2,6, für die spezifische Phobie 2,3 und für die GAD 4,5. Adjustiert man für demografische Variablen und andere psychiatrische Erkrankungen, so betrugen die Odds ratio für Angsterkrankungen mit Drogenabhängigkeit insgesamt 2,1: für Drogenmissbrauch 1,5, für Drogenabhängigkeit 2,8. Die GAD hatte eine Odds ratio von 2,5. Zusammenfassend kann man sagen, dass diese Daten mit den Ergebnissen zur Komorbidität von Alkoholstörungen korrespondieren.

2.3 Erklärungsmodelle

Die mit Abstand am häufigsten diskutierte Hypothese ist die sogenannte »self-medication theory«, die davon ausgeht, dass Suchtmittelkonsum zur Behandlung psychischer Symptome oder »tention reduction« (Spannungsabbau) eingesetzt wird (Bipp und Chambless 1986; Thomas et al. 2003; Robinson et al. 2011). Die entspannenden und stressreduzierenden, sedierenden Effekte von Suchtmitteln in diesem Zusammenhang sind evident. So reduzieren z. B. der Konsum von Alkohol oder Benzodiazepinen sowie anderen Rauschdrogen Angstsymptome bei Patienten (Krystal et al. 2006, Kushner et al. 1996). Umgekehrt kann aber auch der Konsum von Suchtmitteln das Auftreten z. B. von Angsterkrankungen »triggern«. Vieles spricht dafür, dass der Suchtmittelkonsum den Verlauf psychischer Erkrankungen verschlechtert (Schuckit und Hesselbrock 1994; Tomlinson et al. 2006). Vor allem Entzüge können z. B. Angsterkrankungen triggern. Depressive und vor allem Angstsymptome sind im Alkohol- und Drogenentzug häufig (Schuckit 2006). Wenig untersucht und verstanden wird das sogenannte protrahierte Entzugssyndrom, das vor allem bei Alkoholismus angenommen wird und bei dem lange über die eigentliche Abstinenzphase hinaus noch Angst und depressive

Syndrome auftreten können (De Soto et al. 1995; Smith und Ashton-Jones 2008; Kushner et al. 2000).

Insgesamt ist die empirische Evidenz für die Selbstmedikationstheorie noch begrenzt.

Eine elegante Untersuchung wurde vor kurzem von Robinson et al. (2011) durchgeführt. Die Autoren berichteten Ergebnisse einer longitudinalen Untersuchung an einer repräsentativen Stichprobe von 34.653 Erwachsenen, die in zwei Wellen (2001/2002 und 2004/2005) untersucht wurden. Logistische Regressions-Analysen zeigten, dass die Selbstmedikation mit Suchtmitteln mit einem erhöhten Risiko für soziale Phobie assoziiert war.

Biologische Theorien zur Komorbidität sind begrenzt. George et al. (1990) hatte die »Kindling-Hypothese« formuliert. Die Hypothese besagt, dass wiederholte klinische oder subklinische Entzüge vor allem Panikstörungen auslösen können.

Ein integratives Modell, das den komplexen Zusammenhang zu dem Auftreten von Substanzerkrankungen und Angststörungen beschreibt, wurde von Moggi (2007) vorgeschlagen (▶ Kap. A 1).

Schließlich gibt es auch psychologische oder psychodynamische Erklärungsmodelle zur häufigen Komorbidität von Angsterkrankungen, affektiven Störungen und Suchterkrankungen (▶ Kap. A 2). Zu nennen sind hier Missbrauchserfahrungen oder andere Kindheitstraumata. Hierzu gibt es eine Reihe empirischer Studien (▶ Kap. B 3).

2.4 Klinische Charakteristika/Verlauf

Empirische Befunde zur Chronologie belegen, dass in den meisten Fällen der Substanzmissbrauch zeitlich dem Beginn der Angsterkrankung oder affektiven Störung folgt. Dies wurde z. B. in einer großen holländischen Studie gezeigt (Boschloo et al. 2011).

Auch in weiteren Studien ist eine gewisse Assoziation von Suchterkrankungen mit Depression bei Adoleszenten gezeigt worden (Kessler et al. 2012). In dieser epidemiologischen Untersuchung in den USA wurden 10.148 13–17-jährige Probanden sowie ein Elternteil befragt.

Generell ist bei komorbiden affektiven Störungen mit Substanzgebrauch von einem etwas schlechteren Verlauf auszugehen. In zwei aktuellen Arbeiten an großen repräsentativen Stichproben konnten Boschloo et al. (2011, 2012) zeigen, dass Alkoholabhängigkeit (nicht Missbrauch) ein Risikofaktor für das Auftreten einer Depression bzw. einen ungünstigen Verlauf darstellt. Es gibt auch einige Hinweise dafür, dass der Schweregrad eines Substanzmissbrauchs bei komorbider Angsterkrankung höher ist (Stewart et al. 2001; Buckner et al. 2008; Schneier et al. 2010; Gillihan et al. 2011).

2.5 Therapie

2.5.1 Pharmakotherapie bei affektiven Störungen mit Alkoholismus

Hier liegen einige wenige, meist ältere Untersuchungen vor. Interessanterweise ist die Datenbasis für »klassische« trizyklische Antidepressiva eher besser, als für neuere, z. B. Serotonin-Wiederaufnahmehemmer (SSRI). So konnten z. B. Mason et al. (1996) in einer 6-monatigen Untersuchung zeigen, dass Desipramin den Schweregrad der Depression bei Alkoholkranken besserte. Außerdem war das Risiko eines Rückfalls zu schwerem Alkoholkonsum (heavy drinking) vermindert. Die nicht depressiven Alkoholkranken profitierten von dieser Behandlung allerdings weniger, als depressive Alkoholkranke. McGrath et al. (1996) führten über einen 12-wöchigen Zeitraum eine Untersuchung mit Imipramin an Patienten mit primärer »major depression« oder Dystyhmie durch. Dabei zeigte sich eine Verbesserung der depressiven Symptomatik, während der Alkoholkonsum nicht verändert war. Ähnliche Studien mit trizyklischen Antidepressiva ergaben vergleichbare Ergebnisse (Übersicht in Soyka et al. 2008).

Einige Untersuchungen wurden auch mit Serotonin-Wiederaufnahmehemmern durchgeführt (Kranzler et al. 2006; Übersicht in Iovieno et al. 2011). Das Trinkverhalten konnte in den meisten Studien durch Serotonin-Wiederaufnahmehemmer nicht verbessert werden, mitunter zeigte sich eine Verbesserung der depressiven Verstimmung. Cornelius et al. (1997) untersuchten Fluoxetin bei Alkoholkranken, auch hier besserte sich das Trinkverhalten nicht. In andere Studien wurden Citalopram und Sertralin eingesetzt (Kranzler et al. 2006).

Der Einsatz trizyklischer Antidepressiva bei Alkoholkranken ist nicht unproblematisch, da der gleichzeitige Alkoholkonsum zu erheblichen psychomotorischen Beeinträchtigungen, vor allem aber zu Intoxikationen, führen kann. Kontraindikationen sind schwere Herzerkrankungen, Herzrhythmusstörungen, Epilepsie, schwere Leber- und Nierenerkrankungen, Glaukom, Prostata-Hypertrophie, Blasenausgangsobstruktion sowie ausgeprägte dementielle Erkrankungen und Gleichgewichtsstörungen. Die psychomotorische Leistungsfähigkeit und erst recht die Fahrtüchtigkeit wird durch den gleichzeitigen Konsum beeinträchtigt und das Risiko für das Auftreten von Deliren ist aufgrund des anticholinergen Wirkungsprofils von Trizyklika zu beachten. Folgt man einer aktuellen Metaanalyse von Iovieno et al. (2011) so kann man davon ausgehen, dass Antidepressiva bei depressiven Patienten mit Alkoholismus zur Depressionsbehandlung generell wirksam und (Plazebo) überlegen sind. Dies gilt allerdings nicht für Serotonin-Wiederaufnahmehemmer.

Irreversible Monoaminoxidasehemmer sind bei Alkoholabhängigen wegen der Gefahr Disulfiram-ähnlicher Intoxikationen bei gleichzeitigem Konsum tyraminhaltiger Alkoholika (Rotwein, Bier) zu vermeiden.

Zur Wirksamkeit von sogenannten Anti-Craving-Substanzen wie Acamprosat und Naltrexon bei depressiven oder Angsterkrankungen ist wenig bekannt.

Acamprosat ist bei komorbiden affektiven Erkrankungen ohne klaren Wirknachweis (Lejoyveux und Lehert 2011; Prisciandro et al. 2012; Tolliver et al. 2012; Witte et al. 2012; ▶ Kap. 5 A).

2.5.2 Psychotherapie bei affektiven Störungen und Angst mit Suchterkrankungen

Generell sind Patienten mit komorbiden Angst- oder affektiven Störungen sowie Suchterkrankungen häufig schwerer krank, als Suchtkranke ohne komorbide psychische Störung. Die Therapie ist schwieriger, sie haben mehr soziale Probleme, und verursachen auch höhere Kosten (Driessen et al. 2001, 2008; Kushner et al. 2005; Haver und Gjestad 2005; Smith und Book 2010; Farris et al. 2012). Dies ist allerdings nicht konsistent gezeigt worden (Marqueni et al. 2006). Hinsichtlich psychotherapeutischer Strategien werden neben anderen Ansätzen (Expositionstraining) vor allem kognitive und verhaltenstherapeutische Ansätze verfolgt, mit oft sehr gutem Ergebnis. Generell ist die Wirksamkeit z.B. kognitiver Verhaltenstherapie (CBT) bei Angsterkrankungen durch Metaanalysen gut belegt (Kelly et al. 2012). Ähnlich wie für affektive Störungen gilt auch für Angsterkrankungen die Frage, ob man diese konsekutiv behandeln soll, oder Sucht- und Angststörungen in integrierten Therapiemodellen behandeln sollte.

Schade et al. (2005) berichteten Ergebnisse einer randomisierten Kontrolluntersuchung an 96 abstinenten Alkoholkranken mit komorbider sozialer Phobie oder Agoraphobie, die in einem intensiven 32-wöchigen Therapieprogramm mit oder ohne CBT für Angsterkrankungen behandelt wurden. Die zusätzliche Angstbehandlung verbesserte Angstsymptome, nicht aber die Rückfallraten. Avants et al. (1998) untersuchten Patienten in einem Methadonprogramm, die entweder Case-Management plus CBT oder Case Management plus intensive manualisierte Therapie erhielten und teilte die Patienten in solche mit schweren und leichten Angsterkrankungen auf. Patienten mit schweren Angstsymptomen waren häufiger abstinent von Heroin und zeigten eine deutliche Verminderung der Angstsymptome. Insgesamt schlossen die Autoren aus ihren Untersuchungen, dass Patienten im Methadonprogramm mit sozialen Ängsten eher von weniger intensiven Programmen profitieren würden.

Baker et al. (2009) konnten in einer randomisierten kontrollierten Studie die Wirksamkeit von kognitiv-behavioraler Therapie bei komorbider Depression und Alkohol belegen, wobei nur eine Kurzzeitkatamnese erhoben werden konnte. Watkins et al. (2011) führten eine nichtrandomisierte kontrollierte, quasi experimentelle Untersuchung an 299 Patienten durch, die entweder »usual care« mit oder ohne Verhaltenstherapie erhielten. Die zusätzliche Anwendung von CBT führte bei Patienten mit persistierender Depression und Suchterkrankungen zu einer relativen Verbesserung der depressiven Syndrome und des Funktionsniveaus. In einer Metaanalyse kamen Kelly et al. (2012) zu dem Schluss, dass Antidepressiva bei substanzbezogenen Symptomen bei Patienten mit affektiven und Angststörungen wirksam, aber nicht hoch effektiv sind. Für Psychotherapieverfahren wie Motivational Interviewing und kognitive Verhaltenstherapie würde eine relativ gute Evidenzbasierung bestehen. Insgesamt seien hoch strukturierte Programme, die auch Case-Management und Verhaltenstherapie beinhalteten, am effektivsten. Die Autoren forderten »kreative Kombinationen« von Psycho- und Verhaltenstherapie sowie Pharmakotherapie bei der Behandlung komorbider Patienten.

Die pharmakologische Behandlung von Angsterkrankungen ist mittlerweile relativ komplex, zahlreiche Substanzen werden klinisch eingesetzt, z. B. Antidepressiva vom Typ SSRI oder selektiven Serotonin-Noradrenalin-Wiederaufnahmehemmer, trizyklische Antidepressiva, reversible MAO-Hemmer, Benzodiazepine, Antihistaminika, atypische Antipsychotika, Antikonvulsiva, Betablocker, pflanzliche Präparate oder Pregabalin (Bandelow et al. 2008). Im Prinzip sollten bei komorbiden Störungen die gleichen Substanzen eingesetzt werden wie bei anderen Angsterkrankungen. Vorsicht ist bei Substanzen mit Suchtpotential, namentlich Sedativa vom Typ der Benzodiazepine, die allenfalls in der Akutbehandlung ihren Platz haben, geboten. Nur sehr wenige Untersuchungen sind bei komorbiden Angsterkrankungen durchgeführt worden. Eine Metaanalyse über die fünf vorliegenden Untersuchungen zu dieser Frage zeigte einen positiven Effekt von Buspiron auf Angstsymptome bei komorbiden Patienten, während die Wirksamkeit bei Alkoholismus auf den Alkoholkonsum weniger klar war. Buspiron ist allerdings nicht länger verfügbar. In einer Untersuchung konnte ein positiver Effekt von Paroxetin bei Patienten mit Angsterkrankung gezeigt werden.

Ballie et al. (2007) fassten die vorliegenden sechs randomisierten kontrollierten Untersuchungen zur Behandlung komorbider Angsterkrankungen und Substanzmissbrauch zusammen und schlossen, dass für Patienten mit eher mäßigem Schweregrad der Suchterkrankung eine sogenannte Standardtherapie für Suchterkrankungen bei komorbider Angsterkrankung zu den besten Behandlungsergebnissen führte. Die Behandlung zunächst der Angststörung und »removing self medication rationalizations« scheint für viele sogenannte Doppeldiagnose-Patienten ein praktikabler Ansatz zu sein. Aussagefähige Studien, z. B. für interpersonelle Gruppenpsychotherapie (IPT) bei komorbiden Störungen, liegen nicht vor.

2.6 Fazit für die Praxis

Eine Häufung von substanzinduzierten Störungen bei Patienten mit bipolaren Erkrankungen ist gesichert und klinisch relevant, insbesondere im Hinblick auf die Prognose. Rein depressive Störungen sind bei Patienten mit Suchterkrankungen, speziell Alkoholismus, nur mäßig häufiger als in der Gesamtbevölkerung, wobei nach Langzeituntersuchungen die Rate der substanzunabhängigen depressiven Erkrankungen wohl deutlich höher ist als die Rate alkoholinduzierter depressiver Störungen.

Grundsätzlich gelten bei der Therapie affektiver Störungen mit Suchterkrankungen dieselben Grundzüge wie sonst, wobei wenige Therapiestudien vorliegen. Pharmakologische Interaktionen, z. B. von Antidepressiva oder sogenannten Mood-Stabilizern mit Alkohol oder anderen Drogen, sind immer zu berücksichtigen. Klinisch empfiehlt es sich wegen der schwierigen diagnostischen Unterscheidung substanzinduzierter und substanzunabhängiger affektiver Störungen etwas abzuwarten, bevor die Indikation für eine psychopharmakologische Behandlung gestellt wird. Was die weitere Psychotherapie und Rehabilitation dieser Patienten angeht, ist eine gleichzeitige Behandlung beider Störungen prinzipiell möglich und häufig sinnvoll. Evidenzbasiert sind vor allem verhaltenstherapeutische Konzepte bei sogenannten Doppeldiagnose-Patienten. Bei deutlicher Ausprägung komorbider Störungen bietet sich die Behandlung in eher psychiatrienahen Behandlungseinrichtungen an, die auf die Therapie von sogenannten Doppeldiagnose-Patienten oft besser eingerichtet sind als »reine« Suchteinrichtungen. In vielen Fällen können zusätzliche indikationsgestützte Therapiebausteine die Prognose verbessern.

Die Assoziation von Angsterkrankungen und substanzinduzierten Störungen ist eher noch ausgeprägter als bei affektiven Erkrankungen (Ausnahme bipolare Störung), vor allem für die Abhängigkeitserkrankungen. Der anxiolytische Effekt von Alkohol und anderen Drogen dürfte hier eine Rolle spielen. Kognitiv-behaviorale Therapien oder andere psychotherapeutische Ansätze sind sinnvoll. Je nach Schweregrad kommen konsekutive oder gleichzeitige Behandlungen der beiden Störungen in Frage, wobei aus praktischen, aber auch klinischen Erwägungen gerade bei Angsterkrankungen häufig ein gleichzeitiges Vorgehen sinnvoll erscheint.

Literatur

Agosti V, Levin FR (2006) The effects of alcohol and drug dependence on the course of depression. Am J Addict 15:71–75.
Avants SK, Margolin A, Kosten TR, Rounsaville BJ, Schottenfeld RS (1998) When is less treatment better? The role of social anxiety in matching methadone patients to psychosocial treatments. J Consult Clin Psychology 66:924–931.
Baker AL, Kavanagh DJ, Kay-Lambkin FJ, Hunt SA, Lewin TJ, Carr VJ & Connolly J (2009) Randomized controlled trial of cognitive-behavioural therapy for coexisting depression and alcohol problems: short-term outcome. Addiction 105:87–99.
Ballie A, Sannibal C (2007) Anxiety and drug and alcohol problems. In: Baker A, Velleman R (eds) Clinical handbook of co-existing mental health and drug and alcohol problems: London: Routledge. S. 197–217.
Bandelow BM Zohar J, Hollander E, Kasper S, Möller H-J (2008) World Federation of Societies of Biological Psychiatry (WFSBP) Guidelines for the Pharmacological Treatment of Anxiety, Obsessive-Compulsive and Post-Traumatic Stress Disorders – First Revision. World J Biological Psychiatry 9:248–312.
Bibb JL, Chambless DL (1986) Alcohol use and abuse among diagnosed agoraphobics. Behav Res Ther 24:49–58.

Börner RJ, Möller HJ (1998) Differentielle Therapiestrategien bei Sozialer Phobie. Nervenheilkunde 17:127–133.
Boschloo L, Vogelzangs N, Smith JH, van den Brink W, Veltman DJ, Beekman AT, Penninx BW (2011) Comorbidity and risk factors for alcohol use disorders among persons with anxiety and/or depressive disorders: findings from the Netherlands Study of depression and Anxiety (NESDA). J Affect Disord 131:233–242.
Boschloo L, van den Brink W, Penninx BW, Wall MM, Hasin DS (2012) Alcohol-use disorder severity predicts first-incidence of depressive disorders. Psychol Med 42:695–703.
Boschloo L, Vogelzangs N, van den Brink W, Smit JH, Veltman DJ, Beekman AT, Penninx BW (2012) Alcohol use disorders and the course of depressive and anxiety disorders. Br J Psychiatry 200:476–484.
Buckner JD, Timpano KR, Zvolensky MJ et al. (2008) Implications of co-morbid alcohol dependence among individuals with social anxiety disorder. Depress Anxiety 25:1028–37.
Compton WM, Thomas YF, Stinson FS, Grant BF (2007) Prevalence, correlates, disability, and comorbidity of DSM-IV drug abuse and dependence in the United States: results from the national epidemiologic survey on alcohol and related conditions. Arch Gen Psychiatry 64:566–576.
Cornelius JR, Salloum IM, Ehler JG et al. (1997) Fluoxetine in depressed alcoholics: a double-blind, placebo-controlled trial. Arch Gen Psychiatry 53:232–240.
De Soto CB, O'Donell WE, Allred LJ, Lopes CE (1985) Symptomatology in alcoholics at various stages of abstinence. Alcohol Clin Exp Res 9:505–512.
Driessen M, Meier S, Hill A et al. (2001) The course of anxiety, depression and drinking behaviours after completed detoxification in alcoholics with and without co-morbid anxiety and depressive disorders. Alcohol Alcohol 36:249–55.
Driessen M, Schulte S, Luedecke C et al. (2008) Trauma and PTSD in patients with alcohol, drug, or dual dependence: a multi-center study. Alcohol Clin Exp Res 32:481–8.
Farris SG, Epstein EE, McCrady BS, Hunter-Reel D (2012) Do Co-morbid Anxiety disorders Predict Drinking Outcomes in Women with Alcohol use Disorders? Alcohol Alcohol 47:143–148.
Flensborg-Madsen T, Becker U, Gronbaek M, Knop J, Sher L, Mortensen EL (2011) Alcohol consumption and alter risk of hospitalization with psychiatric disorders: Prospective cohort study. Psychiatry Res 187:214–219.
George DT, Nutt DJ, Dwyer BA, Linnoila M (1990) Alcoholism and panic disorder: is the comorbidity more than coincidence? Acta Psychiatr Scand 81:97–107.
Gillihan SJ, Farris SG, Foa EB (2011) The effect of anxiety sensitivity on alcohol con-sumption among individuals with comorbid alcohol dependence and posttraumatic stress disorder. Psychol Addict Behav 25:721–6.
Grant BF, Hasin DS, Stinson FS, Dawson DA, June Ruan W, Goldstein RB, Smith SM, Saha TD, Huang B (2005) Prevalence, correlates, co-morbidity, and comparative disability to DSM-IV generalized anxiety disorder in the USA: results from the National Epidemiologic Survey on Alcohol and Related Conditions. Psychol Med 35:1747–1759.
Haver B, Gjestad R (2005) Phobic anxiety and depression as predictor variables for treatment outcome. A LISREL analysis on treated female alcoholics. Nord J Psychiat 59:25–30.
Iovieno N, Tedeschini E, Benley KH, Evins AE, Papakostas GI (2011) Antidepressants for major depressive disorder and dysthymic disorder in patients with comorbid alcohol use disorders: a meta-analysis of placebo-controlled randomized trials. J Clin Psychiatry 72:1144–1151.
Kelly TM, Daley DC et al (2012) Treatment of substance abusing patients with comorbid psychiatric disorders. Addict Behav 37:11–24.
Kessler RC, Avenevoli S, Costello EJ, Georgiades K, Greif Green J, Gruber MJ, He HM, Koretz D, Mc. Laughlin KA, Petukhova M, Sampson NA, Zaslavsky AM, Ries Merikangas K (2012) Prevalence, Persistence, and Sociodemographic Correlates of DSM-IV Disorders in the National Comorbidity Survey Replication Adolescent Supplement. Arch Gen Psychiatry 69:372–380.

Kessler RC, Chiu WT, Demler O, Meikangas KR, Walters EE (2005) Prevalence, severity, and comorbidity of 12-month DSM-IV disorders in the National Comorbidity Survey Replication. Arch Gen Psychiatry 62:617–627.

Kessler RC, Crum RM, Warner LA et al. (1997) Lifetime cooccurence of DSM-III-R alcohol abuse and dependence with other psychiatric disorders in the national co-morbidity survey. Arch Gen Pychiatry 54:313–21.

Kessler RC et al. (1997) Psychol Med 27:1079–89.

Kranzler HR, Mueller T, Cornelius J, Pettinati HM, Moak D, Martin PR, Anthenelli R, Brower KJ, O'Malley S, Mason BJ, Hasin D, Keller M (2006) Sertraline treatment of co-occurring alcohol dependence and major depression. J Clin Psychopharmacol 26:13–20.

Krystal JH, Staley J, Mason G, Petrakis IL, Kaufmann J, Harris RA, Gelernter J, Lappalainen J (2006) y-Aminobutyric acid type A receptors and alcoholism: intoxication, dependence, vulnerability, and treatment. Arch Gen Psychiatry 63:957–968.

Kushner MG, Abrams K, Borchardt C (2000) The relationship between anxiety disorders and alcohol use disorders: A review of major perspectives and findings. Clinical Psychology Review 20:149–171.

Kushner MG, Abrams K, Thuras P et al. (2005) Follow-up study of anxiety disorder and alcoholism treatment patients. Alcohol Clin Exp Res 29:1432–43.

Kushner MG, Abrams K, Thuras P, Hanson KL (2000). Individual differences predictive of drinking to manage anxiety among non-problem drinkers with panic disorder. Alcohol Clin Exp Res 24:448–458.

Kushner MG, Donahue C Sletten S et al. (2006) Cognitive behavioural treatment of comorbied anxiety disorder in alcoholism treatment patients: presentation of aprototype program and future directions. J Ment Health 15:698–707.

Kushner MG, Mackenzie TB, Fiszdon J, Valentiner DP, Foa E, Wangensteen D (1996) The effects of alcohol consumption on laboratory induced panic and state anxiety. Arch Gen Psychiatry 53:264–270.

Leray E, Camara A, Draper D, Riou F, bougeant N, Pelissolo A, Lloyd KR, Bellamy V, Roelandt JL, Millet B (2011) Prevalence, characteristics and comorbidities of anxiety disorders in France: results from the "Mental Heath in General population" survey (MPHG). Eur Psychiatry 26:339–345.

Lejoyeux M, Lehert P (2011) Alcohol-use disorders and depression: results from individual patient data meta-analysis of the acamprosate-controlled studies. Alcohol Alcohol 46:61–67.

Liang W, Chikritzhs T, Lenton S (2011) Affective disorders and anxiety disorders predict the risk of harmful use and dependence Addiction. Doi: 10.1111/j.1360-0443.2011.03362.

Marmorstein NR, Iacono WG, Malone SM (2009) Longitudinal associations between depression and substance dependence from adolescence through early adulthood. Drug Alcohol Depend 107:154.

Marmorstein NR, Iacono WG, Malone SM (2010) Longitudinal associations between depression and substance dependence from adolescence through early adulthood. Drug Alcohol Depend 107:154.

Marquenie LA, Schade A, van Balkom A et al. (2006) Comorbid phobic disorders do not influence outcome of alcohol dependence treatment. Results of a naturalistic follow-up study. Alcohol Alcohol 41:168–173.

Mason BJ, Kocsis JH, Ritvo EC, Cutler RB (1996) A double-blind, placebo-controlled trial od desipramine for primary alcohol dependence stratified on the presence or absence of major depression. JAMA 275:761–767.

McGrath PJ, Nunes EV, Stewart JZ et al. (1996) Imipramine treatment of alcoholics with primary depression: a placebo- controlled trial. Arch Gen Psychiatry 53:232–240.

Merikangas KR, Rajni LM, Molnar BE, Walters EE, Swendsen JD, Aguilar-Gaziola S, Bijl R, Borges G, Caraveo-Anduaga HH, Dewit DJ, Kolody B, Vega WA, Wittchen H-U, Kessler RC (1998) Comorbidity of substance use disorders with mood and anxiety disorders:results of the International Consortium in psychiatry Epidemiology (ICPE). Addict Behav 23:893–907.

Merikangas KR, Zhang H, Avenoli S, Acharyya S, Neuenschwander M, Angst J (2003) Longitudinal trajectories of depression and anxiety in a prospectice community study: the Zurich Cohort Study. Arch Gen Psychiatry 60:993–1000.

Moggi F (Ed 2007) Dual diagnosis (in German, 2ed). Bern: Huber, Hogrefe.

Mullaney JA, Trippet CJ (1979) Alcohol dependence and phobias: clinical description and relevance. Br J Psychiatry 135:565–573.

Nunes EV, Levin FR (2007) Treatment of Depression in patients with alcohol or other drug dependence. A meta-analysis. JAMA 291:1187–1896.

Prisciandaro JJ, Brown DG, Brady KT, Tolliver BK (2011) Comorbid anxiety disorders and baseline medication regimens predict clinical outcomes in individuals with co-occurring bipolar disorder and alcohol dependence: Results of a randomized controlled trial. Psychiatry Res 188:361–365.

Prisciandaro JJ, DeSantis SM, Chiuzan C, Brown DG, Brady KT, Tolliver BK (2012) Impact of depressive symptoms on future alcohol use in patients with co-occurring bipolar disorder and alcohol dependence: a prospective analysis in an 8-week randomized controlled trial of acamprosate. Alcohol Clin Exp Res 36:490–496.

Quitkin FM, Rifkin A, Kaplan J, Klein DF (1972) Phobic anxiety syndrome complicated by drug dependence and addiction: a treatable form of drug abuse. Arch Gen Psychiatry 27:159–162.

Regier DA, Farmer ME, Rae DS et al. (1990) Comorbidity of mental disorders with alcohol and other drug abuse: results from the Epidemiologic Catchment Ares (ECA) Study. JAMA 264: 2511–2518.

Robinson J, Sareen J, Cox BJ, Bolton JM (2011) Role of Self-medication in the Development of Comorbid anxiety and Substance Use Disorders. A longitudinal investigation. Arch Gen Psychiatry 68:800–807.

Ross HE, Glaser FB, Germanson T (1988) The prevalence of psychiatrics disorders in patients with alcohol and other drugs problems. Arch Gen Psychitary 45:1023–1031.

Schade A, Marquenie L, van Balkom A et al (2005) The effectiveness of anxiety treatment on alcohol-dependent patients with a comorbid phobic disorder: a randomized controlled trial. Alcohol Clin Exp Res 29:794–800.

Schneier FR, Foosel TE, Hasin DS et al. (2010) Social anxiety disorder and alcohol use disorder co-morbidity in the National Epidemiologic Survey on Alcohol and related Conditions. Psychol Med 40:977–88.

Schuckit MA, Hesselbrock V (1994) Alcohol dependence and anxiety disorders: what is the relationship? Am J Psychiatry 151:1723–1734.

Schuckit MA (2006) Comorbidity between substance use disorders and psychiatric conditions. Addiction 101:76–88.

Schuckit MA, Smith TL, Kalmijn J (2013) Relationships Among Independent Major Depressions, Alcohol Use, and Other Substance Use and Related Problems Over a 30 Years in 397 Families. J Stud Alcohol Drugs 74:271–279.

Smail P, Stockwell T, Canter S, Hodgson R (1984) Alcohol dependence and phobic anxiety states. I.A. prevalence study. Br J Psychiatry 144:53–57.

Smith JP, Book SW. (2010) Co-morbidity of generalized anxiety disorder and alcohol use disorders among individuals seeking outpatient substance abuse treatment. Addict Behav 35:42–5.

Smith RJ, Aston-Jones G (2008) Noradrenergic transmission in the extended amygdala: role in increased drug-seeking and relapse during protracted drug abstinence. Brain Struct Funct. 213:43–61.

Soyka M, Kranzler HR, Berglund M, Gorelick D, Hesselbrock V, Johnson BA, Möller HJ (2008) World Federation of Societies of Biological Psychiatry (WFSBP) Guidelines for Biological Treatment of Substance Use and related Disorders, Part 1: Alcoholism. World J Biol Psychiatry 9:6–23.

Stewart SH, Zvolensky MJ, Eifert GH (2001) Negative reinforcement drinking motives mediate the relation between axiety sensitivity and increased drinking behavior. Pers indiv Differ 31:157–71.

Teeson M, Slade T, Mills K (2009) Comorbidity in Australia: findings of the 2007 National Survey of Mental Health and Wellbeing. Aust N Z J Psychaitry 43:600–614.

Thomas SE, Randall CL, Carrigan MH (2003) Drinking to cope in socially anxious individuals: a controlled study. Alcohol Clin Exp Res 27:1937–1943.

Tolliver BK, Desantis SM, Brown DG, Prisciandaro JJ, Brady KT (2012) A randomized, double-blind, placebo-controlled clinical trial of acamprosate in alcohol-dependent individuals with bipolar disorder: a preliminary report. Bipolar Disord 14:54–63.

Tomlinson KL, Tate SR, Anderson KG, McDauthy DM, Brown SA (2006) An examination of self-medication and rebbound effects: psychiatrics symptomatology before and after alcohol or drug relapse. Addict Behav 31:461–474.

Wallace C, Mullen P, Burgess P, Palmer S, Ruchena D, Browne C (1998) Serious criminal offending and mental disorder: case linkage study. Br J Psychiatry 172:477–484.

Watkins KE, Hunter SB, Hepner KA, Paddock SM, de la Crux E, Zhou AJ (2011) An effectiveness Trial of Group Cognitive Behavioural Therapy for Patients with Persistent Depressive Symptoms in Substance Abuse Treatment. Arch Gen Psychiatry 68:577–584.

Wittchen HU, Bühringer G, Rehm JT, Soyka M, Träder A, Mark K, Trautmann S (2011) Der Verlauf und Ausgang von Substitutionspatienten unter den aktuellen Bedingungen der Deutschen Substitutionsversorgung nach 6 Jahren. Sucht Med 13:232–246.

Witte J, Bentley K, Evins AE, Clain AJ, Baer L, Pedrelli P, Fava M, Mischoulon D (2012) A randomized, controlled pilot study of acamprosate added to escitalopram in adults with major depressive disorder and alcohol use disorder. J Clin Psychopharmacol 32:787–796.

3 Posttraumatische Belastungsstörung und komorbide Suchterkrankungen

Johanna Grundmann und Ingo Schäfer

3.1 Epidemiologie

Nach ICD-10 und DSM-IV (World Health Organisation 1992; American Psychiatric Association 1994) müssen Erfahrungen, die zu einer posttraumatischen Belastungsstörung (PTBS) führen können, mit einer Bedrohung der körperlichen Unversehrtheit einhergehen oder damit, Zeuge einer solchen Situation bei anderen Menschen zu werden. Weiter spielt die Reaktion auf die traumatische Situation eine Rolle, die intensive Furcht, Hilflosigkeit oder Entsetzen umfasst. Neben Erlebnissen sexueller und körperlicher Gewalt zählen zu solchen Erfahrungen unter anderem Folter, Haft- und Kriegserlebnisse, lebensbedrohliche körperliche Erkrankungen, Unfälle und Katastrophen. Die PTBS tritt dabei nach den genannten Erfahrungen unterschiedlich häufig auf: z. B. schwere Unfälle ca. 10 %, Kriegs- und politische Gefangenschaft ca. 50 %, Vergewaltigung ca. 50 %, andere Gewaltverbrechen ca. 25 % (Flatten et al. 2011). Für die Allgemeinbevölkerung wird zumeist eine Lebenszeitprävalenz der PTBS von gut 5 % angegeben, wobei Frauen mehr als doppelt so häufig betroffen sind wie Männer (Kessler et al. 2012). Die 12-Monats-Prävalenz liegt in der Allgemeinbevölkerung bei 1–4 % (Kessler et al. 2012; Mills et al. 2006). Die charakteristischen Symptome einer PTBS treten oft direkt nach der traumatischen Erfahrung auf, in manchen Fällen auch zeitlich verzögert (Maercker 2009). Die Störung kann nach Monaten bis Jahren spontan remittieren, verläuft ohne Therapie jedoch nicht selten chronisch. Ihre Symptome lassen sich drei Gruppen zuordnen:

1. ungewolltes und belastendes Wiedererleben des Traumas (»Intrusionen«) in Form von sich aufdrängenden Bildern, Albträumen oder dem Gefühl, die traumatische Situation erneut zu durchleben (»flash-backs«),
2. Vermeidung von Gedanken an das Trauma und allem, was daran erinnern würde, wie bestimmten Handlungen, Situationen, oder Personen und schließlich
3. Symptome einer anhaltenden vegetativen Übererregung wie Schlafstörungen, Reizbarkeit, erhöhte Wachsamkeit und starke Schreckreaktionen.

Im Gegensatz zur ICD-10 müssen diese Symptome im DSM-IV über mindestens einen Monat vorgelegen haben und es wird gefordert, dass durch die Störung Beeinträchtigungen in sozialen, beruflichen oder anderen wichtigen Funktionsbereichen bestehen. Von beiden Klassifikationssystemen wird außerdem eine unterschiedliche Anzahl von Symptomen zur Vergabe der Diagnose gefordert und auch innerhalb der Symptom-Kategorien bestehen Unterschiede. Insgesamt legt das DSM-IV strengere Maßstäbe für die Vergabe der Diagnose an. Die im Folgenden dargestellten Studien legten zumeist die DSM-IV-Kriterien zugrunde. Nicht selten weisen Patienten PTBS-Symptome auch in nicht ausreichender Anzahl auf, um die volle Diagnose zu erfüllen, sind aber dennoch deutlich durch die Symptomatik beeinträchtigt (»subsyndromale« oder »partielle« PTBS; z.B. Schützwohl und Maercker 1999).

3.1.1 Prävalenz substanzbezogener Störungen bei Personen mit PTBS

Verglichen mit der Allgemeinbevölkerung weisen Personen, die unter einer PTBS leiden, eine deutlich erhöhte Wahrscheinlichkeit für substanzbezogene Störungen, d.h. Substanzmissbrauch oder -abhängigkeit, auf (22–43% vs. 8–25%; Jacobsen et al. 2001). Sowohl Studien bei Kriegsveteranen als auch in der Zivilbevölkerung weisen darauf hin, dass bei Männern, die an einer PTBS leiden, Alkoholmissbrauch oder -abhängigkeit die häufigste komorbide Störung darstellt. Bei Frauen mit PTBS stellen alkoholbezogene Störungen nach Depressionen und anderen Angststörungen die dritthäufigste komorbide Diagnose dar (Jacobsen et al. 2001). Auch die Nikotinabhängigkeit kommt bei Personen mit PTBS deutlich häufiger vor als in der Allgemeinbevölkerung. In einer deutschen bevölkerungsrepräsentativen Studie war die Prävalenz der Nikotinabhängigkeit bei dieser Gruppe etwa dreimal so hoch (34% vs. 11%; Hapke et al. 2005).

3.1.2 Prävalenz der PTBS bei Personen mit substanzbezogenen Störungen

Untersuchungen zum Vorliegen einer PTBS bei Personen mit substanzbezogenen Störungen kamen zu ähnlichen Ergebnissen bezüglich der Häufigkeit beider Problembereiche. So fand sich bei Patientinnen und Patienten, die sich aufgrund einer substanzbezogenen Störung in Behandlung befanden, eine Punktprävalenz dieser Traumafolgestörung von 15–41%, bei einer Lebenszeitprävalenz von 26–52% (Schäfer und Najavits 2007). In den letzten Jahren bestätigten sich diese hohen Prävalenzraten auch bei Suchtkranken im deutschsprachigen Raum (Driessen et al. 2008; Schäfer et al. 2007). Dabei zeigen sich Zusammenhänge zwischen dem Vorliegen einer PTBS und der Art der konsumierten Substanzen. So weisen Patienten mit Drogen- oder Mehrfachabhängigkeit höhere PTBS-Raten auf als Patienten mit Alkoholabhängigkeit. In der deutschen Studie von Driessen et al. (2008) wiesen 30% bzw. 34% der Patienten mit Drogen- oder Mehrfachabhängigkeit eine akute PTBS auf, verglichen mit 15% der alkoholabhängigen Patientinnen und Patienten.

3.2 Ätiologische Modelle

Verschiedene Erklärungen können dazu beitragen, die hohen Raten von substanzbezogenen Störungen bei Personen mit PTBS zu erklären. Eine offensichtliche Erklärung besteht in der großen Häufigkeit von belastenden Erfahrungen, insbesondere von Erlebnissen sexueller oder körperlicher Gewalt, bei dieser Patientengruppe (Simpson und Miller 2002). Diese Erfahrungen führen bei einem großen Teil der Betroffenen zu posttraumatischen Störungen, können aber auch unabhängig davon ein breites Spektrum psychischer Funktionsbereiche beeinflussen, die für die Suchtentwicklung von Bedeutung sind (Hien et al. 2005). Neben Beeinträchtigungen des Selbstwerts, der Identität und des Bindungsverhaltens zählen dazu maladaptive kognitive Schemata und dysfunktionale Coping-Strategien. So zeigt sich etwa, dass Defizite der Emotionsregulation, eine häufige Folge früher Traumatisierungen, mit der Entwicklung substanzbezogener Störungen assoziiert sind (z. B. Cheetham et al. 2010). Weiter wurden auch die neurobiologischen Folgen früher Traumatisierungen in jüngerer Zeit als mögliche Mediatoren diskutiert. Dies betrifft etwa Veränderungen der neuroendokrinen Stressreaktion, die auch für die Entstehung und Aufrechterhaltung von Suchtverhalten relevant ist (Koob und Kreek 2007).

Andere Erklärungsansätze vermuten Zusammenhänge zwischen PTBS und Suchtentwicklung. Der bedeutsamste ist die *Selbstmedikationshypothese* (Khantzian 1997). Dieser Hypothese zufolge stellt Substanzkonsum einen – kurzfristig erfolgreichen – Versuch dar, stark belastende Symptome wie z. B. Intrusionen im Rahmen der PTBS erträglicher zu machen (▶ **Abb. 6**). Umgekehrt erhöht das Vorliegen einer Suchterkrankung die Wahrscheinlichkeit traumatischer Erfahrungen und damit das Risiko eine PTBS zu entwickeln (»Hochrisiko-Hypothese«; Jacobsen et al. 2001). Dabei ist auch von Bedeutung, dass Personen, bei denen bereits eine substanzbezogene Störung vorliegt, aufgrund einer veränderten Verarbeitung traumatischer Erfahrungen eine höhere Wahrscheinlichkeit aufweisen, eine PTBS nach traumatischen Erfahrungen zu entwickeln (▶ **Abb. 6** »Vulnerabilitäts-Hypothese«; Jacobsen et al. 2001).

Auch wenn sich die unterschiedlichen Erklärungen gegenseitig nicht ausschließen, ist die Selbstmedikations-Hypothese empirisch am besten belegt. Für diese Hypothese spricht beispielsweise, dass in der Mehrzahl der Fälle die Entwicklung der PTBS dem Beginn der substanzbezogenen Störung vorausgeht, d. h. dass die PTBS einen Risikofaktor für die Entwicklung einer substanzbezogenen Störung darstellt (z. B. Swendsen et al. 2010). Des Weiteren finden sich Unterschiede zwischen Patienten mit und ohne PTBS in Bezug auf typische Konsum- und Rückfallsituationen (Norman et al. 2007). Andere Studien fanden direkte Interaktionen zwischen den Symptomen der PTBS und dem Substanzkonsum (z. B. Ouimette et al. 2010). Schließlich konnte eine Reihe von experimentellen Studien zeigen, dass traumabezogene Auslösereize bei Patienten mit einer PTBS zu einer Zunahme des Suchtverlangens führen (Coffey et al. 2002), das durch traumaspezifische Interventionen signifikant vermindert werden kann (Coffey et al. 2006). Auch wenn wechselseitige Einflüsse zwischen beiden Symptombereichen zu ver-

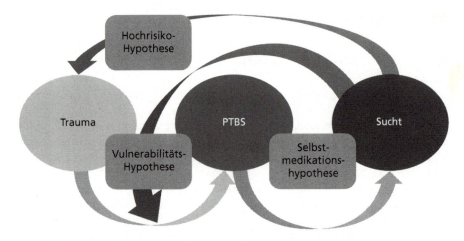

Abb. 6: Schematische Darstellung der Modelle zur Komorbidität von posttraumatischer Belastungsstörung und Sucht

muten sind, scheinen PTBS-Symptome dabei wesentlich stärkeren Einfluss auf den Substanzkonsum zu haben als umgekehrt (Hien et al. 2010).

3.3 Klinische Charakteristika und Verlauf

Patienten mit der Komorbidität von PTBS und Sucht weisen häufig einen besonders schweren Verlauf der Suchterkrankung und zusätzliche klinische Probleme auf. So finden sich verglichen mit Suchtpatienten ohne PTBS oft ein früherer Einstieg in die Sucht (z. B. Read et al. 2004), mehr polyvalenter Konsum (Mills et al. 2005), mehr körperliche Probleme (z. B. Ouimette et al. 2006) und ein insgesamt größerer Schweregrad der Abhängigkeitserkrankung (Clark et al. 2001; Mills et al. 2005). Ein wichtiger Prädiktor von Rückfällen bei dieser Patientengruppe ist die Verschlimmerung der PTBS-Symptomatik (Clark et al. 2001). Auch die Kriterien für weitere psychiatrische Diagnosen wie Depressionen, Angststörungen oder Persönlichkeitsstörungen sind bei Suchtpatienten mit zusätzlicher PTBS häufiger erfüllt (Norman et al. 2007; Read et al. 2004). Insgesamt ist bei Personen mit PTBS und substanzbezogenen Störungen die körperliche und psychische Gesundheit deutlich stärker eingeschränkt als bei Personen, die an einer substanzbezogenen Störung alleine leiden (Mills et al. 2006).

Interessanterweise finden sich solche Unterschiede nicht, wenn Personen mit PTBS und substanzbezogener Störung mit Personen verglichen werden, die nur an einer PTBS leiden (Mills et al. 2006). Diese Befunde sprechen dafür, dass zumindest in der Allgemeinbevölkerung die PTBS-Symptomatik größeren Anteil an den Einschränkungen Betroffener haben könnte als die Suchtproblematik. Insgesamt besteht in Bezug auf die entsprechenden Zusammenhänge weiterer Forschungsbedarf.

3.3.1 Auswirkungen der Komorbidität auf den Therapieerfolg

Die Behandlung traumatisierter Suchtkranker wird, wie der schwerere Verlauf es vermuten lassen würde, von Therapeutinnen und Therapeuten als deutlich schwieriger empfunden als die Behandlung von Patienten ohne traumatische Erfahrungen. So kann es bei Betroffenen besonders schwer fallen ein therapeutisches Bündnis zu etablieren und sie benötigen eine längere Stabilisierungsphase (Schäfer et al. 2004). Weiter kommt es häufiger zu Therapieabbrüchen und Rückfällen (z. B. Hien et al. 2000). Wie auch Patienten mit anderen Komorbiditäten weisen Suchtpatienten mit komorbider PTBS häufigere stationäre Aufenthalte, eine insgesamt höhere Inanspruchnahme von Hilfsangeboten (Mills et al. 2005) und schlechtere Therapieergebnisse anhand verschiedener Outcome-Parameter auf (Najavits et al. 2007), wobei sich in der Literatur auch gegensätzliche Befunde finden (Norman et al. 2007). Umgekehrt bessert sich die Symptomatik und Langzeitprognose der Abhängigkeitserkrankung deutlich durch die Behandlung einer komorbiden PTBS (Hien et al. 2010; Ouimette et al. 2003).

Zur Frage der Auswirkungen einer komorbiden Suchterkrankung auf den Therapieerfolg bei PTBS-Patienten fanden Fontana et al. (2012) überraschende Ergebnisse. Entgegen ihrer Erwartungen zeigte sich in zwei großen Veteranenstichproben, dass PTBS-Patienten mit zusätzlicher substanzbezogener Störung signifikant bessere Therapieergebnisse in Bezug auf die posttraumatische Symptomatik hatten als Patienten mit PTBS allein. Dieses Ergebnis konnte hauptsächlich auf die Verbesserung der komorbiden Suchtsymptomatik zurückgeführt werden.

3.4 Therapie

3.4.1 Allgemeines/Setting

Während zunächst eher eine sequentielle Behandlung beider Problembereiche empfohlen wurde (»erst Suchtbehandlung bis zur Abstinenz, dann Traumatherapie«), ist inzwischen deutlich geworden, dass dieser Ansatz oft zu kurz greift. Häufig erreichen Betroffene zunächst keine vollständige Abstinenz und die Behandlung ist mehr noch als bei anderen Patienten von Abbrüchen und Rückfällen geprägt. Ein Aufschub der Behandlung der posttraumatischen Symptome bis zur Abstinenz ist für diese Patienten nicht hilfreich. Wie oben beschrieben führt die Besserung der PTBS-Symptomatik häufig auch zu besseren Ergebnisse in Bezug auf den Substanzkonsum (Hien et al. 2010; Read et al. 2004). Wenn keine Behandlung der PTBS erfolgt, bestehen dagegen eher anhaltende psychische und körperliche Einschränkungen, auch wenn Verbesserungen in Bezug auf den Substanzkonsum erreicht werden (Mills et al. 2007). Andererseits entwickeln Suchterkrankungen, die vor dem Hintergrund einer PTBS entstanden sind, häufig eine Eigendynamik, die durch die alleinige Behandlung der posttraumatischen Störung nicht aufzulösen ist. Sinnvoll erscheint deshalb ein integrativer Ansatz, der traumabezogene und suchttherapeutische Interventionen kombiniert, auch wenn die Überlegenheit integrativer gegenüber nichtintegrativen Behandlungsprogrammen noch nicht ausreichend belegt ist (Dam et al. 2012; Torchalla et al. 2012). Mittlerweile liegen zahlreiche Erfahrungen mit solchen integrativen Behandlungsmodellen vor, die zeigen, dass dieses Vorgehen sicher und effektiv ist (▶ Kap. 3.4.2). Insgesamt ist in der Regel eine Vorgehensweise sinnvoll, die sich am gängigen Phasenmodell traumazentrierter Psychotherapie orientiert. In Anlehnung an Herman (1992) wird bei der Behandlung posttraumatischer Störungen ein Phasenmodell empfohlen, das eine Stabilisierungsphase, möglicherweise eine Phase der Konfrontation mit traumatischen Erfahrungen und eine Phase der Reintegration und des Neubeginns umfasst. Bei Patientinnen und Patienten mit Abhängigkeitserkrankungen müssen in jeder Phase trauma- und suchtspezifische Interventionen miteinander kombiniert werden.

3.4.2 Psychosoziale Therapie

Gerade in Bezug auf kognitiv-behaviorale Therapieansätze liegen sowohl für die posttraumatische Belastungsstörung als auch für Abhängigkeitserkrankungen überzeugende Befunde zu deren Effektivität vor. In Bezug auf Suchterkrankungen betrifft dies etwa Interventionen zur Motivationssteigerung und Rückfallprävention (Übersicht bei Bischof 2010), in Bezug auf die PTBS-Trauma-Expositionsverfahren wie »Prolonged Exposure« oder »Eye Movement Desensitisation and Reprocessing«, die bei Patienten ohne Suchtproblematik sehr gute Effektstärken aufweisen (z. B. Bradley et al. 2005). Allerdings waren Studien zur integrativen Behandlung von Patienten mit beiden Störungen lange nicht verfügbar. Erst im vergangenen Jahrzehnt wurden verschiedene kognitiv-behaviorale Therapieprogramme für Patienten mit PTBS und Abhängigkeitserkrankungen entwickelt und auf ihre Wirksamkeit überprüft. In aktuellen systematischen Übersichten (Dam et al. 2012; Schäfer et al. 2011; Torchalla et al. 2012) konnten mehrere integrative Behandlungsprogramme identifiziert werden, die in jeweils mindestens einer Outcome-Studie evaluiert wurden (**Tab. 7**): drei Programme mit Trauma-Exposition (Back et al. 2001; Donovan et al. 2001; Triffleman et al. 1999), ein Programm, das kognitive Umstrukturierung mit stabilisierenden Elementen kombiniert (McGovern et al. 2009) und zwei vorwiegend stabilisierende Programme (Harris 1998; Najavits 2002). Besonders erfreulich sind aktuelle Befunde, die nahelegen, dass Betroffene trotz fortgesetzten Substanzkonsums auch effektiv und sicher mit Traumaexposition behandelt werden können (Mills et al. 2012).

Concurrent Treatment of PTSD and Cocaine Dependence (CTPCD) wurde von Back, Brady und Kollegen an der Universität von South Carolina zur integrativen Behandlung von PTBS und Kokainabhängigkeit entwickelt (Back et al. 2001). Kürzlich wurde das Programm modifiziert und umbenannt in »Concurrent Treatment of PTSD and Substance Use Disorders with Prolonged Exposure (COPE; Back et al. 2010). Das Programm wird als Einzeltherapie durchgeführt, umfasst 13 Sitzungen à 90 Minuten und kombiniert kognitiv-verhaltenstherapeutische Interventionen, die sich für die jeweiligen Symptombereiche als effektiv erwiesen haben. Neben Psychoedukation kommen unter anderem Rückfallpräventionstraining und in sensu sowie in vivo Trauma-Exposition zum Einsatz. In eine randomisiert-kontrollierte Evaluationsstudie (Mills et al. 2012) wurden 103 Patienten eingeschlossen, die entweder COPE zusätzlich zur Standardbehandlung oder nur eine Standardbehandlung erhielten. Neun Monate nach Studieneinschluss fand sich bei der Behandlungsgruppe ein signifikant stärkerer Rückgang der PTBS-Symptomschwere als bei der Kontrollgruppe. In Bezug auf die Substanzabhängigkeit, Depression und Angst profitierte die Behandlungsgruppe dabei nicht stärker als die Kontrollgruppe.

Transcend ist eine 12-wöchige, intensive, teilweise stationäre Therapie, die von Donovan und Kollegen (2001) zur Behandlung von PTBS und Sucht bei Kriegsveteranen entwickelt wurde. Das Programm sieht wöchentlich 10 Gruppensitzungen vor, die in geschlossenen Gruppen von jeweils 8 Patienten stattfindet. Während in den ersten sechs Wochen ein Schwerpunkt auf der Entwicklung von Bewältigungsstrategien liegt, kommen in den folgenden sechs Wochen verschiedene Trauma-Expositionstechniken zur Anwendung. Dabei sind suchttherapeutische Interventionen wie Psychoedukation und Rückfallpräventionstraining über den gesamten Therapieverlauf ein fester Bestandteil der Sitzungen. Der 12-wöchigen Therapiephase folgen wöchentliche Gruppensitzungen über mindestens 6 weitere Monate. Eine unkontrollierte Pilotstudie bei einer Stichprobe von 46 männlichen Veteranen zeigte positive Ergebnisse nach 6 bzw. 12 Monaten nach Therapieende im Hinblick auf die Reduktion von PTBS-Symptomen und Substanzgebrauch (Donovan et al. 2001).

Substance Dependence PTSD Therapy (SDPT: Bei dem von Triffleman et al. (1999) entwickelten Programm handelt sich um eine aus 40 Sitzungen bestehende Einzeltherapie. Die Behandlung kombiniert Therapieansätze, die sich bei PTBS und Substanzabhängigkeit bewährt haben (z. B. Interventionen aus der kognitiven Verhaltenstherapie und Stressbewältigungstraining). In einer ersten Therapiephase liegt der Schwerpunkt auf dem Aufbau von Abstinenz. Zugleich bereiten traumatherapeutische Elemente die zweite Therapiephase vor, in der auch Trauma-Exposition zur Anwendung kommt. In einer kontrollierten Pilotstudie (Triffleman 2000) wurde SDPT bei insgesamt 19 Patienten mit einem 12-Schritte-Programm zur Behandlung der Substanzabhängigkeit verglichen. Dabei fanden sich in beiden Gruppen vergleichbare Verbesserungen in Bezug auf posttraumatische Symptome und Substanzkonsum.

Tab. 7: Integrative Therapieansätze für Patienten mit PTBS und komorbider Suchterkrankung (mod. nach Schäfer et al. 2011)

	»Concurrent Treatment of PTSD and Substance Use Disorders with Prolonged Exposure (COPE)« bzw. »CT-PCD«	»Transcend«	»Substance Dependence – PTSD Therapy (SDPT)«	»CBT for PTSD adapted for persons with PTSD/SUD«	»Trauma Recovery and Empowerment Model (TREM)«	»Sicherheit finden«
Autor(en)	Back et al. (2001) Back et al. (2010)	Donovan et al. (2001)	Triffleman et al. (1999)	Mueser et al. (2009) McGovern et al. (2009)	Harris (1998)	Najavits (2002) Najavits (2009)
Trauma-Exposition	Ja	Ja	Ja	Nein	Nein	Nein
Andere Elemente	Psychoedukation, Rückfallpräventionstraining	Psychoedukation, sichere Copingstrategien, Rückfallpräventionstraining	Psychoedukation, Stressbewältigungstraining	Psychoedukation, Entspannungsverfahren, kognitive Umstrukturierung	Psychoedukation, sichere Copingstrategien, Problemlösetraining, interpersonelle Interventionen	Psychoedukation, sichere Copingstrategien, verhaltensbezogene, interpersonelle und kognitive Module
Format	Einzeltherapie	geschlossene Gruppen	Einzeltherapie	Einzeltherapie	geschlossene Gruppen	flexibel (Einzeltherapie, offene Gruppen, geschlossene Gruppen)
Anzahl der Sitzungen	13 Sitzungen	10 Sitzungen/Woche über 12 Wochen, 1 Sitzung/Woche über weitere 6 Monate	40 Sitzungen	8–12 Sitzungen	33 Sitzungen	25 Module, Anzahl der Sitzungen kann an das Setting angepasst werden
Studien zur Effektivität	1 RCT (COPE, n=103), 1 unkontrollierte Pilotstudie (CTPCD, n=15)	1 unkontrollierte Pilotstudie (n=46)	1 kontrollierte Pilotstudie (n=19, SDPT vs. 12-step)	1 unkontrollierte Pilotstudie (n=11)	2 kontrollierte Studien (n=170, TREM vs. TAU; n=342, TREM vs. TAU)	3 RCTs, 2 kontrollierte multizentrische Studien, 8 unkontrollierte Pilotstudien

RCT=»Randomised controlled trials«; TAU=»Treatment as usual«

CBT for PTSD adapted for persons with PTSD/SUD: Das Programm stellt eine von McGovern et al. (2009) an Suchtpatienten adaptierte Version eines Behandlungsansatzes dar, der ursprünglich für PTBS-Patienten mit komorbiden Psychosen und anderen schweren psychischen Komorbiditäten entwickelt wurde (Mueser et al. 2009). Die Therapie umfasst 8 Module mit Psychoedukation zu Zusammenhängen zwischen PTBS und Sucht, dem Erlernen von Entspannungsverfahren und kognitiver Umstrukturierung. Um alle Module zu bearbeiten, sind nach Angaben der Autoren 8–12 Sitzungen nötig. Ein Patientenarbeitsbuch und Hausaufgaben zwischen den einzelnen Sitzungen sollen die Umsetzung der Inhalte unterstützen. In einer unkontrollierten Pilotstudie bei 11 Patienten zeigte sich 3 Monate nach der Therapie ein signifikanter Rückgang der PTBS-Symptomatik und substanzbezogener Probleme, nicht jedoch des Ausmaßes des Substanzkonsums (McGovern et al. 2009).

Trauma Recovery and Empowerment Model (TREM): TREM wurde von Harris und Kollegen für traumatisierte Frauen mit schweren psychischen Erkrankungen entwickelt (Fallot und Harris 2002; Harris 1998). Vorgesehen sind 33 wöchentliche Treffen über 9 Monate in geschlossenen Gruppen von 8–10 Teilnehmerinnen. Das Programm verfolgt einen rein stabilisierenden Ansatz und umfasst drei Phasen. In der ersten Phase werden Strategien zur Selbstberuhigung und angemessenen Selbstbeobachtung vermittelt. In der zweiten Phase werden Informationen zu verschiedenen Formen von Gewalt vermittelt und die Teilnehmerinnen darin unterstützt, Zusammenhänge zwischen den eigenen Erfahrungen, ihrem Substanzgebrauch und weiteren Problembereichen zu erkennen. In der dritten Phase steht die Vermittlung von Bewältigungsstrategien im Vordergrund. Obgleich das Programm nicht gezielt für Personen mit Suchtproblemen entwickelt wurde, ist es auch für diese Patientengruppe geeignet. In eine Studie, die eine adaptierte Version von TREM mit einer Standardtherapie bei 170 traumatisierten Frauen mit Suchterkrankungen verglich (Toussaint et al. 2007), zeigte sich 12 Monate nach der Intervention eine Überlegenheit von TREM in Bezug auf die Verringerung dissoziativer und anderer psychiatrischer Symptome und den Aufbau traumabezogener Copingstrategien. Keine Unterschiede zeigten sich in Bezug auf die körperliche Gesundheit, den Alkohol- und Drogengebrauch, sowie Symptome der PTBS. In einer ähnlichen Studie (Amaro et al. 2007) wurden 342 suchtkranke Frauen entweder mit TREM oder der üblichen Standardtherapie behandelt. Erneut zeigten sich 12 Monate nach Studienbeginn keine Unterschiede zwischen beiden Gruppen in Bezug auf Alkohol- und Drogenkonsum. Signifikante Unterschiede zeigten sich jedoch in Bezug auf psychiatrische Symptome und Symptome der PTBS.

Sicherheit finden: Auch dieser Ansatz basiert ausschließlich auf Stabilisierung und dem Erlernen sicherer Bewältigungsstrategien. Das Programm wurde in den 1990er Jahren von der Psychologin Lisa Najavits in Boston entwickelt (»Seeking Safety«; Najavits 2002) und liegt inzwischen in einer deutschen Manualversion vor (»Sicherheit finden«; Najavits 2009). Wichtigstes Ziel der Behandlung ist es, »Sicherheit« herzustellen, wobei mit diesem Begriff Veränderungen in verschiedenen Bereichen gemeint sind, die bei traumatisierten Suchtkranken oft besonders schwere Probleme aufwerfen: exzessiver Konsum, Beziehungen, die zu weiterer Exposition gegenüber Gewalt und zu weiterem Substanzmissbrauch beitragen, sexuelles und anderes Risikoverhalten, Suizidalität und schwerwiegende Symptome wie Dissoziation oder selbstverletzendes Verhalten. Dabei verfolgt das Programm einen konsequent integrativen Ansatz, d.h. es kombiniert in jeder Sitzung trauma- und suchtspezifische Interventionen. Die Grundlage der einzelnen Sitzungen bildet jeweils einer der 25 Themenbereiche von »Sicherheit finden«, die zu etwa gleichen Anteilen kognitive, verhaltensbezogene und interpersonelle Aspekte behandeln. »Sicherheit finden« kann in verschiedenen Varianten durchgeführt werden, die (halb-)offene und geschlossene Gruppen, 50- oder 90-minütige Sitzungen sowie die Durchführung im ambulanten, stationären und teilstationären Rahmen umfassen. Neben dem Gruppenformat kann es auch für die Einzeltherapie genutzt werden. Als einziges Programm seiner Art kann »Sicherheit finden« auf eine größere Zahl von Evaluationsstudien verweisen, die seine gute Durchführbarkeit und Effektivität bei verschiedenen Patientenpopulationen (z.B. Frauen, inhaftierte Frauen, Männer, weibliche und männliche Veteranen, jugendliche Mädchen) zeigen. Seine Effektivität gilt deshalb im englischen Sprachraum als hinreichend belegt (»Evidenzgrad A«; Foa et al. 2008). In allen Studien zeigte sich eine deutliche Verbesserung zwischen Behandlungsbeginn und -ende im Hinblick auf PTBS-Symptome (z.B. Hien et al. 2009) und/oder Substanzgebrauch (z.B. Najavits et al. 2006). Positive Effekte wurden auch in Bezug auf weitere Bereiche gezeigt, etwa HIV-Risikoverhalten, Suizidalität und soziale Kompetenz. Auch in kontrollierten Studien war »Sicherheit finden« der Kontrollgruppe überlegen, wenn das Therapieprogramm mit einer Standardbehandlung verglichen wurde (z.B. Hien et al. 2004, Najavits et al. 2006). Erste Versuche, auch Expositionselemente in »Sicherheit finden« zu integrieren, zeigen vielversprechende Ergebnisse (Najavits et al. 2005). In einer deutschen Studie fand sich bei 38 ambulant behandelten Patientinnen mit Alkoholabhängigkeit und komorbider posttraumatischer Belastungsstörung eine gute Akzeptanz und Durchführbarkeit (Schäfer et al. 2010). Gegenwärtig wird »Sicherheit finden« in einer großen deutschen Multicenter-Studie evaluiert. Informationen zum Therapieprogramm sind unter www.trauma-und-sucht.de zu erhalten.

3.4.3 Medikamentöse Therapie

Zur pharmakologischen Behandlung von substanzbezogenen Störungen oder der posttraumatischen Belastungsstörung liegen zahlreiche Befunde und Empfehlungen vor (z.B. Norman et al. 2012). Das Gegenteil ist in Bezug auf die Doppeldiagnose von PTBS und substanzbezogene Störung der Fall (Torchalla et al. 2012). In einem kürzlich erschienen Übersichtsartikel (Norman et al. 2012) konnten lediglich zwei randomisiert-kontrollierte Studien zu diesem Thema identifiziert werden. Diese untersuchten die Wirksamkeit eines selektiven Serotonin-Wiederaufnahmehemmers (Sertralin; Brady et al. 2005) bzw. der Kombination eines Opioid-Rezeptor-Antagonisten (Naltrexon) und eines Aversivums (Disulfiram; Petrakis et al. 2006). Brady et al. (2005) untersuchten die Wirksamkeit von Sertralin in einer Stichprobe von 94 alkoholabhängigen Patienten mit komorbider

PTBS in einer randomisierten, plazebokontrollierten Doppelblind-Studie. Eine Sertralin-Dosis von 150 mg/Tag über zwölf Wochen zeigte sich gegenüber Plazebo in Bezug auf den durchschnittlichen Alkoholkonsum und die PTBS-Symptomatik nicht überlegen. Durch eine Post-hoc-Clusteranalyse wurde allerdings deutlich, dass Patienten mit weniger schwerer Alkoholabhängigkeit und einer PTBS mit frühem Beginn in Bezug auf die Alkoholkonsummenge signifikant von der Sertralin-Behandlung profitierten.

Petrakis et al. (2006) verglichen die Effekte von Disulfiram und Naltrexon mit einem Plazebo bei männlichen Veteranen mit Alkoholabhängigkeit und verschiedenen komorbiden psychiatrischen Störungen. Die Patienten wurden einer von vier Studienbedingungen zugewiesen: 1.) Disulfiram + Naltrexon, 2.) Disulfiram + Plazebo, 3.) kein Disulfiram + Naltrexon, 4.) kein Disulfiram + Plazebo. Dabei ist anzumerken, dass die Vergabe des Disulfirams offen erfolgte. Von 93 Patienten mit Alkoholabhängigkeit und komorbider PTBS hatten diejenigen, die Naltrexon, Disulfiram oder beides erhalten hatten, nach 12-wöchiger Behandlung bessere Ergebnisse in Bezug auf den Alkoholkonsum als die Plazebogruppe. Außerdem zeigten sich positive Effekte bzgl. der PTBS-Symptomatik bei Patienten in Disulfirambehandlung im Vergleich zur Naltrexonbehandlung.

Darüber hinaus liegen einzelne methodisch weniger hochwertige Untersuchungen bei Patienten mit PTBS und substanzbezogener Störung vor, deren Aussagekraft dementsprechend eingeschränkt ist. Diese weisen darauf hin, dass atypische Antipsychotika (Quetiapin) positive Auswirkungen auf die Abstinenz haben können (Monelly et al. 2004) und dass das Antikonvulsivum Topiramat nicht zu signifikanten Verbesserungen in Bezug auf PTBS-Symptomatik und Alkoholkonsum führt (Alderman et al. 2009). Zu der Frage, ob Patienten mit PTBS auf Opioid-Substitution durch Methadon gleich gut ansprechen wie Patienten ohne zusätzliche PTBS, widersprechen sich die Befunde (Hien et al. 2000 vs. Trafton et al. 2006). Dieser insgesamt unbefriedigenden Studienlage muss zukünftig mit wissenschaftlichen Untersuchungen von hoher methodischer Qualität begegnet werden.

3.5 Fazit für die Praxis

Posttraumatische Belastungsstörung und substanzbezogene Störungen treten häufig komorbid auf. Etwa jeder dritte Sucht- bzw. PTBS-Patient weist auch die jeweils andere Störung auf. Traumatisierungen und posttraumatische Störungen sollten daher bei Suchtkranken, eine Gefährdung für substanzbezogene Störungen sollte bei Patienten mit PTBS systematisch erfasst werden. Substanzkonsum kann bei traumatisierten Personen oft als Bewältigungsstrategie im Sinne der »Selbstmedikationshypothese« verstanden werden. Die Komorbidität beider Störungen kann die jeweils üblichen Therapien erschweren oder ihren Erfolg ganz in Frage stellen, wenn sie nicht spezifisch berücksichtigt wird. Sinnvoll erscheinen integrative Therapieansätze, die sowohl traumabezogene als auch suchttherapeutische Interventionen innerhalb derselben Behandlung kombinieren, auch wenn ihre Überlegenheit gegenüber nicht integrativen Behandlungsprogrammen noch nicht ausreichend belegt ist. Die bislang evaluierten integrativen Therapieprogramme sind größtenteils wirksam in der Reduktion posttraumatischer, substanzbezogener und anderer psychiatrischer Symptome. Neben stabilisierenden Interventionen, die einen Schwerpunkt auf das Erlernen günstiger Bewältigungsstrategien legen, haben sich in jüngster Zeit auch Ansätze mit Traumaexposition für Personen mit substanzbezogenen Störungen als sicher und effektiv erwiesen. Im Bereich der Pharmakotherapie der Komorbidität von PTBS und substanzbezogenen Störungen besteht nach wie vor Forschungsbedarf.

Literatur

Alderman CP, McCarthy LC, Condon JT, Marwood AC, Fuller JR (2009) Topiramate in combat-related posttraumatic stress disorder. Ann Pharmacother 43:635–641.

Amaro H, Dai J, Arevalo S, Acevedo A, Matsumoto A, Nieves R, Prado G (2007) Effects of Integrated Trauma Treatment on Outcomes in a Racially/Ethnically Diverse Sample of Women in Urban Community-based Substance Abuse Treatment. J Urban Health 84:508–522.

American Psychiatric Association (1994) Diagnostic and statistical manual of mental disorders. Washington DC: American Psychiatric Press.

Back SE, Dansky BS, Carroll KM, Foa EB, Brady KT (2001) Exposure Therapy in the Treatment of PTSD among Cocaine-Dependent Individuals: Description of Procedures. J Subst Abuse Treat 21:35–45.

Back SE (2010) Toward an improved model of treating co-occurring PTSD and substance use disorders. Am J Psych 167:11–13.

Bischof G (2010) Effektivität von Psychotherapie bei Suchterkrankungen. Suchttherapie 11:158–165.

Bradley R, Greene J, Russ E, Dutra L, Westen D (2005) A Multidimensional Meta-Analysis of Psychotherapy for PTSD. Am J Psych 162:214–227.

Brady KT, Sonne S, Anton RF, Randall CL, Back SE, Simpson K (2005) Sertraline in the treatment of co-occuring alcohol dependence and posttraumatic stress disorder. Alcohol Clin Exp Res 29:395–401.

Cheetham A, Allen NB, Yucel M, Lubman DI (2010) The role of affective dysregulation in drug addiction. Clin Psychol Rev 30:621–634.

Clark HW, Masson CL, Delucchi KL, Hall SM, Sees KL (2001) Violent traumatic events and drug abuse severity. J Subst Abuse Treat 20:121–127.

Coffey SF, Saladin ME, Drobes DJ, Brady KT, Dansky BS, Kilpatrick DG (2002) Trauma and Substance Cue Reactivity in Individuals with Comorbid Posttraumatic Stress Disorder and Cocaine or Alcohol Dependence. Drug Alcohol Depend 65:115–127.

Coffey SF, Stasiewicz PR, Hughes PM, Brimo ML (2006) Trauma-focused imaginal exposure for individuals with comorbid posttraumatic stress disorder and alcohol dependence: revealing mechanisms of alcohol craving in a cue reactivity paradigm. Psychology of Addict Behav 20:425–435.

Dam DV, Vedel E, Ehring T, Emmelkamp PM (2012) Psychological treatments for concurrent posttraumatic stress disorder and substance use disorder: a systematic review. Clin Psychol Rev 32:202–214.

Donovan B, Padin-Rivera E, Kowaliw S (2001) »Transcend«: Initial Outcomes from a Posttraumatic Stress Disorder/Substance Abuse Treatment Program. J Trauma Stress 14:757–772.
Driessen M, Schulte S, Luedecke C, Schäfer I, Sutmann F, Ohlmeier M (2008) Trauma and PTSD in Patients with Alcohol, Drug, or Dual Dependence: A Multi-Center Study. Alcohol Clin Exp Res 32:481–488.
Flatten G, Gast U, Hofmann A, Knaevelsrud Ch, Lampe A, Liebermann P, Maercker A, Reddemann L, Woller W (2011) S3-Leitlinie Posttraumatische Belastungsstörung. Trauma Gewalt 3:202–210.
Foa EB, Keane TM, Friedman MJ, Cohen J (Hrsg.) (2008) Effective Treatments for PTSD: Practice Guidelines from the International Society for Traumatic Stress Studies (2. Aufl.). New York: Guilford Press.
Fontana A, Rosenheck R, Desai R (2012) Comparison of treatment outcomes for veterans with posttraumatic stress disorder with and without comorbid substance use/dependence. J Psychiatr Res 46:1008–1014.
Hapke U, Schumann A, Rumpf HJ, John U, Konerding U, Meyer C (2005) Association of smoking and nicotine dependence with trauma and posttraumatic stress disorder in a general population sample. J Nerv Ment Dis 193:843–846.
Harris M (1998) Trauma Recovery and Empowerment: A Clinician's Guide for Working with Women in Groups. New York: The Free Press.
Herman JL (1992) Trauma and Recovery. New York: Basic Books.
Hien DA, Nunes E, Levin FR, Fraser D (2000) Posttraumatic Stress Disorder and Short-Term Outcome in Early Methadone Treatment. J Subst Abuse Treat 19:31–37.
Hien DA, Cohen LR, Miele GM, Litt LC, Capstick C (2004) Promising Treatments for Women with Comorbid PTSD and Substance Use Disorders. Am J Psychiatry 161:1426–1432.
Hien DA, Cohen L, Campbell A (2005) Is traumatic stress a vulnerability factor for women with substance use disorders? Clin Psychology Rev 25:813–823.
Hien DA, Wells EA, Jiang H, Suarez-Morales L, Campbell AN, Cohen LR, Miele GM, Killeen T, Brigham GS, Zhang Y, Hansen C, Hodgkins C, Hatch-Maillette M, Brown C, Kulaga A, Kristman-Valente A, Chu M, Sage R, Robinson JA, Liu D, Nunes EV (2009) Multisite randomized trial of behavioral interventions for women with co-occurring PTSD and substance use disorders. J Consult Clin Psychol 77:607–619.
Hien DA, Jiang H, Campbell ANC, Hu MC, Miele GM, Cohen LR, Brigham GS, Capstick C, Kulaga A, Robinson J, Suarez-Morales L, Nunes EV (2010) Do treatment improvements in PTSD severity affect substance use outcomes? A secondary analysis from a randomized clinical trial in NIDA's Clinical Trials Network. Am J Psych 167:95–101.
Jacobsen LK, Southwick SM, Kosten TR (2001) Substance Use Disorders in Patients with Posttraumatic Stress Disorder: A Review of the Literature. Am J Psychiatry 158:1184–1190.
Kessler RC, Petukhova M, Sampson NA, Zaslavsky AM, Wittchen HU (2012) Twelve-month and lifetime prevalence and lifetime morbid risk of anxiety and mood disorders in the United States. Int J Methods Psychiatr Res 21:169–184.
Khantzian EJ (1997) The self-medication hypothesis of substance use disorders: a reconsideration and recent applications. Harv Rev Psychiatry 4:231–244.
Koob G, Kreek MJ (2007) Stress, Dysregulation of Drug Reward Pathways, and the Transition to Drug Dependence. Am J Psychiatry 164:1149–1159.
Maercker A (2009) Posttraumatische Belastungsstörung. Berlin, Heidelberg: Springer.
McGovern MP, Lambert-Harris C, Acquilano S, Xie H, Alterman AI, Weiss R D (2009) A Cognitive Behavioral Therapy for Co-Occurring Substance Use and Posttraumatic Stress Disorders. Addict Behav 34:892–897.
Mills KL, Lynskey M, Teesson M, Ross J, Darke S (2005) Post-Traumatic Stress Disorder among People with Heroin Dependence in the Australian Treatment Outcome Study (Atos): Prevalence and Correlates. Drug Alcohol Depend 77:243–249.

Mills KL, Teesson M, Ross J, Peters L (2006) Trauma, PTSD, and substance use disorders: findings from the Australian National Survey of Mental Health and Well-Being. Am J Psychiatry 163:652–658.

Mills KL, Teesson M, Ross J, Darke S (2007) The impact of post-traumatic stress disorder on treatment outcomes for heroin dependence. Addiction 102:447–454.

Mills KL, Teesson M, Back SE, Brady KT, Baker AL, Hopwood S, Sannibale C, Barrett EL, Merz S, Rosenfeld J, Ewer PL (2012) Integrated exposure-based therapy for co-occurring posttraumatic stress disorder and substance dependence: a randomized controlled trial. JAMA 308:690–699.

Monnelly EP, Ciraulo DA, Knapp C, LoCastro J, Sepulveda I (2004) Quetiapine for treatment of alcohol dependence. J Clin Psychopharmacol 24:532–535.

Mueser KT, Rosenberg SD, Rosenberg HJ (2009) Posttraumatic Stress Disorder in Special Populations. A Cognitive Restructuring Program. Washington, DC: American Psychological Association.

Najavits LM (2002) Seeking Safety: A Treatment Manual for PTSD and Substance Abuse. New York: Guilford Press.

Najavits LM, Schmitz M, Gotthardt S, Weiss RD (2005) Seeking Safety plus Exposure Therapy: an outcome study on dual diagnosis men. J Psychoactive Drugs 37:425–435.

Najavits LM, Gallop RJ, Weiss RD (2006) Seeking Safety Therapy for Adolescent Girls with PTSD and Substance Use Disorder: A Randomized Controlled Trial. J Behav Health Serv Res 33:453–463.

Najavits LM, Harned MS, Gallop RJ, Butler SF, Barber JP, Thase ME, Crits-Christoph P (2007) Six-month treatment outcomes of cocaine-dependent patients with and without PTSD in a multisite national trial. J Stud Alcohol Drugs 68:353–361.

Najavits LM (2009) Posttraumatische Belastungsstörung und Substanzmissbrauch. Das Therapieprogramm »Sicherheit finden«. Göttingen: Hogrefe.

Norman SB, Tate SR, Anderson KG, Brown SA (2007) Do trauma history and PTSD symptoms influence addiction relapse context? Drug Alcohol Depend 90:89–96.

Norman SB, Myers US, Wilkins KC, Goldsmith AA, Hristova V, Huang Z, McCullough KC, Robinson SK. (2012) Review of biological mechanisms and pharmacological treatments of comorbid PTSD and substance use disorder. Neuropharmacology 62:542–551.

Ouimette P, Moos RH, Finney JW (2003) PTSD Treatment and 5-Year Remission among Patients with Substance Use and Posttraumatic Stress Disorders. J Consult Clin Psychol 71:410–414.

Ouimette P, Goodwin E, Brown PJ (2006) Health and Well Being of Substance Use Disorder Patients with and without Posttraumatic Stress Disorder. Addict Behav 31:1415–1423.

Ouimette P, Read JP, Wade M, Tirone V (2010) Modelling Associations between Posttraumatic Stress Symptoms and Substance Use. Addict Behav 35:64–67.

Petrakis IL, Poling J, Levinson C, Nich C, Carroll K, Ralevski E, Rounsaville B (2006) Naltrexone and disulfiram in patients with alcohol dependence and comorbid post-traumatic stress disorder. Biol Psychiatry 60:777–783.

Read JP, Brown PJ, Kahler CW (2004) Substance Use and Posttraumatic Stress Disorders: Symptom Interplay and Effects on Outcome. Addict Behav 29:1665–1672.

Schäfer I, Schultz M, Verthein U, Krausz M (2004) Traumatisierungen bei Suchtpatienten – Relevanz und spezifische Behandlung in der ambulanten Suchttherapie. Suchttherapie 5:118–123.

Schäfer I, Najavits LM (2007) Clinical Challenges in the Treatment of Patients with Posttraumatic Stress Disorder and Substance Abuse. Curr Opin Psychiatry 20:614–618.

Schäfer I, Reininghaus U, Langeland W, Voss A, Zieger N, Haasen C (2007) Dissociative Symptoms in Alcohol-Dependent Patients: Associations with Childhood Trauma and Substance Abuse Characteristics. Compr Psychiatry 4:539–545.

Schäfer I, Schulze C, Dilling A, Barghaan D, Bullinger M, Stubenvoll M (2010) »Sicherheit finden« – Akzeptanz eines integrativen Therapieangebotes für Posttraumatische Störungen und Substanzmissbrauch bei Patientinnen mit Alkoholabhängigkeit. Suchttherapie 11:60–68.

Schäfer I, Schulze C, Stubenvoll M (2011) Psychotherapie bei Abhängigkeitserkrankungen und Posttraumatischer Belastungsstörung. Sucht 5:353–361.

Schützwohl M, Maercker A (1999) Effects of Varying Diagnostic Criteria for Posttraumatic Stress Disorder are Endorsing the Concept of Partial PTSD. J Trauma Stress 12:155–165.

Simpson TL, Miller WR (2002) Concomitance between childhood sexual and physical abuse and substance use problems. A review. Clin Psychology Rev 22:27–77.

Swendsen J, Conway KP, Degenhardt L, Glantz M, Jin R, Merikangas KR, Sampson N, Kessler RC (2010) Mental disorders as risk factors for substance use, abuse and dependence: results from the 10-year follow-up of the National Comorbidity Survey. Addiction 105:1117–1128.

Torchalla I, Nosen L, Rostam H, Allen P (2012) Integrated treatment programs for individuals with concurrent substance use disorders and trauma experiences: a systematic review and meta-analysis. J Subst Abuse Treat 42:65–77.

Toussaint DW, VanDeMark NR, Bornemann A, Graeber CJ (2007) Modifications of the Trauma Recovery and Empowerment Model (TREM) for Substance-Abusing Women with Histories of Violence: Outcomes and Lessons Learned at a Colorado Substance Abuse Treatment Center. J Commun Psychol 35:879–894.

Trafton JA, Minkel J, Humphreys K (2006) Opioid substitution treatment reduces substance use equivalently in patients with and without posttraumatic stress disorder. J Stud Alcohol 67:228–235.

Triffleman E, Carroll K, Kellogg S (1999) Substance Dependence Posttraumatic Stress Disorder Therapy. An Integrated Cognitive-Behavioral Approach. J Subst Abuse Treat 17:3–14.

Triffleman E (2000) Gender Differences in a Controlled Pilot Study of Psychosocial Treatments in Substance Dependent Patients with Posttraumatic Stress Disorder: Design Considerations and Outcomes. Alcohol Treat Quart 18:113–126.

World Health Organization (1992) Internationale Klassifikation psychischer Störungen. ICD-10 Kapitel V. In: Dilling H, Mombour W, Schmidt MH, Schulte-Markwort E (Hrsg.) Bern, Göttingen, Toronto, Seattle: Verlag Hans Huber.

4 ADHS und komorbide Suchterkrankungen

Christina Stadler, Maria Hofecker Fallahpour und Rolf-Dieter Stieglitz

4.1 Epidemiologie

Mit ADHS (Aufmerksamkeitsdefizit-/Hyperaktivitätsstörung) assoziierte Störungen sind sowohl im Kindesalter als auch bei der adoleszenten und adulten Form der ADHS nicht die Ausnahme, sondern der Regelfall. Die epidemiologische Studie von Larson und Mitarbeitern (2011), die frühere Untersuchungsbefunde bestätigt, zeigt, dass nur etwa bei einem Drittel der untersuchten Kinder und Jugendlichen neben einer ADHS keine weitere Diagnose vorliegt, ein Drittel eine weitere Diagnose, 16 % zwei Diagnosen und immerhin 18 % mehr als drei Diagnosen aufweisen. Zu den häufigsten komorbiden Störungen (> 50 %) zählen externalisierende Störungen (Störungen des Sozialverhaltens, oppositionelles Trotzverhalten), internalisierende Störungen (depressive Störungen, Angststörungen und umschriebene Entwicklungsstörungen), aber vor allem auch Drogenmissbrauch und -abhängigkeit (Biederman et al. 2005). Die Metaanalyse von Lee et al. (2011) weist darauf hin, dass Kinder mit ADHS im Durchschnitt ein 1,5-fach höheres Risiko für die Entwicklung eines Substanzmissbrauchs und ein 3-fach erhöhtes Risiko für eine Nikotinabhängigkeit haben und dieser Zusammenhang nicht durch demografische oder methodische Größen beeinflusst wird und relativ robust gegenüber dem Einfluss komorbider Störungen wie Störungen des Sozialverhaltens oder oppositionelles Trotzverhalten ist (Flory et al. 2003; Biederman et al. 2008). Auch wenn sowohl in prospektiven (Wilens et al. 2011) als auch retrospektiven Studien (Biederman et al. 2004; Manuzza et al. 1998) für das späte Jugendalter und den Erwachsenenbereich nicht nur für Nikotin, sondern auch für Alkohol und andere Drogen ein bedeutsamer Zusammenhang mit ADHS nachgewiesen werden konnte, sind die Zusammenhänge für Rauchen und ADHS am stärksten. Die prospektive Studie von Biederman und Mitarbeitern (2012), in der ADHS-Patienten beiderlei Geschlechts bis ins junge Erwachsenenalter untersucht wurden, bestätigt jedoch die so genannte Gateway-Hypothese, die besagt, dass früher Nikotinkonsum bei ADHS-Patienten ein erhöhtes Risiko für eine spätere Alkohol- und Drogenabhängigkeit darstellt: Jugendliche mit ADHS, die rauchen, weisen ein 5-fach erhöhtes Risiko für eine Alkoholabhängigkeit auf und ein 9-fach höheres Risiko für eine Drogenabhängigkeit im Vergleich zu Jugendlichen mit einer ADHS, die nicht rauchen.

4.2 Ätiologie/Modelle für die Komorbidität

4.2.1 Erklärungsmodelle für ADHS

Auch wenn die Ursachen und Entstehungsbedingungen der ADHS noch nicht vollständig geklärt sind, weist die aktuelle Befundlage den neurobiologischen Faktoren einen wesentlichen Stellenwert zu, wobei jedoch davon auszugehen ist, dass für die heterogene Verhaltenssymptomatik verschiedene Faktoren von Bedeutung sind.

Formalgenetische Befunde aus Familien-, Adoptions- und Zwillingsstudien belegen, dass etwa 80 % der Verhaltensvarianz auf erbliche Faktoren zurückzuführen sind (Faraone et al. 2005). Kinder mit ADHS haben ungefähr viermal häufiger Geschwister, Eltern oder andere Verwandte mit ADHS als gesunde Kinder, und Eltern betroffener Kinder sind in 50–60 % der Fälle selbst betroffen.

Molekulargenetische Studien deuten jedoch darauf hin, dass die Existenz von Hauptgenen mit starken Effekten eher unwahrscheinlich ist und mehrere Gene an der Entstehung von ADHS beteiligt sind, u.a. die Dopamin-Transporter-Gene, das Dopamin-Rezeptor-Gen, das Dopamin-Hydroxylase-Gen sowie das Serotonin-Rezeptor-Gen und das SNAP-25-Gen (Banaschewski et al. 2010), das an der Regulation der Transmitterfreisetzung beteiligt ist. Insgesamt deuten die vorliegenden Befunde auf eine Fehlregulation des dopaminergen, aber auch des noradrenergen Systems hin: Die Wiederaufnahme des Dopamins durch die präsynaptische Membran ist erhöht und die Sensitivität der Dopamin-Rezeptoren auf der postsynaptischen Membran erniedrigt. Die bisher gefundenen Risiko-Allele erhöhen jedoch das relative Risiko für eine ADHS nur gering (relative Risiken: 1,2–1,9) und es ist davon auszugehen, dass mehrere Genvarianten in Verbindung mit zahlreichen Umweltfaktoren den Schweregrad und den Subtyp von ADHS bestimmen. Neben genetischen Faktoren werden als weitere Risikofaktoren für die Entstehung von ADHS Frühgeburtlichkeit (Lindström et al. 2011), ein niedriges Geburtsgewicht oder mütterlicher Nikotinkonsum während der Schwangerschaft diskutiert.

Eine Vielzahl von Studien weist auf strukturelle Veränderungen hin: Kennzeichnend für ADHS sind neben einem global reduzierten Gehirnvolumen insbesondere fronto-striatale und zerebelläre Abweichungen, die mit dem Schweregrad der Symptomatik assoziiert sind (Giedd et al. 2001; Castellanos et al. 2002; Valera et al. 2007). Die wiederholt bestätigten Volumenminderungen scheinen mit einer Beeinträchtigung der Kontrolle und Hemmung von Verhalten einherzugehen, da entsprechende Regionen bei ADHS-Betroffenen in Ruhe und bei kognitiven und motorischen Aufgaben schlechter durchblutet und schlechter mit Glukose versorgt werden. Die morphometrischen Befunde sprechen – ebenso wie die bei Kindern mit ADHS häufig im Vergleich zu Kontrollgruppen beobachtete langsamere Gehirnaktivität (im Spontan-EEG) bzw. reduzierte Aktivierung bei aufmerksamkeitsrelevanten Aufgaben – für Abweichungen hinsichtlich kortikaler Reifungsprozesse, nicht jedoch für eine in der Entwicklung gegebene spätere

Schädigung oder Beeinträchtigung (Castellanos et al. 2002). Schwerwiegende Vernachlässigungen in der frühen Kindheit können zwar zu einem phänotypisch ähnlichen Erscheinungsbild führen (Dahmen et al. 2012), sind jedoch nicht als primäre Ursache von ADHS zu betrachten, auch wenn sie den Schweregrad und den Verlauf der Störung beeinflussen können.

Die vorliegenden Befunde können dahingehend interpretiert werden, dass bei Kindern mit ADHS eine Reifungsverzögerung in der Gehirnentwicklung gegeben ist, die mit strukturellen und neuronalen funktionellen Auffälligkeiten assoziiert ist. Die mit ADHS einhergehenden neuropsychologischen Auffälligkeiten werden insbesondere dann deutlich, wenn gleichzeitig viele Aufforderungen zu bewältigen sind, hohe Anforderungen an die Geschwindigkeit, Genauigkeit und/oder Dauer bestehen, Handlungsimpulse gestoppt werden müssen oder eine Anpassung der Arbeitsgeschwindigkeit notwendig ist.

4.2.2 Spezifische Modelle für die Komorbidität

Der mögliche Zusammenhang zwischen Substanzabhängigkeit und ADHS hat in der jüngeren Vergangenheit sowohl in der Grundlagenforschung als auch in der klinischen Forschung erheblich an Bedeutung gewonnen (Davids und Gastpar 2003; Wilens et al. 2011). Diese beiden Erkrankungsgruppen sind auf unterschiedlichen Weisen miteinander verbunden. Nach Buckstein (2008, 2011) sowie Fallgatter und Jakob (2009) ist zu diskutieren, inwieweit 1. ADHS und Störungen des Substanzkonsums unabhängige diagnostische Entitäten mit gemeinsamen genetischen und umweltbedingten Entstehungsfaktoren darstellen, die das erhöhte Risiko für Substanzabhängigkeit bei ADHS-Patienten erklären, 2. Subtypen mit Unterschieden in der Ätiologie, im Verlauf und in der Pathogenese umfassen oder 3. die Komorbiditätsbeziehung indirekt durch Aufmerksamkeitsstörung oder Störungen des sozialen Verhaltens vermittelt wird.

Für den starken Zusammenhang zwischen ADHS und Nikotinkonsum wird insbesondere die Bedeutung individueller Faktoren diskutiert, zum Beispiel spezifische Persönlichkeitsfaktoren wie eine erhöhte Tendenz zur Stimulationssuche, mangelnde kognitive Bewältigungsstrategien oder fehlendes Wissen über die schädlichen Folgen des Rauchens, aber auch neurobiologische Mechanismen (Glass und Flory 2010). Da Nikotin selbst die dopaminerge Aktivität im mesolimbischen System moduliert (Shadel et al. 2000; Lindsay et al. 1997) und auf das zentrale Nervensystem insgesamt stimulierend wirkt, ist anzunehmen, dass bei einer defizitären Funktions des dopaminergen Systems der Konsum von Nikotin bei ADHS-Patienten in besonderem Maße verstärkend wirken kann und im Sinne einer Selbstmedikation zu einer Verbesserung aufmerksamkeitsrelevanter und kognitiver Prozesse beiträgt. Zudem ist davon auszugehen, dass spezifische Risiko-Allele, die für die Ausbildung einer ADHS diskutiert werden, pleiotrope Effekte aufweisen können und somit eine bestimmte Genvariante möglicherweise auch für unterschiedliche externalisierender Symptome von Bedeutung ist, also sowohl für die Entwicklung einer ADHS als auch einer Suchtproblematik (Mauricio Arcos-Burgos et al. 2012).

4.3 Klinische Charakteristika/Verlauf

ADHS mit einer Prävalenz von 3–5 % (DSM-IV, hyperkinetische Störungen nach ICD-10: 1–2 %) ist durch die Kernmerkmale Unaufmerksamkeit, Hyperaktivität und Impulsivität gekennzeichnet, welche situationsübergreifend und überdauernd (mindestens 6 Monate anhaltend) in verschiedenen Situationen (z. B. Schule, Familie, Umgang mit Gleichaltrigen) auftreten. Die Symptomatik, die nach der derzeitigen Klassifikation nach ICD-10 und DSM-IV bereits vor dem 7. Lebensjahr beobachtbar ist, ist dem Alter, dem Entwicklungsstand und der Intelligenz des Kindes nicht angemessen und beeinträchtigt deutlich das psychosoziale und kognitive Funktionsniveau.

Schmidt und Petermann weisen in einer Übersichtsarbeit (2008) darauf hin, dass eine in der Kindheit diagnostizierte ADHS in 40–60 % der Fälle bis ins Erwachsenenalter mit einer Prävalenzrate von 1–4 % persistiert. Im Jugendalter ist ADHS differentialdiagnostisch oft schwierig von altersentsprechenden Pubertäts- oder Identitätskrisen abzugrenzen. Ähnlich wie im Erwachsenenbereich ist die klassische Symptomtrias auch bei Jugendlichen nicht mehr in gleichem Umfang zu beobachten; insbesondere die im Kindesalter häufig im Vordergrund stehende Hyperaktivität nimmt deutlich ab (Biederman et al. 2006; Spencer, Biederman und Mick 2007). Zentrale Merkmale sind nach wie vor jedoch gestörte Aufmerksamkeitsleistungen, mangelnde Planungsfähigkeit, ein defizitäres Arbeitsgedächtnis sowie Merkmale innerer Unruhe und mangelnder Impulskontrolle, die sich insbesondere bei zunehmenden Anforderungen (z. B. Schul- und Berufsausbildung) besonders gravierend auswirken können und somit häufig auch im Jugend- und Erwachsenenalter mit einer deutlichen Funktionsbeeinträchtigung verbunden sind (▶ Tab. 8). Die mangelnde Fähigkeit zur Selbstregulation wird nicht nur in kognitiven, sondern auch im emotionalen und motivationalen Bereich deutlich, sie zeigt sich beispielsweise in einer hohen Affektlabilität und häufigen Stimmungsschwankungen und beeinträchtigten Lernmechanismen. Jugendliche erleben, dass die an sie gestellten Anforderungen in Schule und Beruf oft nicht zufriedenstellend bewältigbar sind und die berufliche und soziale Integration nicht gelingt (Manuzza et al. 1997; Halmøy et al. 2009). Gerade für Patienten mit ADHS stellt das Jugendalter entwicklungspsychologisch eine besonders herausfordernde Entwicklungsstufe dar, da neben den altersbedingten Entwicklungsaufgaben die symptomgebundenen Schwierigkeiten wie eingeschränkte Daueraufmerksamkeit und erhöhte Ablenkbarkeit nach wie vor das Funktionsniveau beeinträchtigen können. Schmidt und Mitarbeiter weisen in ihrer Studie auf die Folgen einer persistierenden ADHS-Symptomatik hin, die sich häufig in einer geringen Lebenszufriedenheit und erhöhten Depressivität manifestiert (Schmidt et al. 2012).

Da eine Vielzahl von Studien darauf hindeutet, dass bei ADHS-Patienten das Risiko für eine Suchterkrankung bedeutsam erhöht ist, ist es beim Übergang vom Kindes- in das Jugendalter dringend notwendig, diejenigen Patienten zu identifizieren, die ein erhöhtes Suchtrisiko aufweisen, und neben der Behandlung der primären ADHS-Symptomatik frühzeitig präventive Maßnahmen zur Vermeidung einer Suchtproblematik umzusetzen.

Tab. 8: ADHS-Symptomatik im Entwicklungsverlauf

Kernsymptomatik	Kindesalter	Jugendalter	Erwachsenenalter
Unaufmerksamkeit	nur kurze Konzentration auf ein Spiel oder eine Beschäftigung, leichte Ablenkbarkeit, geringe Spielintensität oder Aufmerksamkeitsspanne	mangelnde Aufmerksamkeits- und Konzentrationsprobleme, deutliche Defizite in der Selbstorganisation	schlechtes Zeitmanagement, Vermeidung von Aufgaben, Delegieren, Prokrastination, Desorganisation, hohe Stressintoleranz
Hyperaktivität	Unvermögen, ruhig zu spielen oder sich ruhig zu beschäftigen, Kind kann nicht still sitzen, motorische Unruhe, Ablenkbarkeit (exzessives Rennen und Klettern)	Verminderung der motorischen Unruhe, Gefühl der »inneren Unruhe«	häufiges Wippen mit den Füßen, Fingertrommeln, Herumspielen an Stiften, teilweise adaptives Verhalten (viele Aktivitäten in Beruf und Freizeit)
Impulsivität	mit Antworten herausplatzten, nicht abwarten können, bis man an der Reihe ist, andere stören und unterbrechen	mangelnde Selbstregulationsfähigkeit, deutliche Schwierigkeiten in der Impulskontrolle	Affektlabilität und -kontrolle, impulsives und riskantes Fehlverhalten und unangemessenes Verhalten
begleitende Schwierigkeiten	Schwierigkeiten mit Gleichaltrigen und oft problematische Eltern-Kind-Interaktionen	Ausbleiben von Schulerfolg und komplexe Lernprobleme: häufiger Schulverweise, Schulabbrüche, hohes Risikoverhalten und hohe Unfallhäufigkeit	schwierige berufliche Integration und niedriger beruflicher Status, häufig partnerschaftliche Probleme

4.4 Therapie

Wenn man davon ausgehen kann, dass ADHS der Substanzabhängigkeit vorausgeht, ist es naheliegend anzunehmen, dass das rechtzeitige Diagnostizieren und Behandeln der ADHS das Auftreten einer Substanzabhängigkeit verhindern bzw. den Schweregrad reduzieren kann (z. B. Buckstein 2008, 2011). Ein rechtzeitiges und nach State oft the Art durchgeführtes Assessment kann entscheidend dazu beitragen, ungünstige Behandlungsverläufe zu verhindern. Komponenten einer optimalen Diagnostik sind bei Kindern, Adoleszenten und Erwachsenen ähnlich und beinhalten den Einsatz von möglichst vielen Informationsquellen (neben dem Patienten selbst Informanten wie z. B. Angehörige) sowie unterschiedlichen Verfahrensgruppen wie Interviews oder Ratingskalen (vgl. auch Stieglitz et al. 2012). Spezielle Ratingskalen erlauben zudem den Schweregrad der Störung zu quantifizieren. In einer Methodenstudie an Patienten mit einer komorbiden Substanzabhängigkeit konnten Cleland et al. (2006) für die in Studien oft eingesetzte Conners Adult ADHD Rating Scale (CAARS) zeigen, dass die faktorielle Struktur der Skala identisch ist mit der, wie sie in anderen Populationen ermittelt wurde, und dies gilt gleichfalls für die innere Konsistenz der Subskalen und den Gesamtwert. Die Skala eignet sich somit auch für den Einsatz in diesem Bereich. Verglichen mit den CAARS- Normen weisen Substanznutzer durchschnittlich höhere Werte auf allen Subskalen und im Gesamtwert auf.

Tab. 9: Screeninginstrumente für Substanzgebrauch bei Adoleszenten (CRAFFT; Knight et al. 2002) und Erwachsenen (RAFFT; Bastiaens et al. 2002)

CRAFFT	RAFFT
C: Have you ever ridden in a *car* driven by someone (including yourself) who was »high« or had been using alcohol or drugs?	R: Do you ever drink/drug to *relax*, feel better about yourself, or fit in?
R: Do you ever use alcohol or drugs to *relax*, feel better about yourself, or fit in?	A: Do you ever drink/drug while you are by yourself, *alone*?
A: Do you ever use alcohol or drugs while you are by yourself, *alone*?	F: Do any of your closest *friends* drink/drug?
F: Do you ever *forget* things you did while using alcohol or drugs?	F: Does a close *family* member have a problem with alcohol/drug?
F: Do your family or *friends* ever tell you that you should cut down on your drinking or drug use?	T: Have you ever gotten into *trouble* from drinking/drugging?
T: Have you ever gotten into *trouble* while you were using alcohol or drugs?	

Das Erkennen von Substanzabhängigkeit bei ADHS-Patienten stellt zusätzlich eine wichtige Aufgabe dar. Es sollte nicht nur im Zweifelsfall zunächst ein Screening durchgeführt werden. Hierzu stehen für Adoleszente wie Erwachsenen etablierte Verfahren zur Verfügung, wie sie in ▶ Tab. 9 enthalten sind. Im CRAFFT sind 2 oder mehr positive Antworten als auffälliges positives Ergebnis zu werten und sollten eine differenzierte Untersuchung nach sich ziehen. Das Verfahren weist eine Sensitivität von 76 % und eine Spezifität von 94 % für Substanzgebrauch, Abhängigkeit oder Missbrauch auf. Im RAFFT sind ebenfalls zwei positive Antworten für ein positives Ergebnis nötig (Sensitivität: 96,5 %, Spezifität: 51,2 %).

Es besteht Grund zur Annahme, dass ADHS bei Abhängigkeitsstörungen nach wie vor unterdiagnostiziert ist. Eine Studie im Suchtbereich zeigte, dass mittels Screening und Abklärung die Rate an ADHS-Diagnosen gegenüber den Aufzeichnungen in den Krankenakten von 3 % auf 44 % anstieg (McAweeney et al. 2010). Bezüglich des Zeitpunktes der ADHS-Diagnosestellung sollte nach Fallgatter und Jakob (2009) der Nachweis von Abstinenz bzw. abgeschlossener Entgiftung erfolgt sein. Dies stellt eine Grundvoraussetzung für die weiter differenzierte Diagnostik bei Störungen des Substanzkonsums dar. Die Autoren begründen dies damit, dass Intoxikationen und Entzug von psychotropen Substanzen valide Diagnosen von anderen psychischen Störungen nicht zulassen. Die Abnahme der Wirkung psychotroper Substanzen führt zudem zu einer Zunahme der Symptome einer adulten komorbiden ADHS. Um eine Fehldiagnose zu vermeiden, andere Störungen auszuschließen bzw. komorbide Störungen zu erfassen, können strukturierte oder standardisierte Instrumente zur klassifikatorischen Diagnostik zum Einsatz kommen (z. B. SKID-I und II; vgl. im Detail Stieglitz et al. 2012).

In Anbetracht des erhöhten Risikos für spätere Suchterkrankungen bei ADHS-diagnostizierten Kindern und Jugendlichen werden im Folgenden zuerst die Möglichkeiten der Primärprävention angesprochen. Anschließend wird die Behandlung bereits süchtiger ADHS-Patienten erörtert unter Berücksichtigung von Schweregrad der Suchterkrankung und konsumierten Substanzen.

4.4.1 Primärprävention

Ausgehend von der Erkenntnis, dass ADHS zu unkritischem Konsumverhalten und Entwicklung von Abhängigkeitserkrankungen disponiert, erscheint es wichtig, die ADHS nicht nur in der Kindheit und Jugend, sondern auch im Erwachsenenalter konsequent zu behandeln. Dabei besteht begründete Aussicht, dass die betroffenen Personen durch die Verbesserung typischer ADHS-Symptome weniger Gefahr laufen, einen riskanten Substanzkonsum zu entwickeln (Becker und Schmidt 2007; Wilens et al. 2003; Wilens et al. 2008; Biederman et al. 2008; Mannuzza et al. 2008). Von entscheidender Bedeutung ist dabei ein multimodaler Therapieansatz als Kombination von Medikamenten (in der Regel Methylphenidat [MPH]) und Psychotherapie (meist kognitiver Verhaltenstherapie sowie Psychoedukation der Betroffenen und ihrer Bezugspersonen und einer Reihe weiterer Methoden; vgl. im Überblick Stieglitz et al. 2012).

Entgegen früherer Befürchtungen eines ärztlich induzierten Abhängigkeitsrisikos durch Stimulanzientherapie ergaben verschiedene Studien, dass eine solche Therapie im Kindes- und Jugendalter sogar mit einer Verringerung des Risikos für nachfolgende Drogen- und Alkoholstörungen assoziiert ist (Wilens et al. 2003; Hammerness et al. 2012). Die Behandlung der ADHS reduziert somit deutlich das Risiko für nachfolgende Störungen aus dem Bereich der Substanzen. Der Mechanismus, inwieweit Stimulanzientherapie dies bewirkt, ist unklar. Es kann mit der Verbesserung der ADHS-Symptomatik und der damit einhergehenden Steigerung des Selbstwertgefühls zusammenhängen. Denkbar ist auch, dass die durch die Therapie verbesserte Sozialkompetenz und die verminderte Impulsivität eine Rolle spielen (Wilens et al. 2003).

4.4.2 Stabilisierung der Suchterkrankung

Die Behandlung komorbider psychischer Störungen ist in der Regel komplizierter und nimmt mehr Zeit in Anspruch als jene monosymptomatischer Störungen (Stieglitz und Volz 2009). Dies gilt auch für die Behandlung von Substanzabhängigkeit, wenn sie zusammen mit ADHS auftritt (Davids und Gastpar 2003; Wilens et al. 2011). Kernsymptome der ADHS wie Unaufmerksamkeit, Ablenkbarkeit, Unruhe und Impulsivität erschweren zudem den therapeutischen Zugang zur Substanzabhängigkeit. Grundsätzlich besteht Übereinstimmung, dass zunächst die Behandlung der Suchterkrankung erfolgen sollte, welche bei entsprechender klinischer Ausprägung im stationären Setting durchgeführt werden muss (Davids und Gastpar 2003; Wilens et al. 2011). Auch nach Fallgatter und Jakob (2009) gehen ein qualifizierter Entzug, die Stabilisierung und Aufrechterhaltung der Abstinenz mit psychotherapeutischen Methoden (motivationale Gesprächsführung, Verhaltenstherapie, Integration in das Suchthilfesystem einschl. Selbsthilfegruppen) der ADHS-Therapie voraus. Aus der Komorbidität ergibt sich die Notwendigkeit der Modifikation der Konzepte zur Behandlung von ADHS. Eine Stabilisierung der Substanzabhängigkeit kann aber auch in einem spezialisierten ambulanten Setting, z. B. in Form einer Substitutionstherapie bei Opioidabhängigkeit mit entsprechenden Begleitmaßnahmen, erfolgen.

Im klinischen Alltag sind Therapeuten jedoch am häufigsten mit weniger schweren und dennoch hartnäckigen Formen des Substanzgebrauchs konfrontiert wie z. B. sporadischem übermäßigem Alkoholkonsum, Missbrauch von Amphetaminen und Kokain an Wochenenden oder alleinigem, jedoch ausgeprägtem Cannabismissbrauch. Hervorzuheben sind außerdem die Problematik des Tabakkonsums im Zusammenhang mit ADHS und der exzessive Coca-Cola- und Koffeingenuss. Diese Konsumformen bestehen bei ADHS-Betroffenen oft schon seit früher Jugend und können trotz zahlreicher daraus resultierender Schwierigkeiten über lange Zeit in den Alltag integriert werden. Zu Beginn einer solchen Entwicklung kann die Verwendung solcher Substanzen möglicherweise auch als Selbstmedikation verstanden werden.

Bei den letztgenannten leichteren und im Alltag unauffälligeren Suchterkrankungen setzt die Behandlung der ADHS unter den naturalistischen Bedingungen einer ambulanten psychiatrischen Therapie meist bereits vor dem Erreichen einer Abstinenz oder der Reduktion des Substanzgebrauchs auf risikofreies Niveau ein. Und selbst bei stabilisierten schweren Abhängigkeitserkrankungen kommt es vor, dass die dann bereits initiierte zusätzliche ADHS-Therapie wegen Rückfälligkeit phasenweise von begleitendem Substanzgebrauch überlagert ist.

4.4.3 Behandlung der ADHS bei komorbider Suchterkrankung

Neuere Studienergebnisse zur Behandlung von komorbiden Suchterkrankungen und ADHS scheinen die Erwartungen, die man an spezifische Therapien geknüpft hat, etwas zu dämpfen. Drei verschiedene plazebokontrollierte Studien mit langwirksamen Methylphenidatpräparaten (OROS-MPH) in Kombination mit psychotherapeutischen Elementen zeigten keine signifikanten Unterschiede zwischen der aktiven und der Plazebo-Gruppe hinsichtlich Abnahme des Substanzgebrauchs. Dabei ging es in einer Studie um Amphetaminabhängigkeit (Konstenius et al. 2010), in einer anderen um Tabakabhängigkeit (Winhusen et al. 2010), jeweils bei Erwachsenen mit ADHS, und in der dritten Studie um multiplen Substanzgebrauch bei Jugendlichen mit ADHS (Riggs et al. 2011). Auch die Wirksamkeit auf die ADHS-Symptome scheint unter komorbiden Bedingungen geringer auszufallen als bei alleiniger ADHS. Alle drei Studien umfassten jedoch jeweils nur – gemessen an der Schwere und Dauer der zugrunde liegenden Erkrankungen – kurze Zeiträume von 11–16 Wochen Behandlung. Bemerkenswert ist, dass in allen drei Studien trotz fortgesetztem Substanzgebrauch die Behandlung mit MPH nicht zu vermehrten Nebenwirkungen führte und sekundäre positive Effekte einer solchen Behandlung durchaus zu verzeichnen waren.

In anderen, älteren Studien führte dagegen die Behandlung mit Stimulanzien bei ADHS-Patienten mit Kokainabusus zur Reduktion von Substanzmissbrauch und Craving sowie einer Besserung der ADHS-Symptomatik (Levin et al. 2007; Castaneda et al. 2000; Schubiner et al. 2002).

Atomoxetin ist ein weiteres ADHS-Therapeutikum mit noradrenerger Wirkung, das nicht zur Gruppe der Stimulanzien gehört, allerdings eine geringere Effektstärke als MPH aufweist. Aufgrund des fehlenden Missbrauchspotenzials wurde es in verschiedenen Studien bei komorbider Suchterkrankung eingesetzt (Thurstone et al. 2010; Wilens et al. 2008). Auch in diesen Studien zeigte sich weder bzgl. der ADHS-Symptome noch bzgl. der Suchterkrankung ein signifikanter Unterschied zwischen Plazebo und aktiver Behandlung. Ähnlich wie in den o. g. MPH-Studien erwies sich auch Atomoxetin als genügend sicher und verträglich unter der Bedingung von wiederholtem Beikonsum während der Studiendurchführung. Auch hier handelte es sich um jeweils relativ kurze Behandlungszeiträume an einer Studienpopulation mit vielfältigsten Schwierigkeiten.

Ein weiteres Mittel, welches aufgrund seines dopaminergen und noradrenergen Wirkprofils als Alternative zu MPH bei ADHS eingesetzt wird, ist Bupropion. Es gilt als Mittel dritter Wahl bei ADHS und ist häufig lediglich als Antidepressivum registriert. An einer Gruppe von 98 Methadon-substituierten Opioidabhängigen mit begleitender ADHS kam es weder unter Bupropion noch unter MPH gegenüber Plazebo zu einer signifikanten Verbesserung der ADHS-Symptome und auch der Substanzkonsum besserte sich nicht (Levin et al. 2006). Wilens et al. (2010) untersuchten 32 ADHS-Patienten mit weniger schweren Suchterkrankungen in einer offenen 6-wöchigen Studie und wiesen eine Reduktion der ADHS-Symptome, nicht jedoch des Substanzkonsums nach. Allerdings brach mehr als ein Drittel die Studie frühzeitig ab.

Zusammengefasst sind fast allen genannten Studien die kurzen Untersuchungszeiträume, lediglich kleine Studienpopulationen und die Verwendung von Selbstbeurteilungsinstrumenten für ADHS-Symptome und Substanzkonsum gemein. Trotz dieser erheblichen Einschränkungen erwiesen sich die verwendeten Medikamente in allen genannten Studien als sicher und verträglich, obwohl viele Studienteilnehmer weiterhin zumindest sporadischen Substanzkonsum betrieben.

Darüber hinaus wurde mehrfach auf die nicht zu unterschätzenden Effekte der meist begleitenden Psychotherapie in Form von kognitiver Verhaltenstherapie und motivierender Gesprächsführung hingewiesen (z. B. Wilens et al. 2011).

4.4.4 Empfehlungen für ADHS-Medikamente bei komorbider Suchterkrankung

Stimulanzien wie MPH sind in der Therapie von Suchtpatienten mit ADHS aufgrund ihres Missbrauchspotenzials umstritten (z. B. Davids und Gastpar 2003; Fallgatter und Jacob 2009; Wilens et al. 2011). Die Wirksamkeit und Sicherheit von MPH bei alleiniger ADHS ist in zahlreichen Studien an Kindern, Jugendlichen und Erwachsenen breit abgesichert und stellt deshalb die Therapie der ersten Wahl dar. Bei komorbider Suchterkrankung kann MPH nur unter der Voraussetzung einer sicheren Behandlung verwendet werden. Dies bedeutet zum einen, dass die Suchterkrankung nur gering ausgeprägt oder ausreichend stabilisiert sein muss. Zum anderen muss gewährleistet sein, dass kein Missbrauch mit den verordneten Präparaten betrieben wird. Bezüglich der Wahl eines kurz- oder länger wirksamen MPH-Präparates wird heute auch bei komorbiden Suchterkrankungen den über einen ganzen Tag wirksamen Formulierungen der Vorzug gegeben (Riggs et al. 2011). Sie müssen nur einmal täglich eingenommen werden und sind der Manipulation, z. B. für einen i.v.-Abusus, kaum zugänglich.

Atomoxetin weist zwar eine geringere Effektstärke als MPH auf, wird jedoch aufgrund des Fehlens eines Missbrauchspotenzials häufig in der ADHS-Therapie bei komorbider Suchterkrankung favorisiert (Fallgatter und Jakob 2009). Ähnlich verhält es sich mit Bupripion, das mittlerweile ebenfalls in verschiedenen Studien an komorbiden ADHS-Patienten angewendet wurde (Levin et al. 2006; Wilens et al. 2010). In ▶ Tab. 10 finden sich einige Empfehlungen zur Behandlung der ADHS-Patienten mit einer Suchterkrankung.

Tab. 10: Voraussetzungen für die Verwendung von MPH bei ADHS und Suchterkrankungen

auf Patientenseite	auf Therapeutenseite
• kein oder lediglich sporadischer Konsum von illegalen Drogen wie Heroin oder Kokain • kein oder nur sporadischer Konsum von Alkohol • möglichst kein täglicher Cannabiskonsum • mittlere bis hohe Zuverlässigkeit bezüglich Einhalten von Terminen und therapeutischen Vereinbarungen inklusive Einhaltung der verordneten Dosierungen • keine somatischen Erkrankung	• regelmäßiges und verbindliches therapeutisches Setting • wiederholtes Urinscreening und andere Kontrollen auf Substanzkonsum • sorgfältiges Drug Monitoring inklusive Verlaufskontrollen von Wirkungen und Nebenwirkungen • Zusammenarbeit mit den anderen Betreuern und Bezugspersonen des Patienten wie Hausarzt, Apotheke, Wohnbegleitung, Angehörigen u. a.

4.4.5 Psychotherapie

Hinsichtlich der nicht pharmakologischen Behandlung bei ADHS und komorbiden Substanzabhängigkeit gibt es bisher keine kontrollierten Studien, die sich spezifisch der Frage nach der Wirksamkeit psychotherapeutischer Methoden widmen würden. Allerdings zeigten mehrere pharmakologische Studien der letzten Jahre, die neben dem spezifischen ADHS-Medikament und dem Plazebo in beiden Gruppen zusätzlich psychotherapeutische Interventionen vorsahen, überraschend hohe »Plazeboeffekte« (Wilens et al. 2011). Zwar ist es unzulässig, daraus die Schlussfolgerung einer positiven Wirkung der psychotherapeutischen und psychoedukativen Interventionen abzuleiten. Im klinischen Alltag kommt man dagegen ohne begleitende psychotherapeutische Maßnahmen nicht aus. Mögliche Interventionen bei beiden Erkrankungsgruppen können gerichtet sein auf die aggressiven Impulse, mangelnden sozialen Kompetenzen und das reduzierte Selbstwertgefühl. Der Psychoedukation mit einem Schwerpunkt auf der pharmakologischen Besonderheit von Psychostimulanzien kommt nach Davids und Gastpar (2003) eine besondere Bedeutung zu. Die Entwicklung einer manualisierten Psychotherapie wäre ein erstrebenswertes zukünftiges Ziel. Treten Patienten mit ADHS in standardisierten Suchtbehandlungen ein, ist zu bedenken, dass Aufmerksamkeitsdefizite und Ablenkbarkeit ebenso wie Impulsivität nach der Entgiftung fortbestehen und nicht als protrahierte Entzugssymptome gedeutet werden (Davids und Gastpar 2003).

4.5 Fazit für die Praxis

Bei Suchterkrankungen stellt die ADHS des Erwachsenenalters eine der häufigsten komorbiden Störungen dar, die nach wie vor häufig übersehen wird. Deshalb ist zu fordern, dass der Ausschluss von ADHS bei Abhängigkeitsstörungen zum Standard in der Diagnostik von Suchterkrankungen gehört. Dabei ist zu berücksichtigen, dass charakteristische ADHS-Symptome wie Unaufmerksamkeit und Ablenkbarkeit, Impulsivität und erhöhte Risikobereitschaft sowie innere und äußere Unruhe von Begleiterscheinungen eines anhaltenden Substanzkonsums ausreichend abgegrenzt werden müssen.

Ebenso wichtig ist die Erkenntnis, dass eine ADHS im Kindes- und Jugendalter und besonders in Kombination mit externalisierenden Verhaltensstörungen einen wichtigen Prädiktor für die Entwicklung einer Abhängigkeitsstörung darstellt. Kennzeichnend dafür sind der deutlich frühere Beginn und das rasche Fortschreiten zum multiplen und abhängigen Substanzgebrauch verbunden mit den typischen psychosozialen Folgen wie Abbruch von Schule und Ausbildung, Delinquenz und gesellschaftlicher Ausgrenzung. Deshalb ist es von großer Bedeutung, dass bei Kindern und Jugendlichen mit ADHS die Gefahren einer Suchtentwicklung frühzeitig im Behandlungsplan mit geeigneten Maßnahmen berücksichtigt werden. Verschiedene Studien konnten in diesem Zusammenhang zeigen, dass die medikamentöse Behandlung der ADHS im Kindesalter einer späteren Suchtentwicklung entgegenwirkt.

In der Therapie der ADHS bei komorbiden Suchterkrankungen ist es wichtig, den Substanzkonsum am besten zu sistieren, jedoch zumindest erheblich einzuschränken, um die nötige Sicherheit und Adhärenz in der medikamentösen und psychotherapeutischen Behandlung der ADHS zu gewährleisten. Im praktischen Alltag zeigt sich der Prozess der Behandlung von ADHS und Suchterkrankung jedoch selten als lineare Abfolge von »zuerst Abstinenz, dann ADHS-Therapie«, sondern viel eher als permanentes Ineinandergreifen von verschiedenen kleineren therapeutischen Schritten, bei dem beide Erkrankungen von Anfang an entsprechend berücksichtigt werden sollten. So ist es z.B. bedeutsam, dass ein Patient mit manifestem Substanzkonsum mittels Psychoedukation über den Einfluss einer begleitenden ADHS informiert wird und dass auch die Möglichkeiten der Therapie aufgezeigt werden. Ein multimodaler Ansatz ist hier unerlässlich, eine alleinige Behandlung mit Stimulanzen ist sicherlich ein Kunstfehler bei komorbiden Suchterkrankungen. Kennzeichnend ist zudem der zeitliche Aufwand, was die Frequenz und die oft jahrelange Dauer der Behandlung anbetrifft, bis die Betroffenen eine relevante Symptomreduktion erlangen und diese auch aufrechterhalten können.

Eine Behandlung mit Stimulanzen zur effektiven Reduktion von ADHS-Symptomen kann empfehlenswert sein, allerdings nur, wenn ausreichend Sicherheit besteht, dass die Betroffenen diese Medikamente in der vorgeschriebenen Dosierung verwenden und sie nicht an andere weitergeben. Das bedingt stets einen sehr engen therapeutischen Rahmen, etwa als Therapieversuch unter stationären Bedingungen oder in Form einer täglichen oder mindestens mehrmals wöchentlichen Abgabe im Rahmen der Suchtbehandlung. Ein regelmäßiges Monitoring von Beikonsum, sowie Wirkungen, Nebenwirkungen und möglichen Interaktionen der verschiedenen Medikamente ist stets zu gewährleisten. Es muss auch berücksichtigt werden, dass bei schweren Suchterkrankungen aufgrund somatischer Komorbidität Einschränkungen für den Einsatz von Stimulanzen bestehen.

Weniger schwer ausgeprägte Abhängigkeitsstörungen wie z.B. mehrmals wöchentlicher Cannabiskonsum oder gelegentliche Einnahme von Partydrogen oder Kokain sowie sporadische Alkoholexzesse stellen kein grundsätzliches Hindernis für die Etablierung einer ADHS-Behandlung dar. Im Gegenteil erweist es sich als wichtig, dass die Betroffenen durch die bessere Kontrolle der ADHS-Symptome eine günstigere Ausgangslage zur Kontrolle des Substanzkonsums erreichen. Hier ist die multimodale Therapie der ADHS von ganz besonderer Bedeutung. Die alleinige Verabreichung von Stimulanzen an junge Menschen mit riskantem Substanzkonsum kann rasch zum Missbrauch der Stimulanzen führen und ist deswegen ein Kunstfehler in der Therapie von komorbider ADHS und Suchterkrankung. Unter diesen Voraussetzungen trägt die regelmäßige und engagierte psychotherapeutische Begleitung entscheidend zum Therapieerfolg bei.

Literatur

Arcos-Burgos M, Vélez JI, Solomon BD, Muenke M (2012) A common genetic network underlies substance use disorders and disruptive or externalizing disorders. Human Genetics 131:917–929.
Banaschewski T, Becker K, Scherag S, Franke B, Coghill D (2010) Molecular genetics of attention-deficit/hyperactivity disorder: An overview. European Child & Adolescent Psychiatry 19:237–257.
Barkley RA (2002) Major life activity and health outcomes associated with attention-deficit/hyperactivity disorder. Journal of Clinical Psychiatry 63(Suppl12):10–15.
Bastiaens L, Ricardi K, Sakhrani D (2002) The RAFFT as a screening tool for adult substance use disorders. The American Journal of Drug and Alcohol Abuse 28:681–691.
Becker K, Schmidt MH (2007) ADHS und Substanzmissbrauch, einschließlich Nikotin. In C.M. Freitag & W. Retz (Hrsg.), ADHS und komorbide Erkrankungen. Stuttgart: Kohlhammer. S. 142–154.
Biederman J (2005) Attention-Deficit/Hyperactivity Disorder: A Selective Overview. Biological Psychiatry 57:1215–1220.
Biederman J, Faraone SV (2005) Attention-deficit hyperactivity disorder. The Lancet 366:237–248.
Biederman J, Faraone SV, Mick E, Williamson S, Wilens TE, Spencer TJ (1999) Clinical correlates of ADHD in females: Findings from a large group of girls ascertained from pediatric and psychiatric referral sources. Journal of the American Academy of Child & Adolescent Psychiatry 38:966–975.
Biederman J, Michael C, Monuteaux MC, Spencer T, Wilens TE, MacPherson HA (2008) Stimulant therapy and risk for subsequent substance use disorders in male adults with ADHD: A naturalistic controlled 10-year follow-up study. The American Journal of Psychiatry 165:597–603.
Biederman J, Monuteaux MC, Doyle AE, Seidman LJ, Wilens TE, Ferrero F (2004) Impact of executive function deficits and attention-deficit/hyperactivity disorder (ADHD) on academic outcomes in children. Journal of Consulting and Clinical Psychology 72:757–766.
Biederman J, Monuteaux MC, Mick E, Spencer T, Wilens TE, Silva JM (2006) Young adult outcome of attention deficit hyperactivity disorder: A controlled 10-year follow-up study. Psychological Medicine 36:167–179.
Biederman J, Petty CR, Hammerness P, Batchelder H, Faraone SV (2012) Cigarette smoking as a risk factor for other substance misuse: 10-year study of individuals with and without attention-deficit hyperactivity disorder. The British Journal of Psychiatry 201:207–214.
Bukstein OG (2008) Substance abuse in patients with attention-deficit/hyperactivity disorder. The Medscape Journal of Medicine 10:24–31.
Bukstein OG (2011) Attention deficit hyperactivity disorder and substance use disorders. In S. Stanford & R. Tannock (Eds.), Behavioral neuroscience of attention deficit hyperactivity disorders and its treatment. Berlin: Springer. S. 145–172.
Castaneda R, Levy R, Hardy M, Trujillo M (2000) Long-acting stimulants of attention-deficit disorder in cocaine-dependent adults. Psychiatric Services 51:169–171.
Castellanos FX (2002) Proceed, with caution: SPECT cerebral blood flow studies of children and adolescents with attention deficit hyperactivity disorder. The Journal of Nuclear Medicine 43:1630–1633.
Cleland C, Magura S, Foote EJ, Rosenblum A, Kosanke N (2006) Factor structure of the Conners Adult ADHD Rating Scale (CAARS) for substance users. Addictive Behaviours 31:1277–1282.
Dahmen B, Putz V, Herpertz-Dahlmann B, Konrad K (2012) Early pathogenic care and the development of ADHD-like symptoms. Journal of Neural Transmission 119:1023–1036.

Davids E, Gaspar M (2003) Aufmerksamkeitsdefizit-/Hyperaktivitätsstörung und Substanzmittelabhängigkeit. Psychiatrische Praxis 30:182–186.

Faraone SV, Perlis RH, Doyle AE, Smoller JW, Goralnick JJ, Holmgren MA (2005) Molecular genetics of attention-deficit/hyperactivity disorder. Biological Psychiatry 57:1313–1323.

Fallgatter AJ, Jakob CP (2009) Komorbidität von Suchterkrankungen und Aufmerksamkeitsdefiziten-/Hyperaktivitätsstörungen. Pathogenese und Therapie. Nervenarzt 80:1015–1021.

Giedd JN, Blumenthal J, Molloy E, Castellanos FX (2001) Brain imaging of attention deficit/hyperactivity disorder. Adult attention deficit disorder: Brain mechanisms and life outcomes. Annals of the New York Academy of Sciences 931:33–49.

Glass K, Flory K (2010) Why does ADHD confer risk for cigarette smoking? A review of psychosocial mechanisms. Clinical Child and Family Psychology Review 13:291–313.

Halmoy A, Fasmer OB, Gillberg C, Haavik J (2009) Occupational outcome in adult ADHD: Impact of symptom profile, comorbid psychiatric problems, and treatment: A cross-sectional study of 414 clinically diagnosed adult ADHD patients. Journal of Attention Disorders 13:175–187.

Hammerness P, Joshi G, Doyle R, Georgiopoulos A, Geller D, Spencer T (2012) Do stimulants reduce the risk for cigarette smoking in youth with Attention-Deficit Hyperactivity Disorder? A prospective, long-Term, open-label study of extended-release methylphenidate. Journal of Pediatrics, In Press.

Knight JR, Sheritt L, Shrier LA, Harris SK, Chang G (2002) Validity of the CRAFFT substance abuse screening test among adolescent clinic patients. Archives of Pediatrics & Adolescent Medicine 156:607–614.

Konstenius M, Jayaram-Lindstrom N, Beck O, Franck J (2010) Sustained release methylphenidate for the treatment of ADHD in amphetamine abusers: A pilot study. Drug and Alcohol Dependence 108:130–133.

Larson K, Russ SA, Kahn RS, Halfon N (2011) Patterns of comorbidity, functioning, and service use for US children with ADHD, 2007. Pediatrics 127:462–470.

Lee S, Humphreys KL, Flory K, Liu R, Glass K (2011) Prospective association of childhood attention-deficit/hyperactivity disorder (ADHD) and substance use and abuse/dependence: A meta-analytic review. Clinical Psychology Review 31:328–341.

Levin FR, Evans SM, Brooks DJ, Garawi F (2007) Treatment of cocaine dependent treatment seekers with adult ADHD: Double-blind comparison of methylphenidate and placebo. Drug and Alcohol Dependence 87:20–29.

Levin FR, Evans SM, Brooks DJ, Kalbag AS, Garawi F, Nunes EV (2006) Treatment of methadonemaintained patients with adult ADHD: Double-blind comparison of methylphenidate, bupropion, and placebo. Drug and Alcohol Dependence 81:137–148.

Lindsay GB, Rainey J (1997) Psychosocial and pharmacologic explanations of nicotine's "gateway drug" function. Journal of School Health 67:123–126.

Lindström K, Lindblad F, Hjern A (2011) Preterm birth and attention-deficit/hyperactivity disorder in schoolchildren. Pediatrics 127:858–865.

Mannuzza S, Klein RG, Bessler A, Malloy P, Hynes ME (1997) Educational and occupational outcome of hyperactive boys grown up. Journal of the American Academy of Child and Adolescent Psychiatry 36:1222–1227.

Mannuzza S, Klein RG, Bessler A, Malloy P, LaPadula M (1998) Adult psychiatric status of hyperactive boys grown up. American Journal of Psychiatry 155:493–498.

Mannuzza S, Klein RG, Truong NL, Moulton JL, Roizen ER, Howell KH (2008) Age of methylphenidate treatment initiation in children with ADHD and later substance abuse: Prospective follow-up into adulthood. The American Journal of Psychiatry 165:604–649.

Ohlmeier M, Peters K, Buttensieg N, Seifert J, te Wildt B, Emrich HM (2005) ADHS und Sucht. Psychoneuro 31:554–562.

Riggs P D, Winhusen T, Davies RD, Leimberger JD, Mikulich-Gilbertson S, Klein C (2011) Randomized controlled trial of osmotic-release methylphenidate with CBT in adoles-

cents with ADHD and substance use disorders. Journal of the American Academy of Child & Adolescent Psychiatry 50:903–914.
Schmidt S, Brähler E, Petermann F, Koglin U (2012) Komorbide Belastungen bei Jugendlichen und jungen Erwachsenen mit ADHS. Zeitschrift für Psychiatrie, Psychologie und Psychotherapie 60:15–26.
Schmidt S, Petermann F (2008) Entwicklungspsychopathologie der ADHS. Zeitschrift für Psychiatrie, Psychologie und Psychotherapie 56:265–274.
Schubiner H, Saules KK, Arfken CL, Johanson CE, Schuster CR, Lockhart N (2002) Double-blind placebo-controlled trial of methylphenidate in the treatment of adult ADHD patients with comorbid cocaine dependence. Experimental and Clinical Psychopharmacology 10:286–294.
Shadel WG, Shiffman S, Niaura R, Nichter M, Abrams DB (2000) Current models of nicotine dependence: What is known and what is needed to advance understanding of tobacco etiology among youth. Drug and Alcohol Dependence 1:9–22.
Spencer TJ, Biederman J, Mick E (2007) Attention-deficit/hyperactivity disorder: Diagnosis, lifespan, comorbidities, and neurobiology. Journal of Pediatric Psychology 32:631–642.
Stieglitz RD, Nyberg E, Hofecker Fallahpour M (2012) ADHS im Erwachsenenalter. Göttingen: Hogrefe.
Stieglitz RD, Volz HP (2009) Komorbidität bei psychischen Störungen. Bremen: UniMed.
Thurstone C, Riggs PD, Salomonsen-Sautel S, Mikulich-Gilbertson SK (2010) Randomized, controlled trial of atomoxetine for attention-deficit/hyperactivity disorder in adolescents with substance use disorder. Journal of the American Academy of Child and Adolescent Psychiatry 49:573–582.
Tischler L, Schmidt S, Petermann F, Koglin U (2010) ADHS im Jugendalter. Symptomwandel und Konsequenzen für Forschung und klinische Praxis. Zeitschrift für Psychiatrie, Psychologie und Psychotherapie 58:23:34.
Valera EM, Faraone SV, Murray KE, Seidman LJ (2007) Meta-analysis of structural imaging findings in attention-deficit/hyperactivity disorder. Biological Psychiatry, 61:1361–1369.
Wilens TE, Adamson J, Monuteaux MC (2008) Effect of prior stimulant treatment for attentiondeficit/ hyperactivity disorder on subsequent risk for cigarette smoking and alcohol and drug use disorders in adolescents. Archives of Pediatrics & Adolescent Medicine 162:916–921.
Wilens TE, Adler LA, Weiss MD, Michelson D, Ramsey JL, Moore RJ (2008) Atomoxetine treatment of adults with ADHD and comorbid alcohol use disorders. Drug and Alcohol Dependence 96:145–154.
Wilens TE, Faraone SV, Biederman J, Gunawardene S (2003) Does stimulant therapy of attention-deficit/hyperactivity disorder beget later substance abuse? Meta-analytic review of the literature. Pediatrics 111:179–185.
Wilens TE, Jefferson BP, Waxmonsky J, Doyle R, Spencer T, Martelon MK, Evans M (2010) An open trial of sustained release bupropion for attention-deficit/hyperactivity disorder in adults with ADHD plus substance use disorders. ADHD Related Disorders 1:25–35.
Wilens TE, Martelon M, Joshi G, Bateman C, Fried R, Petty C (2011) Does ADHD predict substance-use disorders? A 10-year follow-up study of young adults with ADHD. Journal of the American Academy of Child & Adolescent Psychiatry 50:543–553.
Winhusen TM, Somoza EC, Brigham GS, Liu DS, Green CA, Covey LS (2010) Impact of attention-deficit/hyperactivity disorder (ADHD) treatment on smoking cessation intervention in ADHD smokers: A randomized, double-blind, placebo-controlled trial. Journal of Clinical Psychiatry 71:1680–1688.

5 Persönlichkeitsstörungen und komorbide Suchterkrankungen

Marc Walter

5.1 Einleitung

Nach ICD-10 liegt eine Persönlichkeitsstörung grundsätzlich vor, wenn bei einer Person bestimmte Verhaltens-, Gefühls- und Denkmuster vorhanden sind, die deutlich von den Erwartungen der soziokulturellen Umgebung abweichen. Die charakteristischen Persönlichkeitszüge einer spezifischen Persönlichkeitsstörung sind überdauernd vorhanden, unflexibel und wenig angepasst und führen zu Leiden oder Beeinträchtigung in sozialen Funktionsbereichen (Dilling et al. 1991).

Gerade bei der Diagnose einer Persönlichkeitsstörung gibt es vor der Diagnosestellung einige wichtige Grundsätze zu beachten. Die Diagnosestellung sollte nicht stigmatisierend sein, nicht durch situative und persönliche Betroffenheit oder Ärger des Therapeuten entstehen. Die Diagnose sollte weiterhin nur vergeben werden, wenn eine Person unter ihrer Persönlichkeit leidet, wenn sie eindeutig mit einer komorbiden psychischen Störung in einem Zusammenhang steht, oder wenn die Person aufgrund eines eingeschränkten psychosozialen Funktionsniveaus mit Ethik, Recht und Gesetz in Konflikt gerät (Fiedler 2007).

In ▸ Tab. 11 sind die derzeit gültigen Persönlichkeitsstörungen nach DSM-5 in Cluster A-, Cluster B- und Cluster C-Persönlichkeitsstörungen aufgeteilt.

Tab. 11: Klassifikation der Persönlichkeitsstörungen im DSM-5

Cluster A	Cluster B	Cluster C
paranoide Persönlichkeitsstörung	antisoziale Persönlichkeitsstörung	vermeidende Persönlichkeitsstörung
schizoide Persönlichkeitsstörung	Borderline-Persönlichkeitsstörung	dependente Persönlichkeitsstörung
schizotypische Persönlichkeitsstörung	histrionische Persönlichkeitsstörung	zwanghafte Persönlichkeitsstörung
	narzisstische Persönlichkeitsstörung	

Durch den Zusammenhang mit Suchterkrankungen, Suizidalität, Impulsivität und Kriminalität sowie intensiven psychiatrischen Behandlungen nehmen die *Cluster B-Persönlichkeitsstörungen* – und hier insbesondere die Borderline-Persönlichkeitsstörung und die antisoziale Persönlichkeitsstörung – eine Sonderstellung ein (Coid et al. 2006).

Die antisoziale Persönlichkeitsstörung ist durch ein Muster von Missachtung und Verletzung der Rechte anderer, die Borderline-Persönlichkeitsstörung durch ein Muster von interpersoneller und affektiver Instabilität und Impulsivität gekennzeichnet (Dilling et al. 1991).

Neurobiologischen Befunden zufolge ist die antisoziale Persönlichkeitsstörung insbesondere durch eine eingeschränkte emotionale Reagibilität (Herpertz et al. 2001) und eine strukturelle Volumenminderung im präfrontalen Kortex geprägt (Narayan et al. 2007), die Borderline-Persönlichkeitsstörung ist vor allem durch ein negatives Selbstbild (Dammann et al. 2011) und durch eine erhöhte emotionale Reagibilität gekennzeichnet (Gunderson 2011).

5.2 Epidemiologie

Epidemiologische Studien gehen in der Allgemeinbevölkerung von einer Prävalenzrate von ca. 10 % für das Vorliegen einer Persönlichkeitsstörung aus. Die Daten schwanken je nach Studie zwischen 4 % und 20 % (Trull et al. 2010).

Von den spezifischen Persönlichkeitsstörungen treten in der Klinik die (ängstlich-) vermeidende Persönlichkeitsstörung, die zwanghafte Persönlichkeitsstörung und die Borderline-Persönlichkeitsstörung besonders häufig auf (Zimmermann et al. 2005).

Das Risiko bei bestehender Persönlichkeitsstörung auch an einer komorbiden Suchterkrankung zu leiden, ist um den Faktor 5 für alkoholbezogenen Störungen und um den Faktor 12 für drogenbezogenen Störungen erhöht (Trull et al. 2010).

In einer Übersichtsarbeit zur Komorbidität von Persönlichkeitsstörungen bei Patienten mit Suchterkrankungen ergaben die Studien eine Prävalenzrate von 34–73 % (Verheul 2001). Es kann mittlerweile davon ausgegangen werden, dass je nach untersuchter Stichprobe und zugrundeliegender Suchterkrankung ungefähr *jeder zweite Patient* neben einer Suchterkrankung auch eine oder mehrerer Persönlichkeitsstörungen hat. In einer Stichprobe mit Borderline-Persönlichkeitsstörung hatte die Hälfte der Patienten auch eine alkohol- und/oder eine drogenbezogene Störung (McGlashan et al. 2000). Tatsächlich wurde das gemeinsame Auftreten von Suchterkrankungen und Cluster B-Persönlichkeitsstörungen besonders häufig berichtet (Skodol et al. 1999; Moran et al. 2006; Walter et al. 2009).

Bei Patienten mit Alkoholabhängigkeit wurden verschiedene spezifische Persönlichkeitsstörungen festgestellt, darunter neben der Borderline-Persönlichkeitsstörung auch die narzisstische, die zwanghafte und die paranoide Persönlichkeitsstörung. Das Auftreten einer oder mehrerer Persönlichkeitsstörungen war mit der Schwere der Suchtproblematik positiv assoziiert (Preuss et al. 2009).

Bei Patienten mit Alkoholabhängigkeit und cannabisbezogenen Störungen wurden neben der schizotypischen Persönlichkeitsstörung, die Borderline-Persönlichkeitsstörung und die antisoziale Persönlichkeitsstörung häufig diagnostiziert (Hasin et al. 2011).

In einer kürzlich publizierten Studie haben bei stationärer Erstaufnahme 46 % aller Patienten mit Suchterkrankungen auch eine Persönlichkeitsstörung, bei 16 % wurde eine antisoziale Persönlichkeitsstörung und bei 13 % eine Borderline-Persönlichkeitsstörung diagnostiziert (Langås et al. 2012).

Es bleibt festzuhalten, dass die Komorbidität zwischen Suchterkrankung und Persönlichkeitsstörung häufig ist, insbesondere und je nach Stichprobe die Borderline-Persönlichkeitsstörung und die antisoziale Persönlichkeitsstörung betrifft und häufig mit einer schweren Suchtproblematik verbunden ist.

Zusätzlich gibt es derzeit auch deutliche Hinweise dafür, dass auch wenn sich die Art der Persönlichkeitsstörung zwischen Alkohol- und Drogenabhängigkeit nicht wesentlich unterscheidet, bei drogenabhängigen Patienten die Prävalenz für eine spezifische komorbide Persönlichkeitsstörung möglicherweise etwas höher ist als bei alkoholabhängigen Patienten (Colpaert et al. 2012). So haben in einer brasilianischen Studie auch 25 % der Crack-Kokain-Konsumenten, aber nur 9 % der Alkohol- und Cannabis-Konsumenten eine zusätzliche antisoziale Persönlichkeitsstörung (Kessler et al. 2012). Kritisch bleibt jedoch anzumerken, dass die standardisierten Interviews zur Diagnostik der Persönlichkeitsstörungen, ein delinquentes Verhalten erfassen, dass bei der Abhängigkeit von Heroin oder Kokain beinahe regelhaft zu finden und als sog. »Beschaffungskriminalität« im Rahmen der Suchterkrankung zu werten ist und kein antisoziales/psychopathisches Verhalten im engeren Sinn darstellt, das typischerweise mit ausgeprägter Aggressivität, fehlender Empathie und Rücksichtslosigkeit gegenüber anderen verbunden ist (Walter et al. 2011).

5.3 Ätiologie/Modelle

Die Hypothesen für die häufig anzutreffende Komorbidität zwischen Persönlichkeitsstörungen und Suchterkrankungen sind vielfältig und reichen von einer sekundären Abhängigkeitserkrankung bei primärer Persönlichkeitsstörung und passageren Suchtproblemen in krisenhaften Zuständen bei Patienten mit Persönlichkeitsstörungen, über gemeinsame biologische Vulnerabilitätsfaktoren, wie etwa einer Impulskontrollstörung, bis hin zur Vermutung, dass auch Folgen einer Abhängigkeitserkrankung wie etwa wiederholte Traumatisierungen zu Persönlichkeitsveränderungen führen, die mit der Diagnose einer Persönlichkeitsstörung einhergehen können (Moggi 2007).

Das am besten empirisch untersuchte Modell zur Ätiologie dieser Komorbidität geht von *einer primären Persönlichkeitsstörung und einer sekundären Sucht-*

erkrankung aus (▶ Kap. 1 A). Dies ist ein klinisches Modell, das sich auf das zeitliche Auftreten beider Störungsbilder bezieht. Bei der Borderline-Persönlichkeitsstörung, der antisozialen Persönlichkeitsstörung und auch der narzisstischen Persönlichkeitsstörung wird vor allem die Selbstmedikationshypothese, erweitert um die Selbstregulation der Emotionen durch Substanzeinnahme, als Erklärung zugrunde gelegt. Während normalerweise – kulturell und sozial eingebettet – der Konsum psychotroper Substanzen die Funktionen von Entspannung aber auch Rausch, Enthemmung und Belohnung vermittelt, kommen bei Personen mit Persönlichkeitsstörungen dem Konsum zusätzliche Funktionen zu. Hier können krisenhafte Zustände, die sich durch unerträgliche Emotionen wie Angst und Aggressionen und durch Gefühle von Hilflosigkeit und Ohnmacht äußern, durch den Substanzkonsum situativ behoben werden. Die Substanzwirkung dient damit zur Stressdämpfung und Regulierung negativer und schmerzhafter Emotionen (Walter und Dammann 2012).

Patienten mit Cluster B-Persönlichkeitsstörungen beginnen meist früh mit exzessivem Substanzgebrauch und verwenden neben Substanzen wie Alkohol oder Cannabis in der Regel auch sog. harte Drogen wie Heroin oder Kokain. Es konnte gezeigt werden, dass diese Patienten deutlich früher in den intravenösen Konsum von Drogen einsteigen als Patienten ohne komorbide Persönlichkeitsstörung (Cohen et al. 2007).

Zu der Hypothese der *gemeinsamen biologischen Vulnerabilitätsfaktoren* wurde vor allem von neuropsychiatrischer Seite ein erster Beitrag geleistet. Bildgebungsstudien konnten ähnliche Befunde für Suchterkrankungen und Persönlichkeitsstörungen zeigen. Derzeit sind diese Befunde zunächst noch sehr unspezifisch und treffen auch für andere psychiatrische Störungsbilder wie etwa für Risikopersonen und Patienten mit psychotische Störungen zu (Borgwardt et al. 2012). Gemeinsamkeiten zeigten sich vor allem in einer Volumenminderung der grauen Substanz in den Hirnarealen des limbischen Systems wie Striatum und Amygdala sowie dem präfrontalen Kortex für die antisoziale Persönlichkeitsstörung, die Alkohol-, die Kokain- und die Heroinabhängigkeit (Makris et al. 2008; Tanabe et al. 2009). Diese Areale dienen insbesondere auch der Vermittlung und Kontrolle von Emotionen und Craving (Verlangen nach einer Substanz). Sowohl für die Persönlichkeitsstörungen als auch für Suchterkrankungen wurden diese Ergebnisse mit klinischen Defiziten und Schwierigkeiten in der Impulskontrolle bei beiden Störungsbildern diskutiert (▶ Kap. A 3). Für die Impulsivität konnte bereits ein positiver Zusammenhang mit der Volumenreduktion bei kokainabhängigen und heroinabhängigen Patienten nachgewiesen werden (Qiu et al. 2010; Moreno-Lopez et al. 2012). Familienstudien konnten zeigen, dass nicht nur die drogenabhängigen Patienten, sondern auch ihre gesunden Familienangehörigen impulsive Persönlichkeitszüge und Defizite in den Exekutivfunktionen und in der Impulskontrolle aufwiesen (Ersche et al. 2012).

Generell ist die erhöhte Impulsivität mit einer geringeren Dopamin-Autorezeptorbindung und mit einem größeren durch Stimulanzien ausgelösten Dopaminfreisetzung im Striatum assoziiert (Buckholtz et al. 2010). Dieses Ergebnis könnte einen Erklärungsansatz dafür liefern, warum Patienten mit Cluster-

B-Persönlichkeitsstörungen auch eine größere Vulnerabilität für den Konsum einiger psychotroper Substanzen haben, die bei bestehender hoher Impulsivität dieser Persönlichkeitsstörungen zu einer starken Dopaminausschüttung im Gehirn mit entsprechend positiven Wirkungen bei Substanzkonsum führen könnte.

In Zukunft werden diese neuropsychiatrischen Erkenntnisse dabei helfen, phänomenologische Diagnosekategorien durch neurobiologische Marker und Prädiktoren zu ergänzen, um wertvolle Hinweise auch für therapeutische Ansätze zu erhalten.

5.4 Klinische Charakteristika/Verlauf

Grundsätzlich unterscheiden sich Patienten mit Suchterkrankung und komorbider Persönlichkeitsstörung von Patienten ohne komorbider Persönlichkeitsstörung. Sie weisen früher Suchtprobleme auf, sind bei Eintritt in eine suchtspezifische Behandlung jünger, konsumieren häufiger illegale Substanzen und haben mehr soziale Probleme sowie eine geringere psychosoziale Funktionsfähigkeit (Langås et al. 2012).

Auch der klinische Verlauf ist bei Patienten mit Persönlichkeitsstörung und komorbider Suchterkrankung den empirischen Befunden zufolge wie erwartet schlechter. Trotz Verbesserungen im Verlauf zeigten Patienten mit komorbider antisozialer Persönlichkeitsstörung sowohl in der Schwere der Sucht als auch bzgl. der psychischen Problematik eine stärkere Beeinträchtigung als diejenigen ohne komorbide Persönlichkeitsstörung (Galen et al. 2000). Zudem konnte festgestellt werden, dass eine komorbide antisoziale, Borderline- oder schizotypische Persönlichkeitsstörung als spezifische Persönlichkeitsstörung einen signifikanten Prädiktor für eine anhaltende drogenbezogene Störung über mehrere Jahre darstellt – eine andere komorbide psychische Störung hatte dagegen keinen Einfluss auf den Verlauf der Drogenproblematik (Fenton et al. 2011).

Ein weiterer Befund zeigt auf, wie wichtig die Diagnosestellung einer Persönlichkeitsstörung für den Verlauf der suchtspezifischen Behandlung ist: Die komorbide Persönlichkeitsstörung remittiert nicht nach einer Behandlung der Suchterkrankung (Verheul et al. 2000). Umgekehrt ist es die komorbide Suchterkrankung, die mit einem schlechteren Verlauf bei Patienten mit einer Borderline-Persönlichkeitsstörung assoziiert ist (Zanarini et al. 2004).

Insgesamt kann vermutet werden, dass eine Behandlung der Suchterkrankung allein nur einen geringen reziproken Effekt auf den Verlauf einer komorbiden Persönlichkeitsstörung hat, sodass die Behandlung der spezifischen Persönlichkeitsstörung verstärkt in den Fokus der Suchtbehandlung gerückt werden sollte.

5.5 Therapie

5.5.1 Allgemeines/Setting

Generell gilt, dass bei Persönlichkeitsstörungen die Psychotherapie die Behandlung der Wahl ist. Bei der Diagnose einer Persönlichkeitsstörung sollten wenn möglich immer auch Elemente der evidenzbasierten störungsspezifischen Psychotherapien angewandt werden. Verschiedene störungsspezifische Psychotherapien haben sich für die Behandlung der Borderline-Persönlichkeitsstörung als äußerst wirksam erwiesen, darunter insbesondere die Dialektisch-behaviorale Therapie (DBT; Linehan 1993) mit den meisten positiven Studien und dem derzeit höchsten Evidenzgrad. Weiterhin gibt es gute Evidenz für die übertragungsfokussierte Psychotherapie (TFP, Transference-Focused Psychotherapy), die mentalisierungsbasierte Therapie und die Schematherapie (Sollberger und Walter 2011).

Ein mögliches Vorgehen für eine geeignete Therapie von Persönlichkeitsstörung und komorbider Suchterkrankung kann zunächst eine Orientierung am Schwergrad der komorbiden Suchterkrankung sein. Für die Behandlung der komorbiden Suchterkrankungen stehen mittlerweile verschiedene evidenzbasierte suchtspezifische Therapiemethoden zur Verfügung, die klinisch erprobt sind und breit angewandt werden.

In ▶Tab. 12 ist ein mögliches therapeutisches Vorgehen bei Patienten mit Persönlichkeitsstörung und komorbider Suchterkrankungen nach Schweregrad aufgeführt. Leichtere und mittelgradige Suchtprobleme können mit suchtspezifischen Therapieformen behandelt werden, bei schweren Suchtproblemen mit einer Mehrfachabhängigkeit unter Einbezug der Opiatabhängigkeit sollten suchtspezifische Therapien und Substitutionsbehandlungen eingesetzt werden.

Tab. 12: Psychotherapeutisches Vorgehen bei Persönlichkeitsstörung und komorbider Suchterkrankung

Komorbide Alkohol- und Drogenproblematik	Schweregrad	Psychotherapie
schädlicher Gebrauch: erhöhter Konsum von Alkohol oder »weichen Drogen«	I	Psychotherapie
einfache Substanzabhängigkeit: • Alkoholabhängigkeit oder • Kokainabhängigkeit oder • Amphetaminabhängigkeit	II	suchtspezifische Psychotherapie
Polytoxikomanie (Mehrfachabhängigkeit): • Heroinabhängigkeit • Kokainabhängigkeit • Sedativaabhängigkeit • Alkoholabhängigkeit • Cannabisabhängigkeit (…)	III	suchtspezifische Psychotherapie und Substitution

Ob in Zukunft psychotherapeutische Angebote, die speziell auf die Doppeldiagnose von Persönlichkeitsstörung und Suchterkrankung zugeschnitten sind, in den klinischen Alltag einfließen, hängt auch von den weiteren Forschungsergebnissen in diesem Bereich ab. Adaptierte Therapieverfahren zur Behandlung der Patienten mit dieser Doppeldiagnose konnten bereits positive Ergebnisse zeigen.

5.5.2 Psychosoziale Therapie

Suchtspezifische Therapien bei Persönlichkeitsstörungen

Bei Suchterkrankungen hat sich die Technik der motivierenden Gesprächsführung als wirksam herausgestellt (Miller und Rollnick 2002). Dieses therapeutische Verfahren eignet sich auch als Kurzintervention unter stationären Bedingungen. Ziel der Behandlung ist die Klärung von Ambivalenzen bezüglich des Substanzkonsums und die Schaffung von Bedingungen, die Eigenmotivation und Willen zur Veränderung in Richtung Abstinenz oder moderaten Konsum fördern. Dabei werden konfrontative Interventionen bei empathischer Grundhaltung weitgehend vermieden, da diese eher dazu führen, dass eine Abwehrhaltung gegenüber dem Therapeuten eingenommen wird. Die motivierende Gesprächsführung eignet sich besonders gut dazu, zu Beginn der Therapie eine tragfähige therapeutische Beziehung zu Patienten mit Persönlichkeitsstörungen aufzubauen. Auf diese Weise werden Suchtverlangen oder Rückfall, aber auch Gefühle, eher berichtet und können in der Therapie bearbeitet werden.

Weiterhin wird mit Erfolg die Rückfallprävention angewandt (Marlatt und Gordon 1985), insbesondere in Krankheitsphasen mit wechselnder Abstinenz und Rückfälligkeit. Das Ziel dieser psychotherapeutischen Techniken ist es, Risikosituationen für ein Konsumereignis bzw. einen Rückfall zu identifizieren und ihnen mithilfe effektiver Bewältigungsfertigkeiten vorzubeugen. Die Veränderungen der individuellen Erwartungen an die positiven Effekte der Substanzwirkung sowie die Bedeutung des Konsums sollen dem Patient dabei helfen, in einer bedrohlichen Situation anders als gewohnt handeln zu können, das heisst einen bestimmten Gefühlszustand nicht mehr mit Substanzkonsum regulieren zu müssen. Die Analyse der Situation, in der konsumiert wird, ermöglicht es, die spezifische Bedeutung des Konsums im Zusammenhang mit der individuellen Gefühlswelt der Patienten zu verstehen, um die entsprechenden problematischen Interaktionsmuster zu bearbeiten.

Grundsätzlich stellen die Patienten, die unter einer Persönlichkeitsstörung und einer Suchterkrankung leiden, für jeden Psychotherapeuten eine große Herausforderung dar, insbesondere wenn eine Polytoxikomanie (Mehrfachabhängigkeit) vorliegt.

Störungsspezifische Psychotherapie bei Suchterkrankungen

Patienten mit Persönlichkeitsstörungen sind häufig unzuverlässig, was die Einhaltung der Termine und die Therapievereinbarungen betrifft, oder sie sind intoxikiert und nicht in der Lage die erforderliche Konzentration und Aufmerksamkeit in der Sitzung aufzubringen. In diesen Fällen kann die Anwendung von Elementen einer störungsspezifischen Psychotherapie der Persönlichkeitsstörung hilfreich sein.

Als eine evidenzbasierte Psychotherapie bei Patienten mit Persönlichkeitsstörungen geht die TFP etwa davon aus, dass bei schweren Persönlichkeitsstörungen gute und böse Objektrepräsentationen klar voneinander getrennt sind und aufgrund unkontrollierbarer Aggressionen nicht integriert werden können. Das Therapieziel ist deshalb die Integration der affektiv hoch besetzten Repräsentationen in die Komplexität eines differenzierten Selbst und Objekts mit sowohl guten als auch bösen Anteilen (Clarkin et al. 2001). Das Problem für den Therapeuten sind dabei häufig die Aggressionen dieser Patienten, die während der Therapiesitzungen direkt (Hilflosigkeit, Angst) oder indirekt (Müdigkeit, Langeweile) in der Gegenübertragung zum Ausdruck kommen.

Liegt eine stabile Phase seitens der Suchterkrankung vor, sodass regelmäßige Therapiesitzungen stattfinden können, sollten diese Aggressionen in der Übertragung im Hier und Jetzt bearbeitet werden. Durch die Komorbidität mit der Suchterkrankung bleibt es das Ziel, die Patienten in der Therapie zu halten, Phasen von stationären Entzugsbehandlungen oder Fehlzeiten bei dem Therapierahmen und den Therapievereinbarungen zu berücksichtigen, und diese wenn erforderlich an die veränderte Situation anzupassen. Wenn immer möglich, sollte der Versuch unternommen werden, die Patienten in einem ambulanten psychotherapeutischen Setting zu behandeln. Stationäre Behandlungen bieten sich insbesondere bei Abhängigkeitssyndromen mit körperlichen Entzugssymptomen (Alkohol- oder Heroinabhängigkeit) oder für kurze Kriseninterventionen an.

Evidenzbasierte Psychotherapien bei Doppeldiagnosen

An evidenzbasierten Therapien für Patienten mit der Doppeldiagnose Persönlichkeitsstörung und Suchterkrankung liegen derzeit drei verschiedene Psychotherapien vor: die DBT, die »dual-focused schema therapy«(DFST), und die »dynamic deconstructive psychotherapy« (DDP) (Pennay et al. 2011).

Der Standard-DBT-Ansatz wurde zunächst für den Einsatz bei Patienten mit Borderline-Persönlichkeitsstörung und komorbider Drogenabhängigkeit (DBT-S) adaptiert. Diese adaptierte DBT-Behandlung wurde zum Teil als effektiver gegenüber anderen Therapieverfahren in der Behandlung von Frauen mit Borderline-Persönlichkeitsstörung und Opiatabhängigkeit befunden (Linehan et al. 2002). Aber auch Standard-DBT reduziert Borderline-Symptome und verbessert die Emotionsregulation bei Doppeldiagnosen (van den Bosch et al. 2002). Unklar bleibt derzeit noch, ob durch Standard-DBT auch die Substanzprobleme bei Doppeldiagnosen positiv beeinflusst werden.

Die DDP-Behandlung konnte positive Veränderungen in den Bereichen psychosoziale Funktionsfähigkeit, parasuizidales Verhalten, Depression, Dissoziation und vor allem eine größere Reduktion des Alkoholkonsums gegenüber der Kontrollgruppe zeigen (Gregory et al. 2008). Allerdings wurden nur Patienten mit einer Alkoholabhängigkeit in die Studie eingeschlossen und die Stichprobengröße war relativ klein.

Die DFST hatte in zwei kontrollierten Studien positive Effekte bei Patienten mit Persönlichkeitsstörung und Suchterkrankungen. Zumindest in der ersten Studie blieb aber unklar, wie viele Substanzen konsumiert wurden, und ob alle Patienten als abhängig einzustufen waren (Ball et al. 2005).

Trotz dieser Einschränkungen konnten verschiedene angepasste Spezialangebote erste positive Ergebnisse zeigen, sodass weitere Forschung zeigen wird, welche der Behandlungsmethoden bei welcher Doppeldiagnose besonders effektiv sein wird.

5.5.3 Medikamentöse Therapie

Bei Persönlichkeitsstörungen sind psychopharmakologische Behandlungen grundsätzlich dann indiziert, wenn weitere komorbide psychische Störungen wie etwa eine depressive Störung hinzukommen, oder im Sinne der Notfallmedikation bei Erregungszuständen und psychotischen Episoden Medikamente wie Antipsychotika der zweiten Generation erfolgsversprechend sind (Herpertz et al. 2007).

Bei der komorbiden Heroinabhängigkeit ist in Krankheitsphasen mit anhaltendem Substanzkonsum meist eine zusätzliche Substitutionsbehandlung indiziert. Die Substitution mit einem Opioidagonisten wie Methadon oder Buprenorphin kann zu einer psychosozialen Stabilisierung führen und stellt gerade für Patienten mit Persönlichkeitsstörung und Opiatabhängigkeit eine wichtige Behandlungsform dar.

Die Forschung zur medikamentösen Behandlung der Doppeldiagnose aus Persönlichkeitsstörung und Suchterkrankung ist erst in den Anfängen. Derzeit liegen noch keine kontrollierte Studien vor, es gibt aber Hinweise dafür, dass Mood-Stabilizer und einige Antipsychotika der zweiten Generation auch Craving und Alkoholkonsum günstig beeinflussen können (Gianoli et al. 2012).

5.6 Fazit für die Praxis

Suchterkrankungen kommen bei Patienten mit Persönlichkeitsstörungen sehr häufig vor. Je nach Setting kann bei etwa jedem zweiten Patienten eine komorbide Suchterkrankung diagnostiziert werden. Bei Patienten mit Drogenproblematik scheint eine komorbide Persönlichkeitsstörung etwas häufiger als bei der Alkoholabhängigkeit aufzutreten. Eine besonders häufige Assoziation wurde zwischen Borderline-Persönlichkeitsstörung, der antisozialen Persönlichkeitsstörung und einer komorbider Suchterkrankung gefunden.

Die Komorbidität ist grundsätzlich gekennzeichnet durch eine schwere Suchtproblematik und einen ungünstigen klinischen Verlauf.

Die Differentialindikation für die Psychotherapie ist bei Patienten mit Persönlichkeitsstörung und komorbider Suchterkrankung von besonderer Bedeutung.

Ist die Persönlichkeitsproblematik im Vordergrund, werden insbesondere störungsspezifische Interventionen mit Erfolg angewandt. Ist die Suchtproblematik klinisch führend, kommen derzeit vorrangig suchtspezifische Interventionen zum Einsatz. Ob sich die für Doppeldiagnosen adaptierten evidenzbasierten Therapieformen im Klinikalltag etablieren, wird die Zukunft zeigen.

In der Behandlung der Doppeldiagnose Persönlichkeitsstörung und Suchterkrankung sollte als Grundsatz gelten, dass beide Störungsbilder beachtet und gemeinsam behandelt werden.

Literatur

Ball SA, Cobb-Richardson P, Connolly AJ, Bujosa CT, O'neall TW (2005) Substance abuse and personality disorders in homeless drop-in center clients: symptom severity and psychotherapy retention in a randomized clinical trial. Compr Psychiatry 46:371–9.

Buckholtz JW, Treadway MT, Cowan RL, Woodward ND, Li R, Ansari MS, Baldwin RM, Schwartzman AN, Shelby ES, Smith CE, Kessler RM, Zald DH (2010) Dopaminergic network differences in human impulsivity. Science 329:532.

Borgwardt S, McGuire P, Fusar-Poli P (2011) Gray matters! – mapping the transition to psychosis. Schizophr Res 133:63–67.

Clarkin JF, Yeomans FE, Kernberg OF (2001) Psychotherapie der Borderline-Persönlichkeit. Stuttgart: Schattauer.

Cohen P, Chen H, Crawford TN, Brook JS, Gordon K (2007) Personality disorders in early adolescence and the development of later substance use disorders in the general population. Drug Alcohol Depend 88:S71–84.

Coid J, Yang M, Tyrer P, Roberts A, Ullrich S (2006) Prevalence and correlates of personality disorder in Great Britain. Br J Psychiatry 188:423–431.

Colpaert K, Vanderplasschen W, De Maeyer J, Broekaert E, De Fruyt F (2012) Prevalence and determinants of personality disorders in a clinical sample of alcohol-, drug-, and dual-dependent patients. Subst Use Misuse 47:649–61.

Dammann G, Hügli C, Selinger J, Gremaud-Heitz D, Sollberger D, Wiesbeck GA, Küchenhoff J, Walter M (2011) The self-image in patients with borderline personality disorder. Journal of Personality Disorders 25:517–527.

Dilling H, Mombour W, Schmidt MH (1991) Internationale Klassifikation psychischer Störungen: ICD-10, Kapitel V (F). Klinisch-diagnostische Leitlinien, Weltgesundheitsorganisation. Bern: Huber.

Dimeff LA, Linehan MM (2008) Dialectical behavior therapy for substance abusers. Addict Sci Clin Pract 4:39–47.

Ersche KD, Turton AJ, Chamberlain SR, Müller U, Bullmore ET, Robbins TW (2012) Cognitive dysfunction and anxious-impulsive personality traits are endophenotypes for drug dependence. Am J Psychiatry 169:926–36.

Fenton MC, Keyes K, Geier T, Greenstein E, Skodol A, Krueger B, Grant BF, Hasin DS (2012) Psychiatric comorbidity and the persistence of drug use disorders in the United States. Addiction 107:599–609.

Fiedler P (2007) Persönlichkeitsstörungen, 6. Auflage. Weinheim: Beltz Psychologie Verlags-Union.

Galen LW, Brower KJ, Gillespie BW, Zucker RA (2000) Sociopathy, gender, and treatment outcome among outpatient substance abusers. Drug Alcohol Depend 61:23–33.

Gianoli MO, Jane JS, O'Brien E, Ralevski E (2012) Treatment for comorbid borderline personality disorder and alcohol use disorders: a review of the evidence and future recommendations. Exp Clin Psychopharmacol 20:333–44.
Gregory RJ, Chlebowski S, Kang D, Remen AL, Soderberg MG, Stepkovitch J, Virk S (2008) A controlled trial of psychodynamic psychotherapy for co-occurring borderline personality disorder and alcohol use disorder. Psychotherapy (Chic) 45:28–41.
Gunderson JG (2011) Borderline personality disorder. N Engl J Med 364:2037–2042.
Hasin D, Fenton MC, Skodol A, Krueger R, Keyes K, Geier T, Greenstein E, Blanco C, Grant B (2011) Personality disorders and the 3-year course of alcohol, drug, and nicotine use disorders. Arch Gen Psychiatry 68:1158–1167.
Herpertz SC, Zanarini M, Schulz CS, Siever L, Lieb K, Möller HJ (2007) WFSBP Task Force on Personality Disorders. World Federation of Societies of Biological Psychiatry (WFSBP) guidelines for biological treatment of personality disorders. World J Biol Psychiatry 8:212–44.
Paim Kessler FH, Barbosa Terra M, Faller S, Ravy Stolf A, Carolina Peuker A, Benzano D (2012) Brazilian ASI Group, Pechansky F. Crack users show high rates of antisocial personality disorder, engagement in illegal activities and other psychosocial problems. Am J Addict 21:370–80.
Koob GF, LeMoal M (2006) Neurobiology of Addiction. London: Elsevier.
Langås AM, Malt UF, Opjordsmoen S (2012) In-depth study of personality disorders in first-admission patients with substance use disorders. BMC Psychiatry 12:180.
Leshner (1997) Addiction is a brain disease, and it matters. Science 278:45–47.
Linehan MM (1993) Cognitive-behavioral treatment in borderline personality disorder. New York: Guilford Press.
Linehan MM, Dimeff LA, Reynolds SK, Comtois KA, Welch SS, Heagerty P, Kivlahan DR (2002) Dialectical behavior therapy versus comprehensive validation therapy plus 12-step for the treatment of opioid dependent women meeting criteria for borderline personality disorder. Drug Alcohol Depend 67:13–26.
Miller WR, Rollnick S (2002) Motivational interviewing: preparing people for change. 2nd ed. New York: Guilford Press.
Makris N, Oscar-Berman M, Kim S, Hodge SM, Kennedy DN, Caviness VS, Phil D, Marinkovic K, Breiter HC, Gasic GP, Harris GJ (2008) Decreased volume of the brain reward system in alcoholism. Biol Psychiatry 64:192–202.
Marlatt GA, Gordon JR (1985) Relapse Prevention: a self-control strategy for the maintenance of behavior change. New York: Guilford.
McGlashan TH, Grilo CM, Skodol AE, Gunderson JG, Shea MT, Morey LC, Zanarini MC, Stout RL (2000) The Collaborative Longitudinal Personality Disorders Study: baseline Axis I/II and II/II diagnostic co-occurrence. Acta Psychiatr Scand 102:256–264.
Moggi F (2007) Doppeldiagnosen. Komorbidität von psychischen Störungen und Sucht. 2. Auflage. Bern: Huber.
Moran P, Coffey C, Mann A, Carlin JB, Patton GC (2006) Personality and substance use disorders in young adults. Br J Psychiatry 188:374–379.
Moreno-López L, Catena A, Fernández-Serrano MJ, Delgado-Rico E, Stamatakis EA, Pérez-García M, Verdejo-García A (2012) Trait impulsivity and prefrontal gray matter reductions in cocaine dependent individuals. Drug Alcohol Depend 125:208–214.
Narayan VM, Narr KL, Kumari V, Woods RP, Thompson PM, Toga AW, Sharma T (2007) Regional cortical thinning in subjects with violent antisocial personality disorder or schizophrenia. Am J Psychiatry 164:1418–1427.
Pennay A, Cameron J, Reichert T, Strickland H, Lee NK, Hall K, Lubman DI (2011) A systematic review of interventions for co-occurring substance use disorder and borderline personality disorder. J Subst Abuse Treat 41:363–73.
Preuss UW, Johann M, Fehr C, Koller G, Wodarz N, Hesselbrock V, Wong WM, Soyka M (2009) Personality disorders in alcohol-dependent individuals: relationship with alcohol dependence severity. Eur Addict Res 15:188–195.
Saß H, Wittchen HU, Zaudig M, Houben I (2003) Diagnostisches und Statistisches Manual Psychischer Störungen – Textrevision – DSM-IV-TR. Göttingen: Hogrefe.

Skodol AE, Oldham JM, Gallaher PE (1999) Axis II comorbidity of substance use disorders among patients referred for treatment of personality disorders. Am J Psychiatry 156:733–738.

Skodol AE, Bender DS, Morey LC, Clark LA, Oldham JM, Alarcon RD, Krueger RF, Verheul R, Bell CC, Siever LJ (2011) Personality Disorder Types Proposed for DSM-5. J Pers Disord 25:136–169.

Sollberger D, Walter M (2010) Psychotherapie der Borderline-Persönlichkeitsstörung: Gemeinsamkeiten und Differenzen evidenzbasierter störungsspezifischer Behandlungen. Fortschr Neurol Psychiatr 78:698–708.

Tanabe J, Tregellas JR, Dalwani M, Thompson L, Owens E, Crowley T, Banich M (2009) Medial orbitofrontal cortex gray matter is reduced in abstinent substance-dependent individuals. Biol Psychiatry 2009 65:160–4.

Trull TJ, Jahng S, Tomko RL, Wood PK, Sher KJ (2010) Revised NESARC personality disorder diagnoses: gender, prevalence, and comorbidity with substance dependence disorders. J Pers Disord 24:412–426.

Verheul R, Kranzler HR, Poling J, Tennen H, Ball S, Rounsaville BJ (2000) Axis I and Axis II disorders in alcoholics and drug addicts: fact or artifact? J Stud Alcohol; 61:101–110.

Verheul R (2001) Co-morbidity of personality disorders in individuals with substance use disorders. Eur Psychiatry 16:274–282.

van den Bosch LM, Verheul R, Schippers GM, van den Brink W (2002) Dialectical Behavior Therapy of borderline patients with and without substance use problems. Implementation and long-term effects. Addict Behav 27:911–23.

Walter M, Gunderson JG, Zanarini MC, Sanislow C, Grilo CM, McGlashan TH, Morey LC, Yen S, Stout R, Skodol A (2009) New onsets of substance use disorders in borderline personality disorder over seven years of follow-ups. Addiction 204:97–103.

Walter M, Degen B, Treugut C, Albrich J, Oppel M, Schulz A, Schächinger H, Dürsteler-MacFarland KM, Wiesbeck GA (2011) Affective reactivity in heroin-dependent patients with antisocial personality disorder. Psychiatry Research 187:210–213.

Walter M, Dammann G (2012) Abhängigkeitserkrankungen und Persönlichkeitsstörungen: Eine aktuelle Übersicht aus neurobiologischer und psychodynamischer Perspektive. Psychotherapeut 57:425–233.

Zanarini MC, Frankenburg FR, Hennen J, Reich DB, Silk KR (2004) Axis I comorbidity in patients with borderline personality disorder: 6-year follow-up and prediction of time to remission. Am J Psychiatry 161:2108–2014.

Zimmerman M, Rothschild L, Chelminski I (2005) The prevalence of DSM-IV personality disorders in psychiatric outpatients. Am J Psychiatry 162:1911–1918.

C Suchterkrankungen und komorbide psychische Störungen

1 Alkoholabhängigkeit und komorbide psychische Störungen

Thomas Hillemacher und Stefan Bleich

1.1 Epidemiologie

Die Abhängigkeit wie auch der schädliche Gebrauch von Alkohol gehören zu den weltweit bedeutsamsten Gesundheitsproblemen überhaupt. In Europa wird übermäßiger Alkoholkonsum u.a. mit jährlich 17.000 Verkehrstoten, 10.000 Suiziden, 50.000 alkoholbedingten Krebstoten und ca. 45.000 Todesfällen durch Leberzirrhose in Verbindung gebracht (Anderson and Baumberg 2006). Zusätzlich ist die Rate komorbider somatischer und psychischer Erkrankungen extrem hoch. Die Anfang letzten Jahrzehnts durchgeführte NESARC-Studie ergab bei 28,6 % der Patienten mit Alkoholabhängigkeit oder -missbrauch eine komorbide Persönlichkeitsstörung (Grant et al. 2004). Ein besonders deutlicher Zusammenhang zeigt sich dabei für die Persönlichkeitsbereiche antisozial, histrionisch und abhängig. Die STEP-BD-Studie zeigte für Patienten mit bipolar-affektiver Erkrankung in 32,2 % der Fälle das Vorliegen einer Alkoholerkrankung in der Vergangenheit, bei 11,8 % auch aktuell (Ostacher et al. 2010). Das Risiko für Patienten mit einer Alkoholabhängigkeit, eine depressive Episode zu durchlaufen, ist ca. zweifach erhöht (im Vergleich zur Normalbevölkerung), das Risiko für eine bipolar-affektive Störung ist sogar vierfach erhöht. Ein ähnliches Bild zeigt sich auch bzgl. des Risikos für Panikstörungen und generalisierter Angststörung. Es ist 3–4-fach erhöht (Hasin et al. 2007). Die meisten Untersuchungen schätzen die Prävalenz für depressive Erkrankungen bei Patienten mit Alkoholabhängigkeit auf 30–60 %. Auch die Suizidrate ist gemäß der meisten Untersuchungen bei dieser Patientengruppe deutlich erhöht: Studien gehen dabei von einer 4–6-fach erhöhten Quote aus. Eine gezielte störungsspezifische Behandlung dieser komorbid erkrankten Alkoholabhängigen mit kombinierten psychosozialen und pharmakologischen Therapiestrategien ist angezeigt, findet jedoch häufig nicht statt.

1.2 Ätiologie der Komorbidität

1.2.1 Neurobiologisches Modell

Bei der Alkoholabhängigkeit zeigen sich zahlreiche neurobiologische Veränderungen, die sich auch bei verschiedenen anderen psychiatrischen Erkrankungen finden. So kommt es beispielsweise sowohl bei Alkoholabhängigkeit wie auch bei affektiven Störungen zu deutlichen Veränderungen in der Funktion der Hypothalamus-Hypophysen-Nebennierenrinden-Achse (HPA-Achse) (Kiefer und Wiedemann 2004; Hillemacher et al. 2007). Verschiedene Untersuchungen zeigen, dass bei alkoholabhängigen Patienten erhöhtes Craving mit einer Erniedrigung von CRH (Corticotropin Releasing Hormon) zusammenhängt. In anderen Studien fanden sich auch Assoziationen zwischen erniedrigten Werten von Cortisol und ACTH (adrenocorticotropes Hormon) und einem erhöhten Rückfallrisiko. Ein anderer neuroendokrinologischer Regelkreis mit Bedeutung sowohl für affektive Störungen wie auch für Alkoholabhängigkeit ist die zentrale Appetit- und Volumenregulation. Bei affektiven Störungen ist hier insbesondere das Hormon Leptin zu erwähnen, für welches eine neurobiologische Bedeutung bei affektiven Störungen in verschiedenen Studien beschrieben wurde (Barbosa et al. 2012), und welchem eine wichtige Rolle bei der Modulation der zentralen synaptischen Plastizität zugesprochen wird (Shanley et al. 2001). Studien bei Alkoholabhängigkeit zeigen einen Zusammenhang zwischen der Höhe der Leptin-Serumspiegel und dem Alkohol-Craving (Kiefer et al. 2001; Hillemacher et al. 2007). Auch Vasopressin und ANP (atriales natriuretisches Peptid), welche insbesondere bei Angsterkrankungen eine neurobiologische Rolle zu spielen scheinen (Wiedemann et al. 2001), zeigen sich auch bei Alkoholabhängigkeit verändert (Döring et al. 2003).

Auch bildgebende Studien zeigen deutliche Überschneidungen zwischen Alkoholabhängigkeit und insbesondere affektiven Störungen. So ist bei beiden Erkrankungsentitäten eine Atrophie der Hippocampus-Region beschrieben worden (Bleich et al. 2003; Cole et al. 2011), welche eine große Bedeutung für die Bildung und Koordination von Gedächtnisfunktionen besitzt. Zudem ergaben sich bei genetischen und epigenetischen Untersuchungen hohe Überschneidungen. Zahlreiche Studien konnten zeigen, dass genetische Varianten bzw. epigenetische Veränderungen (z. B. im Bereich der DNA-Methylierung) im Dopamin-System bei Alkoholabhängigkeit eine Rolle spielen, welche insbesondere auch bei psychotischen Störungen beschrieben sind. Dies betrifft insbesondere Polymorphismen des D_2- und D_4-Rezeptors sowie des Dopamin-Transporters (Kohnke 2008; Hillemacher et al. 2009). Ebenso sind Veränderungen im Serotonin-System auf (epi-)genetischer Ebene bei Alkoholabhängigkeit zahlreich beschrieben – auch hier liegen die Gemeinsamkeiten mit affektiven Störungen nahe.

1.2.2 Modelle der Komorbiditätsentstehung

Verschiedene Versuche sind gemacht worden, die Komorbiditätsentstehung zu klassifizieren und kausal zu erfassen. Eine chronologische Einteilung unterscheidet dabei eine primäre von einer sekundären Abhängigkeit, je nachdem welche Erkrankung der anderen zeitlich vorausgegangen ist. Dies ist anamnestisch jedoch nicht immer leicht zu verifizieren. Es bestehen zahlreiche Versuche, das zeitgleiche Auftreten von Alkoholabhängigkeit (wie auch anderer Suchterkrankungen) und anderen psychischen Störungen zu kategorisieren (Gouzoulis-Mayfrank 2004). Eine Einteilung in vier verschiedene Modelle versucht, die Komorbiditätsentstehung differenzierter zu erfassen und dabei chronologische Merkmale mit aufzunehmen (Wobrock et al. 2008, ▶ Tab. 13).

Tab. 13: Modelle der Krankheitsentstehung bei Alkoholabhängigkeit und komorbider psychischer Störung (modifiziert nach Wobrock et al. 2008)

Modell der gemeinsamen Risikofaktoren	Spezifische Faktoren, insbesondere bestimmte Persönlichkeitsstile (Impulsivität, »novelty seeking« etc.) oder genetische Faktoren, begünstigen das Entstehen der Alkoholabhängigkeit und der komorbiden psychischen Erkrankungen gleichermaßen.
Modell der sekundären Suchtentwicklung	Die psychische Störung (z. B. die affektive Störung oder psychotische Störung) führt zur Entstehung der Alkoholabhängigkeit, z. B. im Sinne einer störungsbedingten Selbstmedikation.
Modell der sekundären psychischen Störungen	Die Alkoholabhängigkeit führt zur psychischen Störung (z. B. eine affektive Störungen), sowohl durch neurobiologische Veränderungen als auch durch psychosoziale Probleme wie Arbeitsplatzverlust, Partnerschaftsprobleme etc.
Bidirektionales Modell	Alkoholabhängigkeit und psychiatrische Komorbidität halten sich gegenseitig aufrecht, im Sinne einer gegenseitigen Wirkungsverstärkung mit ähnlichen neurobiologischen und psychosozialen Faktoren.

In der klinischen Realität treten die genannten Faktoren in den meisten Fällen gemeinsam auf (sogenanntes »integratives Modell«), wobei es häufig anamnestisch nicht zu klären ist, welche Störung in Einzelfall zuerst bestanden hat. Klinisch von besonderer Bedeutung ist das bidirektionale Modell, welches beschreibt, dass es insbesondere im Verlauf der Erkrankung(en) zu sich gegenseitig aufrechterhaltenden und verstärkenden Mechanismen kommt (▶ Abb. 7).

Dies unterstreicht die Notwendigkeit einer kombinierten Therapie beider Störungsbilder, um jene negativen bidirektionalen Mechanismen zu unterbrechen. Bezüglich der Kausalität weisen neuere Studien eher in Richtung des »Modells der sekundären psychischen Störungen«. Zumindest für affektive Störungen konnte in einer großangelegten Kohortenstudie gezeigt werden, dass das Vorliegen einer Alkoholabhängigkeit mit einem erhöhten Risiko einer Depression einhergeht, nicht aber umgekehrt (Fergusson et al. 2009).

1.3 Klinische Charakteristika und Verlauf

Klinisch müssen insbesondere bei affektiven Störungen als Komorbidität einer bestehenden Alkoholabhängigkeit verschiedene Krankheitsentitäten unterschie-

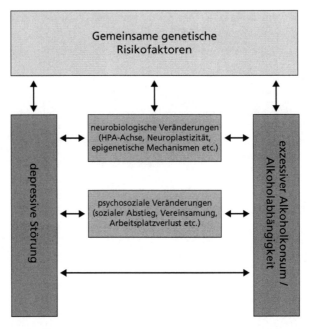

Abb. 7: Darstellung des Zusammenwirkens verschiedener Faktoren (sowohl psychosozial wie neurobiologisch) im Zusammenhang einer bidirektionalen Wirkungsverstärkung

den werden. Dies gilt insbesondere für kurzfristige depressive Syndrome im Rahmen einer Entzugsbehandlung, die meist 2–4 Wochen andauern können, aber auch für organisch bedingte affektive Störungen.

Erst nach diesem Zeitraum kann eine zuverlässige Diagnostik durchgeführt werden. Diese Empfehlung findet sich beispielsweise auch in der Nationalen Versorgungsleitlinie Unipolare Depression der Deutschen Gesellschaft für Psychiatrie und Psychotherapie, Psychosomatik und Nervenheilkunde (DGPPN). Auch die britischen NICE-Guidelines empfehlen eine ähnliche Vorgehensweise: Am Anfang sollte die Behandlung der Alkoholerkrankung stehen, da dies häufig zu einer raschen Verbesserung der insbesondere während der Entzugsbehandlung auftretenden affektiven Symptome führt. Erst nach 3–4 Wochen sollte eine spezifische Diagnostik und Therapie erfolgen. Dies ist jedoch klinisch oft problematisch, da insbesondere kurz nach der Entzugsbehandlung und Entlassung aus der stationären Therapie ein besonders hohes Rückfallrisiko besteht. Daher sollte in vielen Fällen auch schon in den ersten 2–4 Wochen eine rasche therapeutische (z.B. medikamentöse) Maßnahme erwogen werden.

Bei psychotischen Erkrankungen ist die komorbide Diagnose meist anamnestisch vorbeschrieben. Differentialdiagnostisch abgegrenzt werden müssen hier insbesondere psychotische Alkoholfolgeerkrankungen (siehe oben). Der Verlauf der Erkrankungen ist häufig chronisch progredient, u.a. bedingt durch die bei den betroffenen Patienten häufig schlechte Compliance.

1.4 Therapie

1.4.1 Behandlungssetting

Ist die Diagnose der komorbiden psychischen Störung gestellt, muss das richtige Behandlungssetting gewählt werden, dem eine große Bedeutung in der Therapie zukommt. Patienten mit Doppeldiagnose gelten häufig als besonders problematisch. Generell gilt, dass zuerst die führende Diagnose (Alkoholabhängigkeit oder andere psychiatrische Komorbidität) in den Fokus gestellt werden sollte. Da aber häufig beide Erkrankungen einer raschen und konsequenten Behandlung zugeführt werden müssen (siehe bidirekektionales Modell), sind Angebote notwendig, die spezifische Therapien für beide Störungsbilder bieten.

Generell gilt, dass das Vorliegen einer psychiatrischen Komorbidität prognostisch ungünstig ist und das Rückfallrisiko bei Alkoholabhängigkeit erhöht.

1.4.2 Psychosoziale Therapie

Viele Therapeuten sahen lange Jahre eine komplette Abstinenz bei Alkoholabhängigen als Voraussetzung für eine psychotherapeutische Behandlung an. Dies hat sich erst mit der aktuellen Novellierung der Voraussetzung der Antragspsychotherapie in Deutschland geändert. Nun muss a) das Abstinenzziel klar erkennbar und b) spätestens nach zehn Sitzungen erreicht sein. Aus therapeutischer Sicht erscheint es mehr als zweifelhaft, eine Psychotherapie bei Nicht-Erreichen des therapeutischen Ziels einfach abzubrechen – was bei anderen psychischen Erkrankungsformen ja auch zu Recht nicht vergleichbar gehandhabt wird. Stattdessen schließt auch die neue Regelung einen großen Teil von alkoholabhängigen Patienten von der Behandlung aus. Im Rahmen einer psychotherapeutischen Behandlung sollten sowohl die Alkoholabhängigkeit wie auch die komorbide psychische Erkrankung in den Fokus genommen werden. Dabei bieten sich als Grundlage für das psychotherapeutische Vorgehen Kombinationen aus verschiedenen Therapierichtungen an. In der Behandlung der Alkoholabhängigkeit haben sich insbesondere motivationssteigernde Verfahren (basierend auf dem Konzept der motivierenden Gesprächsführung von Miller und Rollnick), kognitiv-behaviorale und compliancefördernde Therapiestrategien (Vasilaki et al. 2006), achtsamkeitsorientierte Programme sowie gemeindenahe Verstärkermodelle (»Community Reinforcement Approach«, CRA; Loeber und Mann 2006) bewährt. Dazu bieten sich kombinierte Therapieprogramme an, die die entsprechende komorbide Störung spezifisch behandeln, beispielsweise dialektisch-behaviorale Therapieverfahren bei komorbider Persönlichkeitsstörung vom emotional-instabilen Typus oder etablierte Psychoedukationprogramme bei Alkoholabhängigkeit mit komorbider psychotischer Erkrankung (z. B. GOAL: Gesund und Ohne Abhängigkeit Leben).

1.4.3 Medikamentöse Therapie

Für die medikamentöse Behandlung der Alkoholabhängigkeit und komorbider psychischer Störungen stehen generell alle pharmaokologischen Optionen zur Verfügung, die für eine der beiden Erkrankungen indiziert sind. So stehen für die affektiven Störungen die verschiedenen Klassen von Antidepressiva ebenso zur Verfügung wie Antipsychotika bei psychotischen Störungen oder anderen Indikationen.

Antidepressiva

Bei der Behandlung von alkoholabhängigen Patienten mit affektiven Störungen sollten anticholinerge Substanzen wie trizyklische Antidepressiva eher vermieden werden. Dies liegt einmal an den zahlreichen Interaktionen mit Alkohol, zum anderen an der erhöhten Inzidenz kardialer Probleme durch die langjährige Alkoholtoxizität, Elektrolytstörungen usw. Auch sind Antidepressiva mit sedierender Komponente wie Mirtazapin mit dem Risiko einer Potenzierung der sedierenden Wirkung im Falle eines Alkoholkonsums behaftet. Im Einzelfall können diese Substanzen aber durchaus eingesetzt werden. Unproblematischer sind bei Alkoholabhängigkeit Antidepressiva mit einem nichtsedierenden Profil und geringen Interaktionen, beispielsweise die Serotonin-Wiederaufnahmehemmer (SSRI) Citalopram oder Sertralin (Lejoyeux 1996). Insbesondere bei SSRIs gibt es Hinweise für einen positiven Effekt auf das Rückfallrisiko bei Alkoholabhängigkeit (Kenna 2010). Allerdings sollte beim Einsatz von SSRIs, welche die QT-Zeit verlängern können, eine entsprechende EKG-Diagnostik durchgeführt werden, insbesondere in Hinblick auf klinisch evtl. noch unerkannte alkoholassoziierte kardiale Schädigungen. Auch kombinierte Serotonin-Noradrenalin-Wiederaufnahmehemmer (SNRI) wie Duloxetin oder Venlafaxin stellen hier gute Alternativen dar. Ferner scheint sich Agomelatine in der Behandlung depressiver Patienten mit Alkoholabhängigkeit zu bewähren. Hier könnte die Wirksamkeit auf die bekanntermaßen auch bei Alkoholabhängigen gestörte zirkadiane Rhythmik ein neurobiologisch interessanter Ansatz sein. Eine regelmäßige Überprüfung der Transaminasewerte ist aufgrund beschriebener Einzelfälle von Hepatotoxizität unter Agomelatine allerdings gerade bei Patienten mit Alkoholabhängigkeit unbedingt anzuraten.

Antipsychotika

Bei der Behandlung mit Antipsychotika stehen Präparate der zweiten Generation im Vordergrund. Auch wenn sich typische Antipsychotika in der Behandlung des Alkoholdelirs bewährt haben – die sogenannten atypischen Substanzen bieten hier in der Langzeitbehandlung einige Vorteile. Zum einen gibt es speziell für einige atypische Präparate (insbesondere Quetiapin und Aripiprazol) positive Hinweise für einen Effekt auf das Rückfallrisiko bei Alkoholabhängigkeit (Martinotti et al. 2008; Martinotti et al. 2009). Zum anderen scheinen alkoholabhängige Patienten typische Antipsychotika schlechter zu vertragen und ein höheres Risiko bzgl. der Entwicklung von extrapyramidal motorischen Nebenwirkungen (EPMS) zu haben. Auch beim Einsatz von Antipsychotika gilt, dass anticholinerge Substanzen möglichst vermieden werden sollten – insbesondere aufgrund des erhöhten kardialen Risikos.

Phasenprophylaktika

Aktuelle Studien zeigen spezifisch für die Behandlung bipolarer Störungen bei komorbider Alkoholabhängigkeit positive Ergebnisse für Valproat. Salloum und Kollegen konnten in einer doppelblinden, plazebokontrollierten Studie zeigen, dass unter der Behandlung mit Valproat insbesondere der exzessive Alkoholkonsum bei den beschrieben Patienten deutlich abnahm (Salloum et al. 2005). Zu beachten sind dabei mögliche lebertoxische Nebenwirkungen von Valproat, wobei es bei keiner der bisher durchgeführten Studien relevante Zwischenfälle gab: Im Gegenteil verbesserten sich die Leberwerte – wahrscheinlich bedingt durch die Reduktion des Alkoholkonsums – im Verlauf der Behandlungen. Zu erwähnen ist in diesem Zusammenhang auch Topiramat, welches in klinischen Studien eine gute Effektivität insbesondere bzgl. der Trinkmengenreduktion zeigte (Johnson et al. 2007). Aufgrund nicht ausreichender Effektivität der Substanz bei bipolarer Störung kommt eine Monotherapie zur Behandlung beider Erkrankungen eher nicht in Betracht (Vasudev et al. 2006).

Medikamente zur Alkoholrückfallprophylaxe

In Deutschland stehen aktuell drei Medikamente zur Verfügung, wobei Disulfiram in Deutschland derzeit nicht zugelassen ist. Der Glutamat-Rezeptor-Modulator Acamprosat und der Opioid-Rezeptor-Antagonist Naltrexon sind zur Rückfallprophylaxe bei Alkoholabhängigkeit im Rahmen einer psychosozialen Behandlung zugelassen und ihre Effektivität ist in zahlreichen Studien und Metaanalysen belegt (▶ Kap. A 5).

Beide Substanzen stellen gute Möglichkeiten zur Behandlung der Alkoholabhängigkeit auch bei komorbiden psychischen Erkrankungen dar. Aktuelle Studien belegen auch bei beispielsweise komorbid an einer affektiven Störungen erkrankten Patienten insbesondere für die Gabe von Sertralin und Naltrexon eine gute Effektivität (Pettinati et al. 2010). Auch für Naltrexon als Add-on-Therapie zu einer Medikation mit Antipsychotika zur Behandlung schizophrener Patienten mit Alkoholabhängigkeit konnte eine gute Wirksamkeit in einer randomisierten, doppelblinden Studie gezeigt werden (Petrakis et al. 2004).

Der Acetaldehyddehydrogenase-Inhibitor Disulfiram dagegen ist seit dem Frühjahr 2011 in Deutschland nicht mehr zugelassen, kann aber dennoch aufgrund der bestehenden Zulassung in anderen europäischen Ländern auch in Deutschland eingesetzt werden. Aufgrund der möglichen Risiken eignet sich Disulfiram primär bei Patienten mit hoher Compliance. Daher ist der Einsatz von Disulfiram insbesondere bei Patienten mit komorbider Schizophrenie als problematisch einzustufen. Der Nutzen anderer Pharmazeutika wie Topiramat oder Baclofen, die bei dieser Indikation in Deutschland nicht zugelassen sind, kann insbesondere für psychiatrisch komorbid erkrankte Patienten nicht abschließend beurteilt werden – hier fehlen noch entsprechende Studien.

1.5 Fazit für die Praxis

Alkoholabhängigkeit ist zu einem großen Prozentsatz mit anderen psychischen Komorbiditäten vergesellschaftet. Dies betrifft insbesondere affektive Störungen, Persönlichkeitsstörungen und Psychosen. Für viele der genannten Störungen finden sich psychosozial wie auch neurobiologisch gemeinsame Risikofaktoren und im Verlauf der Erkrankungen ähnliche neurobiologische Veränderungen. Als Behandlung sollte eine individuelle, in den meisten Fällen kombinierte pharmakologische und psychosoziale Intervention erfolgen. Die Vorstellung, dass eine dauerhafte Abstinenz eine Grundvoraussetzung für eine psychotherapeutische Behandlung der psychischen Komorbidität sei, ist klinisch nicht haltbar und häufig kontraproduktiv. Im Gegenteil muss eine parallele Behandlung beider Erkrankungen erfolgen, um den häufig vorliegenden »Teufelskreis« zu durchbrechen und eine positive Entwicklung einzuleiten.

Literatur

Anderson P, Baumberg B (2006) Alcohol in Europe. London: Institute of Alcohol Studies.
Barbosa IG, Rocha NP, de Miranda AS, Magalhaes PV, Huguet RB, de Souza LP, Kapczinski F, Teixeira AL (2012) Increased levels of adipokines in bipolar disorder. J Psychiatr Res 46:389–93.
Bleich S, Wilhelm J, Graesel E, Degner D, Sperling W, Rössner V, Javaheripour K, Kornhuber J (2003) Apolipoprotein E epsilon 4 is associated with hippocampal volume reduction in females with alcoholism. J Neural Transm 110:401–11.
Cole J, Costafreda SG, McGuffin P, Fu CH (2011) Hippocampal atrophy in first episode depression: a meta-analysis of magnetic resonance imaging studies. J Affect Disord 134:483–7.
Döring WK, Herzenstiel MN, Krampe H, Jahn H, Pralle L, Sieg S, Wegerle E, Poser W, Ehrenreich H (2003) Persistent alterations of vasopressin and N-terminal proatrial natriuretic peptide plasma levels in long-term abstinent alcoholics. Alcohol Clin Exp Res 27:849–61.
Fergusson DM, Boden JM, Horwood LJ (2009) Tests of causal links between alcohol abuse or dependence and major depression. Arch Gen Psychiatry 66:260–6.
Gouzoulis-Mayfrank E (2004) Doppeldiagnose Psychose und Sucht – von den Grundlagen zur Praxis. Nervenarzt 75:642–50.

Grant BF, Stinson FS, Dawson DA, Chou SP, Ruan WJ, Pickering RP (2004) Co-occurrence of 12-month alcohol and drug use disorders and personality disorders in the United States: results from the National Epidemiologic Survey on Alcohol and Related Conditions. Arch Gen Psychiatry 61:361–8.

Hasin DS, Stinson FS, Ogburn E, Grant BF (2007) Prevalence, correlates, disability, and comorbidity of DSM-IV alcohol abuse and dependence in the United States: results from the National Epidemiologic Survey on Alcohol and Related Conditions. Arch Gen Psychiatry 64:830–42.

Hillemacher T, Bleich S, Frieling H, Schanze A, Wilhelm J, Sperling W, Kornhuber J, Kraus T (2007) Evidence of an association of leptin serum levels and craving in alcohol dependence. Psychoneuroendocrinology 32:87–90.

Hillemacher T, Frieling H, Hartl T, Wilhelm J, Kornhuber J, Bleich S (2009) Promoter specific methylation of the dopamine transporter gene is altered in alcohol dependence and associated with craving. J Psychiatr Res 43:388–92.

Hillemacher T, Kornhuber J, Bleich S (2007) Neurobiologische Mechanismen und Pharmakologische Behandlungsansätze des Alkohol-Craving. Fortschr Neurol Psychiatr 75:26–32.

Johnson BA, Rosenthal N, Capece JA, Wiegand F, Mao L, Beyers K, McKay A, Ait-Daoud N, Anton RF, Ciraulo DA, Kranzler HR, Mann K, O'Malley SS, Swift RM (2007) Topiramate for treating alcohol dependence: a randomized controlled trial. JAMA 298:1641–51.

Kenna GA (2010) Medications acting on the serotonergic system for the treatment of alcohol dependent patients. Curr Pharm Des 16:2126–35.

Kiefer F, Jahn H, Jaschinski M, Holzbach R, Wolf K, Naber D, Wiedemann K (2001) Leptin: a modulator of alcohol craving? Biol Psychiatry 49:782–7.

Kiefer F, Wiedemann K (2004) Neuroendocrine pathways of addictive behaviour. Addict Biol 9:205–12.

Kohnke MD (2008) Approach to the genetics of alcoholism: a review based on pathophysiology. Biochem Pharmacol 75:160–77.

Lejoyeux M (1996) Use of serotonin (5-hydroxytryptamine) reuptake inhibitors in the treatment of alcoholism. Alcohol Alcohol Suppl 1:69–75.

Loeber S, Mann K (2006) Entwicklung einer evidenzbasierten Psychotherapie bei Alkoholismus - Eine Übersicht. Nervenarzt 77:558–66.

Martinotti G, Andreoli S, Di Nicola M, Di Giannantonio M, Sarchiapone M, Janiri L (2008) Quetiapine decreases alcohol consumption, craving, and psychiatric symptoms in dually diagnosed alcoholics. Hum Psychopharmacol 23:417–24.

Martinotti G, Di Nicola M, Di Giannantonio M, Janiri L (2009) Aripiprazole in the treatment of patients with alcohol dependence: a double-blind, comparison trial vs. naltrexone. J Psychopharmacol 23:123–9.

Ostacher MJ, Perlis RH, Nierenberg AA, Calabrese J, Stange JP, Salloum I, Weiss RD, Sachs GS (2010) Impact of substance use disorders on recovery from episodes of depression in bipolar disorder patients: prospective data from the Systematic Treatment Enhancement Program for Bipolar Disorder (STEP-BD). Am J Psychiatry 167:289–97.

Petrakis IL, O'Malley S, Rounsaville B, Poling J, McHugh-Strong C, Krystal JH (2004) Naltrexone augmentation of neuroleptic treatment in alcohol abusing patients with schizophrenia. Psychopharmacology (Berl) 172:291–7.

Pettinati HM, Oslin DW, Kampman KM, Dundon WD, Xie H, Gallis TL, Dackis CA, O'Brien CP (2010) A double-blind, placebo-controlled trial combining sertraline and naltrexone for treating co-occurring depression and alcohol dependence. Am J Psychiatry 167:668–75.

Salloum IM, Cornelius JR, Daley DC, Kirisci L, Himmelhoch JM, Thase ME (2005) Efficacy of valproate maintenance in patients with bipolar disorder and alcoholism: a double-blind placebo-controlled study. Arch Gen Psychiatry 62:37–45.

Shanley LJ, Irving AJ, Harvey J (2001) Leptin enhances NMDA receptor function and modulates hippocampal synaptic plasticity. J Neurosci 21:RC186.

Vasilaki EI, Hosier SG, Cox WM (2006) The efficacy of motivational interviewing as a brief intervention for excessive drinking: a meta-analytic review. Alcohol Alcohol 41:328–35.

Vasudev K, Macritchie K, Geddes J, Watson S, Young A (2006) Topiramate for acute affective episodes in bipolar disorder. Cochrane Database Syst Rev:CD003384.

Wiedemann K, Jahn H, Yassouridis A, Kellner M (2001) Anxiolyticlike effects of atrial natriuretic peptide on cholecystokinin tetrapeptide-induced panic attacks: preliminary findings. Arch Gen Psychiatry 58:371–7.

Wobrock T, D'Amelio R, Falkai P (2008) Pharmakotherapie bei Schizophrenie und komorbider Substanzstörung – eine systematische Übersicht. Nervenarzt 79:17–35.

2 Tabakabhängigkeit und komorbide psychische Störungen

Anil Batra

2.1 Epidemiologie

In Deutschland wird seit etwa 20 Jahren eine Raucherprävalenz von konstant etwa 27 % der Bevölkerung über dem 15. Lebensjahr ermittelt (Statistisches Bundesamt 2006, 2009). Die höchsten Raucherprävalenzen finden sich dabei in der Gruppe der 20–45-jährigen Männer. Soziale Schicht, Geschlecht und Alter sind die Hauptdeterminanten für die Prävalenz des Konsums (▶ Abb. 8).

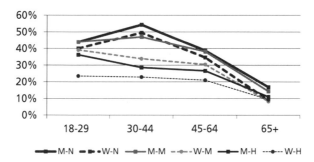

Abb. 8: Konsumprävalenz in Abhängigkeit von Alter, Geschlecht und sozialer Schichtzugehörigkeit (M-N: männlich niedrig, W-N: weiblich niedrig; M-M: männlich mittel, W-M: weiblich mittel; M-M: männlich hoch, W-M: weiblich hoch)

Etwa 25 % der Bevölkerung waren jemals nikotinabhängig im Sinne der ICD-10- bzw. DSM-IV-Kriterien, ca. 50–60 % der regelmäßigen Raucher gelten in internationalen Studien (Hughes et al. 2006) sowie in deutschen Untersuchungen (Hoch et al. 2004) als nikotinabhängig.

Die Raucherprävalenz ist bei Patienten mit psychischen Störungen jedoch signifikant höher als in der Allgemeinbevölkerung (Batra 2000). Eine Nikotinabhängigkeit geht zudem stärker als ein regelmäßiger Tabakkonsum ohne Nikotinabhängigkeit mit einem komorbiden psychiatrischen Störungsbild (Depression, Ängste, parasuizidales Verhalten) einher.

US-amerikanische Untersuchungen zeigen für dieses Land, in dem die Gesamtprävalenz von Tabakkonsum deutlich niedriger ist (ca. 23 % der Bevölkerung rauchen), dass der Anteil der Raucher unter den Personen mit einer psychiatrischen Erkrankung etwa doppelt so hoch ist wie in der Allgemeinbevölkerung. Eine psychische Erkrankung im Verlauf des letzten Monats geht mit einer Wahrscheinlichkeit von 41 % für einen Tabakkonsum einher, während eine frühere psychische Erkrankung die Wahrscheinlichkeit im Unterschied zur Allgemeinbevölkerung (22,5 %) immer noch auf 34,8 % anhebt. Die höchsten Prävalenzzahlen werden für schwer kranke Patienten mit chronifizierten psychischen Störungen und für suchtkranke Menschen berichtet (Rohde et al. 2003). Die relative Wahrscheinlichkeit für einen Tabakkonsum in der Gruppe der Patienten mit einer begleitenden psychiatrischen Erkrankung liegt bei OR = 2,7 (CI = 2,3 bis 3,1). Dabei ergeben sich störungsspezifische Prävalenzzahlen sowie spezifische Kausalitäten für den Konsum. Die höchste Zahl an Rauchern findet man bei Patienten mit einer Drogen- oder Alkoholabhängigkeit, gefolgt von Patienten, die an einer schizophrenen Psychose leiden. Psychisch kranke Personen rauchen aber nicht nur häufiger, sondern auch intensiver als Gesunde. Die Gruppe der Personen mit einer psychischen Erkrankung konsumiert etwa 44–46 % aller Zigaretten in den USA (Lasser 2000; Grant et al. 2004).

Die tabakattributable Sterblichkeit wird für Deutschland auf 17 % der Gesamtmortalität geschätzt. Insbesondere das Risiko für ein Bronchialkarzinom, aber auch für die chronisch obstruktive Lungenerkrankung (COPD) sowie für kardiovaskuläre Erkrankungen sind wesentlich durch die Intensität des Tabakkonsums beeinflusst. Die gesundheitlichen Konsequenzen des Tabakrauchens korrelieren mit der Menge des Konsums – Grundlage für die Risikoabschätzung sind die »packyears«, das Produkt aus Rauchdauer und der durchschnittlichen Konsummenge in Zigarettenschachteln.

Patienten mit einer psychischen Erkrankung haben darüber hinausgehende Risiken für tabakassoziierte Erkrankungen. Besonders häufig sind kardio-vaskuläre Erkrankungen, Karzinomleiden und die chronisch obstruktive Lungenerkrankung (COPD) (Carney und Jones 2006).

Die Schätzzahlen bezüglich des Lebenszeitverlustes bei Rauchern mit psychischen Erkrankungen liegen höher als der erwartete Lebenszeitverlust bei psychisch gesunden Rauchern. Während für letztere durchschnittlich 10 Jahre angenommen werden (Doll und Peto 2004), gehen einzelne Quellen von bis zu 25 Jahren Lebenszeitverlust bei Rauchern mit komorbiden, chronischen psychischen Störungen aus. Andere berichten zwar von kürzeren Zeitspannen, bestätigen aber ebenfalls den größeren Verlust an Lebenszeit im Vergleich zu psychisch gesunden Personen. Dies mag insbesondere durch die höhere Intensität des Rauchens (Zahl der Zigaretten/Tag, Inhalationstiefe, Zigarettenmarke), den Lebensstil und die Addition von tabakrauchbezogenen Risiken mit den organspezifischen Nebenwirkungen von Antidepressiva und Antipsychotika verbunden sein (Colton und Manderscheid 2006; Himmelhoch et al. 2004).

2.2   Ätiologie, Modelle für die Komorbidität

Die Inhalation von Nikotin geht infolge der raschen Anflutung im Gehirn schneller als die Aufnahme von Alkohol, Opioiden oder anderen psychotropen Substanzen mit einer unmittelbar erlebten positiven Empfindung aufgrund der nikotinvermittelten Wirkung auf das zentrale, dopaminerge Belohnungssystem im Nucleus accumbens einher (Markou 2008). Neben der dopaminergen Verstärkung nimmt Nikotin u. a. auf das noradrenerge, glutamaterge und serotonerge Transmittersystem Einfluss. Mit der regelmäßigen Stimulation der nikotinergen Rezeptoren von Subtyp α4β2 bzw. α6β2 setzt eine dynamische Regulation des Auf- und Abbaus von nikotinergen Rezeptoren im mesolimbischen Bereich ein, es resultiert das Phänomen der nikotinergen »up-regulation«, die mit dem Auftreten von Entzugssymptomen bei Ausbleiben der Nikotinzufuhr in Verbindung gebracht wird (Govind et al. 2012).

Die Erklärungen für die höheren Prävalenzzahlen des Tabakkonsums bei Menschen mit psychischen Erkrankungen sind vielfältig: Langeweile, der Einfluss der psychosozialen Umgebung, verschiedene krankheitsimmanente Funktionalitäten des Tabakkonsums oder größere Hindernisse, den Tabakkonsum zu beenden, fehlende Copingstrategien für belastende Alltagssituationen oder die positive Attribution des Rauchens sind einige der am häufigsten genannten Gründe (Hagman et al. 2008). Nicht nur die Aufhörbereitschaft der Patienten mit psychischen Störungen ist geringer, auch die Erfolgsquoten bei einem Rauchstoppversuch sind in der Gruppe der Patienten mit einer kürzlich zurückliegenden oder anhaltenden psychischen Erkrankung deutlich niedriger als bei Rauchern ohne eine psychische Erkrankung.

Bei Personen mit psychischen Störungen ist zudem die Ausbildung von Verhaltensgewohnheiten in Zusammenhang mit psychischen Befindlichkeitszuständen relevant: Tabakkonsum findet häufig in Verbindung mit hedonischen Situationen oder zur Spannungsreduktion im Sinne einer Ablenkung von Bedrohung oder aversiv erlebten Situationen und Emotionen statt. Die Abnahme sozialer Angst, die Ablenkung von Stress oder Langeweile, aber auch die Fokussierung auf eine hedonistisch erlebte Tätigkeit und subjektiv berichtete positive, antriebsfördernde und stimmungsregulierende Wirkung des Tabakkonsums verstärken die neurobiologischen Effekte und stabilisieren die Verhaltensgewohnheit.

Die besondere Funktionalität des Rauchens bei psychischen Erkrankungen ist störungsspezifisch zu betrachten. Schizophrene Psychosen, affektive Störungen, Angsterkrankungen, Abhängigkeitserkrankungen oder auch Essstörungen weisen jeweils spezifische Besonderheiten auf, die dem Tabakkonsum eine individuelle und störungsspezifische Funktionalität zukommen lassen.

2.2.1 Affektive Störungen und Tabakkonsum

Das Risiko für einen Tabakkonsum ist bei depressiven Störungen 2–5-fach erhöht (Batra 2000; Kim et al. 2006). Umgekehrt weisen Raucher ein erhöhtes Lebenszeitrisiko für eine depressive Erkrankung auf. In der differenzierten Betrachtung der Prävalenzen in Abhängigkeit vom Typ der affektiven Grunderkrankung finden sich die höchsten Raucherzahlen bei bipolaren Störungen.

Gründe werden einerseits in der »psychotoxischen« Beeinflussung des serotonergen Systems bei jugendlichen Rauchern (insbesondere der frühe Beginn des Tabakkonsums im vorpubertären Alter scheint mit höheren Wahrscheinlichkeiten für einen depressive Erkrankung oder Angststörungeinherzugehen), andererseits aber auch in der antidepressiven Eigenschaft des Rauchens gesehen: Neben der Wirkung des Nikotins auf das serotonerge System wurden Hinweise darauf gefunden, dass weitere Inhaltsstoffe des Tabakrauchs die pharmakologische Wirkung von Monoaminoxidasen aufweisen und damit eine schwache antidepressive und anxiolytische Wirkung haben (Patton et al. 1998). Die Beendigung des Tabakkonsums kann zu einem Verlust dieser »Selbstmedikation« bei subklinischen oder klinischen depressiven Symptomen führen, andererseits wird durch einen Verlust an dopaminerger oder serotonerger Stimulation die Entwicklung einer dysphorischen Stimmung begünstigt. Die Tabakentwöhnung führt bei psychisch gesunden Rauchern selten zu einer depressiven Symptomatik, wenn doch, kann diese in der Regel als vorübergehendes Symptom der Tabakentwöhnung angesehen werden. Gefährdet für eine schwere, anhaltende depressive Verstimmung sind allerdings Personen, die in der Vorgeschichte bereits eine depressive Episode durchlebt haben (Paperwalla et al. 2004).

Aufkommende depressive Affekte, zu deren Beseitigung sich das Rauchen bereits als probates Mittel erwiesen hatte, aber auch ein Fehlen alternativer Copingstrategien für den Umgang mit aversiv erlebten Gefühlen und geringe Selbstwirksamkeitserwartungen reduzieren die kurz- und langfristige Abstinenzwahrscheinlichkeit bei depressiven Rauchern. Neben den vergleichsweise geringeren Aufhörquoten nach Teilnahme an professionell begleiteten Behandlungen werden auch höhere Rückfallquoten in den ersten Wochen und Monaten der Abstinenz berichtet.

Immer wieder wird über einen Zusammenhang zwischen dem Tabakkonsum und einer erhöhten Lebenszeitprävalenz für eine suizidale Handlung berichtet (Keizer et al. 2009). Es liegt nahe, anzunehmen, dass die Schwere der psychiatrischen Symptomatik, der Grad der Chronifizierung aber auch das vermehrte Auftreten depressiver Symptome bei Rauchern bzw. das höhere Aufkommen von starken Rauchern bei depressiven Störungen einerseits und die Komorbidität mit alkoholbezogenen Störungen andererseits das gesteigerte Aufkommen an suizidalen Handlungen erklären können. Andererseits konnten verschiedene Studien belegen, dass die Suizidalität nicht allein durch den höheren Anteil depressiver oder alkoholabhängiger Patienten alleine erklärt ist (Bronisch et al. 2008; Hooman et al. 2013; Ostacher et al. 2006). Diskutiert wird auch ein direkter Zusammenhang mit den Auswirkungen des Nikotins auf das serotonerge System.

2.2.2 Schizophrene Psychosen und Tabakkonsum

Das Risiko für einen erhöhten Tabakkonsum bei schizophrenen Psychosen wird mit OR = 3,1 angegeben (De und Diaz 2005), in epidemiologischen Untersuchungen an ambulanten oder stationären Patienten werden Raucheranteile von 60–90 % berichtet. Charakteristisch für diese Patientengruppe ist der sehr intensive Tabakkonsum mit tiefer Inhalation. Die Intensität des Konsums korreliert mit der Schwere der psychotischen Symptomatik, dem Auftreten tardiver Dyskinesien sowie den gesundheitsbezogenen Folgen des Tabakkonsums.

Einzelne Arbeitsgruppen weisen darauf hin, dass der Eingriff des Rauchens in das nikotinerge System eng mit den auditiven Informationsverarbeitung (»prepulse inhibition«) bei Patienten mit schizophrenen Psychosen verbunden ist und dies wiederum genetisch über das Gen für den Alpha-7-Acetylcholinrezeptor determiniert scheint (Freedman et al. 1994, 1997).

Ähnlich wie bei den affektiven Störungen steht auch bei den schizophrenen Psychosen die Selbstmedikationshypothese als Erklärung für den häufigen und intensiven Konsum an erster Stelle: Berichtet werden sowohl Verbesserungen der kognitiven Leistungsfähigkeit (Depatie et al. 2002), eine Reduktion der Negativsymptomatik und ein Ausgleich des medikamenteninduzierten Parkinsonoids (sowohl über einen forcierten hepatischen Metabolismus mancher klassischen Antipsychotika aber auch durch die mit dem Rauchen verbundene mesolimbische dopaminerge Stimulation; Forchuk et al. 2002). Andererseits ist die Übersterblichkeit schizophrener Patienten mit einer Verringerung der Lebenserwartung um ca. 20 % und einer Steigerung des Risikos für kardiovaskuläre Störungen sowie Karzinomerkrankungen (Lichtermann et al. 2001) nicht zuletzt auf den ausgeprägten Tabakkonsum und die Interaktion mit anderen Einflussfaktoren (Bewegungsmangel, Adipositas, Psychopharmakotherapie) zurückzuführen (Bobes et al. 2010).

2.2.3 Suchterkrankungen und Tabakkonsum

Die höchste Raucherprävalenz unter den Personen mit psychischen Störungen weisen Abhängige von Alkohol oder illegalen Drogen auf: bis zu 80 % der Alkoholabhängigen und nahezu 100 % der drogenabhängigen Patienten in psychiatrischen Einrichtungen sind Raucher, viele davon rauchen sehr intensiv und setzen den Tabakkonsum synergistisch in Kombination mit dem komorbiden Suchtmittelkonsum ein.

Umgekehrt liegen auch Daten vor, dass der missbräuchliche Konsum von Alkohol bei starken Rauchern häufiger zu beobachten ist. In der Praxis kann daher der Hinweis auf einen starken Tabakkonsum bereits ein Verdachtsmoment für ein alkoholbezogenes Problem sein (Currie et al. 2001).

Die gleichsinnige Beeinflussung des dopaminergen Belohnungssystems im Nucleus accumbens (Pierce und Kumaresan 2006) sowie die beschriebene erhöhte Toleranz für die Wirkung der jeweilig anderen Substanz erklären den gesteigerten Konsum. In Diskussion sind zudem genetische Befunde, die auf eine gemeinsame Prädisposition für den Konsum verschiedener psychotroper Substanzen hinweisen. Ein mit dem dopaminergen System assoziiertes »sensation seeking« und die damit verbundene erhöhte Bereitschaft, riskante Verhaltensweisen auszuprobieren, könnten nicht nur die Komorbidität zwischen Alkohol und Tabak, sondern auch zwischen anderen psychotropen Substanzen und dem Nikotinkonsum erklären.

Synergistisch wirksame Cues, die subjektiv erlebte Reduktion alkoholbedingter Einschränkungen in der optischen Signalverarbeitung und die gleichzeitige Präsenz von Alkohol und Tabak bzw. Drogen und Tabak in der psychosozialen Umgebung sind psychosoziale Variablen, die einen gemeinsamen abhängigen Konsum von Alkohol und anderen psychotropen Substanzen erklären.

Manche Konsumenten beschrieben auch einen Einsatz von Tabak bei auftretender vegetativer Entzugssymptomatik, um psychovegetative Erregungen zu dämpfen, Langeweile und das Konsumverlangen für Alkohol oder andere psychotrope Substanzen zu überwinden. Während der Entzugsphase von Alkohol besteht eine geringe Bereitschaft alkoholabhängiger Personen, den Tabakkonsum aufzugeben. Im Zuge einer Entwöhnungsbehandlung, die auf eine Änderung der Lebensführung zielt, gewinnt auch die Tabakentwöhnung einen größeren Stellenwert.

Belegt ist andererseits bei alkoholabhängigen Rauchern die additive und zum Teil auch überadditive Risikoerhöhung für zahlreiche somatische Erkrankungen, insbesondere für Karzinome im oberen Atemswegs- und gastrointestinalen Bereich. Insofern wäre im Sinne einer umfassenden Suchttherapie schon während einer qualifizierten Entgiftungsbehandlung zeitgleich zumindest auch eine Motivationsbehandlung zur Beendigung des Tabakkonsums indiziert.

2.2.4 Komorbidität des Tabakkonsums mit weiteren psychischen Störungen

Erhöhte Prävalenzen für einen Tabakkonsum werden auch bei Patienten mit Angststörungen, Panikattacken, Persönlichkeitsstörungen und einem ADH-Syndrom berichtet. Lediglich bei Essstörungen vom Anorexietyp wird regelmäßiger Tabakkonsum weniger häufig beobachtet, dagegen scheinen Patientinnen mit einer Bulimie das Rauchen gezielt zur Hungerdämpfung und zum Umgang mit Heißhungerattacken einzusetzen.

2.3 Therapie

2.3.1 Allgemeines

Die Tabakentwöhnung ist mit einem höheren Risiko für einen Rückfall verbunden als die Behandlung der Alkoholabhängigkeit. Langfristig (nach 12 Monaten) werden unter optimalen Behandlungsbedingungen (abstinenzmotivierte Raucher ohne psychische Komorbidität, leitlinienkonforme psychosoziale Unterstützung im Einzel- oder Gruppensetting, begleitende medikamentöse Unterstützung mit Nikotinersatzpräparaten, Bupropion oder Vareniclin) in der Aufhörphase kontinuierliche Abstinenzquoten von nur bis zu 30 % berichtet (Fiore et al. 2008). Innerhalb der ersten drei Monate ist mit einer besonders hohen Rückfallquote zu rechnen. Vegetative Entzugssymptome, gesteigerte Reizbarkeit, Ängstlichkeit, depressive Verstimmungen, Konzentrationsstörungen, Schlafstörungen, Unruhe und Ungeduld sowie eine Appetitzunahme und Gewichtssteigerung können bei bestehender psychischer Komorbidität Symptome der psychischen Grunderkrankung verstärken oder werden als Symptome der psychischen Grunderkrankung missdeutet (Epping-Jordan et al. 1998). Obgleich die von Rauchern berichtete Entzugssymptomatik keine vitale Gefährdung beinhaltet, ist die Schwelle zum Rückfall niedrig. Die Allgegenwärtigkeit rauchbezogener Cues, die Verfügbarkeit der Zigarette, die soziale Akzeptanz des Rauchens und der niederschwellige Zugang zum Suchtstoff erklären die hohen Rückfallquoten.

2.3.2 Ergebnisse psychosozialer Behandlungen

Vielfach wird angenommen, dass Patienten mit einer psychischen Störung nicht ausreichend zu einer Tabakabstinenz motiviert seien oder vielleicht auch in ihrer psychischen Stabilität durch die Tabakentwöhnung gefährdet sein könnten.

Die aktuelle US-amerikanische Behandlungsleitlinie (Fiore et al. 2008) befürwortet die Motivation von psychiatrischen Patienten zur Tabakabstinenz. Die Bereitschaft der Psychiater, ihre Patienten nach ihrem Tabakkonsum zu befragen und ihnen Instruktionen und Unterstützung für den Tabakentwöhnungsschritt zu geben, ist leider beschränkt (AAMC 2007). Viele Psychiater scheinen sich für die Tabakentwöhnung nicht ausreichend qualifiziert zu sehen oder räumen der Tabakentwöhnung eine zu geringe Bedeutung ein. Ausschlaggebend könnte sein, dass das Rauchen vielfach noch als motivational überwindbares Verhaltensproblem und nicht als Abhängigkeitserkrankung wahrgenommen wird, wenngleich die Datenlage zu den neurobiologischen Grundlagen der Nikotinabhängigkeit umfassend ist.

Die Aufmerksamkeit für die Tabakabhängigkeit der Patienten ist insbesondere im klinischen Setting sehr gering ausgeprägt (Prochaska et al. 2006). Psychiatrische Patienten berichten, von ihren behandelnden Ärzten kaum auf die Möglichkeit der Tabakentwöhnung oder des Problem des Rauchens angesprochen worden zu sein (Prochaska et al. 2006). Inwieweit tatsächlich die geringe Dokumentation entsprechender Maßnahmen (3 % der Patienten werden angewiesen, den Tabakkonsum zu beenden) der Realität entspricht, oder ob hier nicht nur eine Unterversorgung, sondern auch eine Unterdokumentation vorliegt, kann nach diesen Zahlen nicht entschieden werden (Prochaska et al. 2008). Wie auch Hausärzte (Hoch et al. 2004) fühlen sich vermutlich auch psychiatrische Fachdisziplinen unzureichend für die zielführende Intervention zur Unterstützung der Tabakabstinenz ausgebildet.

Auch in Deutschland sind nur wenige Tabakentwöhnungsambulanzen an Psychiatrische Kliniken angegliedert. Das Kooperationszentrum universitärer Raucherambulanzen (www.kura.de) wurde von den Raucherambulanzen der TU Chemnitz, LMU München, der Psychiatrischen Universitätsklinik Freiburg, der Charité in Berlin, dem Institut für Raucherberatung und Raucherentwöhnung München sowie dem Arbeitskreis Raucherentwöhnung an der Psychiatrischen Universitätsklinik Tübingen gegründet. Von den sieben Gründungsmitgliedern sind drei der Ambulanzen an einer Psychiatrischen Universitätsklinik angesiedelt, obgleich zahlreiche universitäre psychiatrische Einrichtungen über eine breite Kompetenz in der Suchttherapie verfügen.

Ein spezifisches Programm für psychiatrische Patienten wurde von Prochaska et al. 2008 entwickelt. Das Programm selbst bedient sich der Empfehlungen aus zahlreichen Metaanalysen und Behandlungsleitlinien (APA 2006; Fiore et al. 2008) und beinhaltet psychoedukative Inhalte mit besonderem Fokus auf der Bedeutung des Tabakkonsums für die Gesundheit von psychisch kranken Patienten. Insbesondere werden die Interaktionen mit psychiatrischen Medikationen, die Ursachen für den starken Tabakkonsum, die Beziehungen zwischen der Tabakindustrie und psychisch Kranken und die manipulativen Interessen der Tabakindustrie, die Inhalte von Behandlungsprogrammen und die pharmakologischen Behandlungsstrategien zur Überwindung einer Entzugssymptomatik fokussiert. Das Programm wurde in den letzten Jahren in den USA stark beworben und hat eine große Verbreitung erfahren. Das Programm trägt den Namen »Psychiatry RX for change«. Die Materialien sind über http://rxforchange.ucsf.edu verfügbar gemacht worden.

Für Patienten mit psychiatrischen Störungen sind die Erfolgszahlen nach einer abstinenzorientierten Intervention zwar geringer als bei der Behandlung psychisch gesunder Personen, andererseits aber auch nicht zu schlecht. Batra et al. (2010) zeigen an einer Studie für klinisch subdepressive Personen, dass die Tabakentwöhnung mit einem störungsspezifischen modifizierten Manual zu höheren Erfolgen bei depressiven oder subklinisch depressiven Personen führt als die Standardbehandlung.

2.3.3 Medikamentöse Behandlungsaspekte

Die medikamentöse Mitbehandlung des Nikotinentzugs ist auch bei einer psychiatrischen Komorbidität gut möglich – eine Nikotinersatztherapie, Behandlung mit Bupropion und Vareniclin wurden für die Tabakentwöhnung zugelassen und scheinen unter regelmäßiger Überwachung auch für psychiatrische Patienten gut geeignet. Unklar ist die differentielle Indikation: Während Nikotinersatz aufgrund der bekannten Verträglichkeit bei Rauchern eine einfache und suchttherapeutisch praktikable Lösung im Sinne einer vorübergehenden, ausschleichenden Substitutionstherapie darstellt, liegen für Bupropion widersprüchliche Daten vor. Brown et al. 2007 konnten zeigen, dass Bupropion in Verbindung mit einer verhaltenstherapeutischen Behandlung bei Depressiven wirksam ist. Zu beachten sind Wechselwirkungen mit anderen Psychopharmaka sowie die starke Antriebsförderung, insbesondere bei bestehender Suizidalität. Auch bei Patienten mit einer schizophrenen Psychose ist die Datenlage für Bupropion günstig (Tsoi et al. 2010). Vareniclin wurde in der ersten Zeit nach der Zulassung wegen möglicher bedrohlicher kardiovaskulärer Nebenwirkungen und psychiatrischer Komplikationen (insbesondere depressive Verstimmungen) mit einem Warnhinweis für die Anwendung bei psychischen Störungen versehen, die aktuelle Datenlage relativiert die ersten Meldungen (Cahill et al. 2011; Prochaska et al. 2012).

Grundsätzlich bedeutsam ist die Interaktion des Rauchens mit der Psychopharmakotherapie: Rauchen beschleunigt die Metabolisierung vieler Antidepressiva und Antipsychotika mit der Konsequenz, dass eine Veränderung des Rauchverhaltens mit einer verstärkten Wirksamkeit und Gefahr der Intoxikation durch manche Psychopharmaka einhergehen könnte.

2.4 Fazit für die Praxis

Der Tabakkonsum hat bei Patienten mit einer psychischen Erkrankung weitreichende Konsequenzen – angefangen bei dem Versuch, damit im Sinne einer Selbstmedikation Krankheitssymptome zu lindern oder zu kontrollieren, bis hin zu den gravierenden langfristigen gesundheitlichen Folgen. Die vor wenigen Jahren noch vorherrschende Ansicht, es sei besser, den Tabakkonsum therapeutischerseits nicht zu problematisieren, scheint überwunden. Die aktuelle Studienlage belegt nicht nur die besondere Gefährlichkeit des Konsums bei psychischen Störungen, sondern auch die Erfolgsaussichten sowohl von Interventionen, die auf die Herstellung einer Abstinenzmotivation zielen, als auch von psychosozialen und medikamentösen Behandlungsangeboten zur Förderung der Abstinenz. Im Rahmen der ambulanten und stationären psychiatrischen Behandlung sollten auch Interventionen hinsichtlich des Rauchens bzw. der Tabakabhängigkeit in den Behandlungsplan aufgenommen werden.

Literatur

American Psychiatric Association (2006) Practice guideline for the treatment of patients with substance use disorders (2nd ed.). Washington DC.
Batra A (2000) Tabakabhängigkeit – Biologische und psychosoziale Entstehungsbedingungen und Therapiemöglichkeiten. Darmstadt: Steinkopff.
Bobes J, Arango C, Garcia-Garcia M, Rejas J (2010) Healthy lifestyle habits and 10-year cardiovascular risk in schizophrenia spectrum disorders: an analysis of the impact of smoking tobacco in the CLAMORS schizophrenia cohort. Schizophr Res 119: 101–9.
Bronisch T, Hofler M, Lieb R (2008) Smoking predicts suicidality, Findings from a prospective community study. J Affective Disorders 108:135–45.
Brown RA, Niaura R, Lloyd-Richardson EE, Strong DR, Kahler CW, Abrantes AM (2007) Bupropion and cognitive-behavioral treatment for depression in smoking cessation. Nicotine & Tobacco Research 9:721–30.
Cahill K, Stead LF, Lancaster T (2011) Nicotine receptor partial agonists for smoking cessation. Cochrane Database Syst Rev(2) CD006103.
Carney CP, Jones LE (2006) Medical comorbidity in women and men with bipolar disorders: A population-based controlled study. Psychosomatic Medicine 68:684–91.

Colton CW, Manderscheid RW (2006) Congruencies in increased mortality rates, years of potential life lost, and causes of death among public mental health clients in eight states. Preventing Chronic Disease: Public Health Research, Practice and Policy, 3:A42.

Currie SR, Hodgins DC, El Guebaly N (2001) Influence of depression and gender on smoking expectancies and temptations in alcoholics in early recovery. J Subst Abuse 13:443–58.

De LJ, Diaz FJ (2005) A meta-analysis of world-wide studies demonstrates an association between schizophrenia and tobacco smoking behaviors. Schizophr Res 76:135–57.

Depatie L, O'Driscoll GA, Holahan AL (2002) Nicotine and behavioral markers of risk for schizophrenia: a double-blind, plazebo-controlled, cross-over study. Neuropsychopharmacology 27:1056–70.

Doll R, Peto, Boreham J (2004) Mortality in Relation to smoking: 50 years observations on male British doctors. Br Med J 328:1519.

Epping-Jordan MP, Watkins SS, Koob GF (1998) Dramatic decreases in brain reward function during nicotine withdrawal. Nature 393:76–9.

Fiore MC, Jaén CR, Baker TB, Bailey WC, Benowitz NL, Curry SJ (2008) Treating tobacco use and dependence: 2008 update (Clinical Practice Guideline). Rockville MD: U.S. Department of Health and Human Services.

Forchuk C, Norman R, Malla A, Martin ML, McLean T, Cheng S, Diaz K, McIntosh E, Rickwood A, Vos S, Gibney C (2002) Schizophrenia and the motivation for smoking. Perspect Psychiatr Care 38:41–9.

Freedman R, Adler LE, Blackford P, Byerl W, Coon H, Cullum CM, Griffith JM, Harris JC, Leonard S, Miller C, Myles-Worsley M, Nagamoto HT, Rose G, Waldo M (1994) Schizophrenia and nicotine receptors. Harv Rev Psychiatry 2:179–92.

Freedman R, Coon H, Myles-Worsley M, Orr-Urtreger A, Olincy A, Davis A, Polymeropoulos M, Holik J (1997) Linkage of a neurophysiological deficit in schizophrenia to a chromosome 15 locus. Proc Natl Acad Sci USA 94:587–92.

Govind AP, Walsh H, Green WN (2012) Nicotine-induced upregulation of native neuronal nicotinic receptors is caused by multiple mechanisms. J Neurosci 32:2227–38.

Grant BF, Hasin DS, Chou SP, Stinson FS, Dawson DA (2004) Nicotine dependence and psychiatric disorders in the United States: results from the national epidemiologic survey on alcohol and related conditions. Arch Gen Psychiatry 61:1107–15.

Hagman BT, Delnevo CD, Hrywna M, Williams JM (2008). Tobacco use among those with serious psychological distress: Findings from the National Survey of Drug Use and Health, 2002. Addictive Behaviors 33:582–92.

Himelhoch S, Lehman A, Kreyenbuhl J, Daumit G, Brown C, Dixon L (2004) Prevalence of chronic obstructive pulmonary disease among those with serious mental illness. American Journal of Psychiatry 161:2317–19.

Hoch E, Muehlig S, Hoefler M, Lieb R, Wittchen H (2004) How prevalent is smoking and nicotine dependence in primary care in Germany? Addiction 99:1586–98.

Hooman S, Zahra H, Safa M, Hassan M, Reza MM (2013) Association between cigarette smoking and suicide in psychiatric inpatients Tobacco Induced Diseases. Tob Induc Dis 11:5.

Hughes JR, Helzer JE, Lindberg S (2006) Prevalence of DSM/ICD-defined nicotine dependence. Drug and Alcohol Dependence 85:91–102.

Keizer I, Gex-Fabry M, Eytan A, Bertschy G (2009) Smoking in psychiatric inpatients: association with working status, diagnosis, comorbid substance abuse and history of suicide attempts. Addict Behav 34:815–20.

Kim IH, Muntaner C, Khang YH et al. (2006) The relationship between non-standard working an d mental health in a representative sample of the South Korean population. Soc Sci Med 63:566–74.

Lancaster T, Stead LF (2005) Individual behavioural counselling for smoking cessation. Cochrane Database of Systematic Reviews Issue 2. Art. No.: CD001292. DOI: 10.1002/14651858.CD001292.pub2.

Lasser K, Boyd JW, Woolhandler S, Himmelstein DU, McCormick D, Bor DH (2000) Smoking and mental illness: A population-based prevalence study. Journal of the American Medical Association 284:2606–10.

Lichtermann D, Ekelund J, Pukkala E, Tanskanen A, Lonnqvist J (2001) Incidence of cancer among persons with schizophrenia and their relatives. Archives of General Psychiatry 58:573–8.

Ostacher MJ, Nierenberg AA, Perlis RH (2006) The relationship between smoking and suicidal behavior, comorbidity, and course of illness in bipolar disorder. J Clin Psychiatry 67:1907–11.

Paperwalla KN, Levin TT, Weiner J, Saravay SM (2004) Smoking and depression. Medical Clinics of North America 88:1483–94.

Patton GC, Carlin JB, Coffey C (1998) Depresison, anxiety, and smoking initiation: a prospective study over 3 years. Am J Public Health 88:1518–22.

Pierce RC, Kumaresan V (2006) The mesolimbic domapine system; the final common pathway for the reinforcing effect of drugs of abuse? Neurosci Biobehav Rev 30:215–38.

Prochaska JJ, Fromont SC, Leek D, Hudmon K, Louie AK, Jacobs MH (2008) Evaluation of an evidence-based tobacco treatment curriculum for psychiatry residency training programs. Academic Psychiatry 32:484–92.

Prochaska JJ, Fromont SC, Louie AK, Jacobs MH, Hall SM (2006) Training in tobacco treatments in psychiatry: A national survey of psychiatry residency training directors. Academic Psychiatry 30:372–8.

Prochaska JJ, Fromont SC, Suchanek Hudmon K, Cataldo JK (2009) Designing for Dissemination: Development of an Evidence-Based Tobacco Treatment Curriculum for Psychiatry Training Programs J Am Psychiatr Nurses Assoc 15:24–31.

Prochaska JJ, Hilton JF (2012) Risk of cardiovascular serious adverse events associated with varenicline use for tobacco cessation: systematic review and meta-analysis. BMJ 344:e2856.

Rohde P, Lewinsohn PM, Brown RA, Gau JM, Kahler CW (2003) Psychiatric disorders, familial factors and cigarette smoking: I. Associations with smoking initiation. Nicotine and Tobacco Research 5:85–98.

Statistisches Bundesamt (2006) Fragen zur Gesundheit 2005. Stuttgart: Metzler-Pöschel.

Statistisches Bundesamt (2009) Raucher und Nichtraucher 2009. http://de.statista.com/statistik/daten/studie/157730/umfrage/raucher-und-nichtraucher-in-deutschland-2009/.

Tsoi DT, Porwal M, Webster AC (2010) Interventions for smoking cessation and reduction in individuals with schizophrenia. Cochrane Database of Systematic Reviews, Issue 6. Art. No.: CD007253.

3 Kokainabhängigkeit und komorbide psychische Störungen

Sylvie Petitjean

3.1 Einleitung

Der Gebrauch von Kokain ist weit verbreitet. Einer von sechs Erwachsenen hat diese Droge mindestens einmal im Leben probiert. Die Prävalenz der Kokainabhängigkeit wird auf 3 % geschätzt. Kokain gehört zur Gruppe der Stimulanzien und wird in pulverisierter Form geschnupft oder aufgelöst injiziiert oder als Base (Crack) geraucht. Kokain hat ein hohes Abhängigkeitspotenzial und führt zu zahlreichen psychosozialen Problemen, hohen Kosten im Gesundheitswesen und in der Gesellschaft. Zahlreiche Betroffene werden heutzutage immer noch unzureichend behandelt. So zeigt eine kürzlich publizierte Umfrage in den USA, dass lediglich 12 % der Personen mit einer Substanz- und psychischen Störung für beide Störungsbereiche Interventionen erhielten (Epstein et al. 2004). Obwohl bereits Ende der 1980er Jahre Konsens über die Notwendigkeit und den klinischen Nutzen einer multimodalen, integrierten Behandlung für Doppeldiagnosepatienten bestand, ist diese in vielen Behandlungseinrichtungen noch nicht Realität.

3.2 Epidemiologie

3.2.1 Epidemiologie des Kokaingebrauchs

Der Gebrauch von Kokain und anderen Stimulanzien (Amphetamine, Metamphetamine) hat in den letzten Jahren im europäischen Raum zugenommen (EMCDDA 2009).

Die Prävalenz- und Inzidenzraten aus internationalen Erhebungen zeigen folgendes Bild: 0,1 % (Rumänien) bis 10,2 % (Spanien) der allgemeinen europäischen Erwachsenenbevölkerung geben an, Kokain mindestens einmal probiert zu haben, wobei die höchsten Zahlen aus Spanien (10,2 %), Italien (7,0 %) und dem Vereinigten Königreich (UK) (8,8 %) gemeldet wurden (EMCDDA 2009).

In der Praxis begegnen uns unterschiedliche Gruppen von Kokainkonsumenten (Prinzleve et al. 2004): A) sozial gut integrierte Personen (z. B. in »Stressberufen« Tätige; Partyszenengänger, oftmals Wochenendkonsumenten) und B) sozial

Marginalisierte in prekären Lebenssituationen (z. B. Obdachlose, Prostituierte, Mehrfachabhängige). Andere Einteilungen der Drogenkonsumenten lassen sich über die Applikationsarten machen (intravenöser Gebrauch des Kokains, sniffen, rauchen, nur Kokain nehmen oder gleichzeitig mehrere psychotrope Substanzen gebrauchen, z. B. »Cocktails« = gleichzeitiges Spritzen von Heroin und Kokain, Alkohol, Cannabinoide, Benzodiazepine u. a.), über die Frequenz des Kokaingebrauchs (»binge use«), über unterschiedliche galenische Formen (Salz, Base) und über die psychopathologische Belastung der Patienten.

3.2.2 Epidemiologie bei Doppeldiagnosen

Nebst der Schwere der Substanzstörung unterscheiden Rosenthal und Westreich (1999) vier Typen von Doppeldiagnosen:

- Typ I: schwere Substanzstörung mit hoher psychopathologischer Belastung
- Typ II: leichte Substanzstörung mit hoher psychopathologischer Belastung
- Typ III: schwere Substanzstörung mit niedriger psychopathologischer Belastung
- Typ IV: leichte Substanzstörung mit niedriger psychopathologischer Belastung

Die Prävalenz- und Inzidenzraten für komorbide psychiatrische Störungen bei Personen mit Kokaingebrauch wurden durch verschiedene Forschungsgruppen untersucht. So fanden Weiss et al. (1986) unter 30 hospitalisierten Kokainpatienten bei 53,3 % eine Affekterkrankung im Vergleich zu 21,8 % bei Patienten mit anderen Substanzstörungen (n = 124). Des Weiteren erfüllten 90 % der kokainabhängigen Patienten die Kriterien für eine Persönlichkeitsstörung (PS): Borderline-PS (27 %), narzisstische PS (24 %), histrionische PS (17 %), kombinierte PS (10 %), antisoziale PS (4 %). Allerdings wurde hier nur eine kleine Stichprobe untersucht.

Rounsaville et al. (1991) fanden in ihrer Untersuchung bei 298 Kokainkonsumenten, welche in die Behandlung kamen, dass 44,3 % die Kriterien für eine Affekterkrankung erfüllten und 60,7 % schon einmal eine Lebenszeitdiagnose einer Affekterkrankung hatten. Lebenszeitprävalenzen einer Angsterkrankung lagen bei 20,8 % vor und einer Schizophrenie bei 0.3 %. Rounsaville et al. (1991) verglichen die Stichprobe kokainabhängiger Patienten (n = 298) mit opioidabhängigen Patienten (n = 533) und fanden einen deutlich höheren Anteil mit einem ADHS in der Kindheit (34,9 % versus 22 %) sowie einer Lebenszeitdiagnose Alkoholabhängigkeit (61,7 % versus 34,5 %). Hingegen fanden sie bei Kokainpatienten einen niedrigeren Anteil an Patienten mit einer antisozialen Persönlichkeitsstörung (7,7 % versus 26.5 %). Falck et al. (2004) fanden in einer Stichprobe von Crack-Kokainpatienten einen Anteil von 24 % mit einer antisozialen Persönlichkeitsstörung. In der Studie von Ford et al. (2009) erfüllten die Hälfte der Patientenstichprobe nebst der Kriterien einer Kokainabhängigkeit ebenfalls die Kriterien einer Opioidabhängigkeit. Bei Back et al. (2000) ergab sich in einer Stichprobe kokainabhängiger Patienten bei 42,9 % eine Lebenszeitdiagnose für eine posttraumatische Belastungsstörung (PTBS) und bei 22 % für eine aktuelle PTBS. Schließlich fanden Brady et al. (1991) bei kokainabhängigen Patienten einen Anteil von 53 % mit einer Lebenszeitdiagnose einer kokaininduzierten Psychose.

3.3 Ätiologie/Modelle für die Komorbidität

Grundsätzlich kann jeder Mensch drogenabhängig werden. Die Faktoren, die Individuen veranlassen, mit dem Konsum von Drogen zu beginnen, hängen mehr mit Modeerscheinungen, dem Einfluss von Gleichaltrigen und dem sozialen und wirtschaftlichen Umfeld als mit dem rechtlichen Status der Drogen oder mit Präventionskampagnen zusammen. Die Faktoren, die zur Entwicklung eines problematischen Konsums oder einer Drogenabhängigkeit beitragen, stehen oft mit Vernachlässigung, komplexen Traumastörungen, mit schwierigen Lebensumständen, mit sozialer Ausgrenzung oder mit emotionalen Problemen in Verbindung. Sie können auch die Folge einer überprotektiven Haltung gegenüber Kindern sein oder die Folge von Sinn- und Entwicklungskrisen.

Kokain und andere Psychostimulanzien werden durch Patienten mehrheitlich benutzt um negative Stimmungen oder emotionale Zustände, wie sie bei Affekterkrankungen, bei bipolaren Störungen, Erkrankungen aus dem schizophrenen Formenkreis, bei Persönlichkeitsstörungen und bei nicht erkannten ADHS vorkommen, positiv zu beeinflussen. In manischen Phasen werden sie benutzt, um das Gefühl der Euphorie noch mehr zu verstärken (Ford 2004).

Um die Entstehung eines schädlichen Gebrauchs oder einer Abhängigkeit von Psychostimulanzien zu verstehen, ist es hilfreich, einen kurzen Blick auf deren Wirkmechanismen zu werfen. Kokain und Amphetamine haben ein hohes psychisches Abhängigkeitspotenzial. Während die Mehrheit der Kokainkonsumenten nicht abhängig werden, zeigen klinische Beobachtungen, dass der »kontrollierte Konsum« oft in einen mehr zwanghaften Gebrauch der Droge wechseln kann, entweder weil die Verfügbarkeit des Kokains steigt, der Preis sinkt oder weil eine Applikationsart gewählt wird, welche ein rascheres Anfluten des Kokains in den Körper bewirkt. Die Antwort auf die Frage, warum ein Teil der Menschen kokainabhängig wird, liegt im Verstärkerzyklus des Kokains (Hall et al. 2004). In einer ersten Phase werden zunächst die positiven Wirkungen des Kokains verspürt, wie die kurzdauernde Euphorie, die Steigerung der persönlichen Aktivität, die Anregung des Denkens und Sprechens sowie das subjektive Empfinden erhöhter Leistungsfähigkeit. Unmittelbar danach folgt eine dysphorische Phase, welche der Betroffene durch erneuten Konsum zu beseitigen versucht. Dies bewirkt eine rasche Gewöhnung. Mit dem chronischen Kokaingebrauch stellt sich eine Dosissteigerung ein, um Zustände der Euphorie zu reproduzieren. Die Dosissteigerung wiederum bewirkt, dass das subjektive Empfinden der Euphorie immer mehr abnimmt. Je länger der Betroffene das Kokain nimmt, umso mehr nehmen die positiven Effekte des Kokains ab und umso mehr nehmen die dysphorischen Zustände und depressiven Verstimmungen zu. Dies gilt auch für das psychotische, das manische und das Angstsyndrom.

Psychostimulanzien können also psychische Störungen induzieren (Brady et al. 1991; Kendler et al. 2003) (erstes Ätiologiemodell), auf der anderen Seite werden Stimulanzien, und hier insbesondere Kokain, häufiger von Patienten mit affektiven Störungen gebraucht (Selbstmedikationshypothese, zweites Ätiologiemodell) (Khantzian 1985). Ein drittes Ätiologiemodell geht von gemeinsamen Risikofaktoren für die Entwicklung einer Kokainabhängigkeit und einer psychischen Störung aus (Neurotizismus, genetische Prädisposition oder antisoziale Persönlichkeitszüge), ein viertes Modell von sich gegenseitig verstärkenden Faktoren (bidirektionales Modell) (Mueser et al. 1998). Wie im nächsten Abschnitt deutlich wird, haben akute und chronische Psychostimulanzien (Kokain, Amphetamine, Amphetaminderivate) gemeinsame pharmakologische Wirkprinzipien und zeichnen sich entsprechend durch ähnliche klinische Erscheinungsbilder aus. Erst im Verlauf zeigt sich für den Kliniker, ob diese psychopathologischen Zustände substanzinduziert sind und in der Akutbehandlung nach ein paar Wochen verschwinden, oder sie weiter bestehen bleiben und nosologisch den gängigen psychiatrischen Diagnosen zugeordnet werden können.

3.4 Verlauf

Zur Veranschaulichung klinisch häufig auftretender Phänomene und Symptome bei Kokainkonsumenten haben wir die akuten und chronischen Folgen des Kokaingebrauchs nach Freye und Levy übersetzt und zusammengefasst (2009; ▶ Tab. 14).

Klinisch können bei der Kokainintoxikation zahlreiche Symptome auftreten. Das schwerste Syndrom als Konsequenz des Kokaingebrauchs ist wohl die »Kokainpsychose«. Kokain oder andere Psychostimulanzien können bereits im unteren Dosisbereich paranoid-halluzinatorische Psychosen auslösen (z. B. Dermatozoenwahn). Diese sprechen in der Regel gut auf Neuroleptika an und verschwinden meist nach Elimination der Stimulanzien. Unter höheren Kokain- und Amphetamindosen sind aggressive Erregungszustände beschrieben.

Eine der Hauptnebenwirkungen des chronischen Kokaingebrauchs sind jedoch schwere Depressionen. Die kokaininduzierte Depression zeigt dieselben klassischen Symptome herkömmlicher nicht substanzinduzierter Depressionen, nämlich: negative Grundstimmung, Antriebslosigkeit, Schlafstörungen, Störungen des Appetits, Anhedonie (Unfähigkeit Freude zu empfinden), Abgestumpftheit und Suizidgedanken.

Neben den psychiatrischen Konsequenzen führt der chronische Kokaingebrauch zu einer Veränderung der Gesamtpersönlichkeit im Denken, Fühlen und Verhalten und der Lebenswelt. Auch das Wertesystem verändert sich völlig. Es entstehen psychosoziale Probleme im Bereich Familie und soziale Beziehungen,

Tab. 14: Zusammenfassung akuter und chronischer Effekte von Kokain (modifiziert nach Freye und Levy 2009)

Beginn des Gebrauchs/Kennenlernen

- hohes Lustempfinden, Euphorie
- erhöhte Wachsamkeit
- Wohlbefinden und/oder grandioses Wohlbefinden
- reduziertes Angstgefühl
- weniger soziale Ängste: Person wird geselliger und gesprächiger
- erhöhte Energie, mehr Antrieb, Erhöhung der kognitiven Leistung, Selbstwertgefühl, intensiveres sexuelles und emotionales Erleben in zwischenmenschlichen Kontakten
- verminderter Appetit, Gewichtsreduktion, vermindertes Schlafbedürfnis

Exzessiver, chronischer Gebrauch

- extreme Euphorie – »mentaler Orgasmus«
- enthemmtes Verhalten
- verminderte Urteilsfähigkeit
- Größenwahn, Machtgefühl
- impulsive Handlungen
- sexuelle Hyperaktivität
- Hypervigilanz
- zwanghafte, repetitive stereotype Handlungen
- Hyperaktivität, extremer Antrieb/Agitation
- Reizbarkeit, Streitlust oder Aggressivität
- Ängstlichkeit, Panikattacken
- Verfolgungswahn
- visuelle, gustatorische oder auditive Illusionen
- Halluzinationen bei erhaltener Orientierung
- Todesängste
- reduzierte Realitätseinschätzung, Verkennungen
- extremer Gewichtsverlust

Emotionale/psychologische Effekte

- Traurigkeit und Depression
- Vernachlässigung des äußeren Erscheinungsbildes, Körperhygiene
- Beschaffungsdelikte, Anhäufung von Schulden, Leistungsabfall, Verlust des Arbeitsplatzes
- Verlust an Interesse für Freunde, Familie, soziale Kontakte
- Schlaflosigkeit
- extremer Verfolgungswahn
- intensives Craving nach der Droge, »Suchtdruck«
- psychotische Zustände mit Verkennungen der Realität und Halluzinationen

Probleme bei Vernachlässigung der eigenen Kinder bis hin zu Fremdplatzierung dieser, finanzielle Probleme und Arbeitslosigkeit, Obdachlosigkeit, aggressives Verhalten, Delinquenz, Gewalt, und Rechtsprobleme.

Die körperlichen Folgeschäden im Zusammenhang mit dem Kokaingebrauch ergeben sich einerseits aus der Applikationsform und andererseits aus ihren kardiovaskulären, respiratorischen und zentralnervösen Wirkungen (▶ Tab. 14). Durch den starken vasokonstruktiven Effekt kann Kokain – selbst bei einmaligem Gebrauch und geringer Dosis – zu einem Herzstillstand führen. So haben Kokainkonsumenten ein 6,9-fach erhöhtes Herzinfarktrisiko im Vergleich zu Gesunden. Bei nasaler Kokainapplikation kann es zu Perforationen der Nasenscheidewand kommen.

Verlaufsstudien, welche kokainabhängige Patienten mit und ohne zusätzliche psychische Störung vergleichen, stehen noch aus. Meistens wurden in amerikanischen Studien heterogene Stichproben drogenabhängiger Patienten untersucht. An einer großen Stichprobe von 449 kokainabhängigen Patienten konnten Ford et al. (2009) zeigen, dass kokainabhängige Patienten mit einer zusätzlichen psychischen Störung signifikant öfter eine Behandlung aufsuchten oder an einer Selbsthilfegruppe teilnahmen als Patienten ohne zusätzliche psychische Störung. Nach Bellack et al. (2006) zeigten 129 Patienten mit einer Substanzstörung (Kokain, Heroin oder Cannabis) und einer schweren psychischen Störung (severe and persistent mental illness) im klinischen Verlauf mehr schwere psychopathologische Symptome, häufigere Hospitalisationen, häufigere Rückfälle, einen schlechteren Verlauf, eine höhere Anzahl an Gewaltdelikten, eine höhere Suizidrate und Obdachlosigkeit als Patienten ohne Substanzstörung. Schließlich entwickeln viele Patienten im Verlauf der Kokainabhängigkeit eine zusätzliche Abhängigkeit von dämpfenden Substanzen wie Alkohol, Benzodiazepinen, Opioiden oder Cannabis, um die negativen Symptome bei exzessivem Kokaingebrauch zu mildern.

3.5 Therapie

3.5.1 Akutbehandlung

In den meisten Fällen erfolgt die Intervention bei kokainabhängigen Patienten in Form einer Akutbehandlung bzw. Krisenintervention. Die Behandlung ist oft symptomatisch und unspezifisch. Hierzu sei auf die umfangreiche Literatur verwiesen (Stohler 2004). Häufige Gründe für Klinikaufnahmen bei kokainabhängigen Patienten sind: Herzrasen, Panikattacken, Verfolgungswahn, Kokainpsychosen, Halluzinationen, aggressives Verhalten gegen andere, bis hin zum Totschlag, suizidale oder parasuizidale Handlungen, körperliche Erschöpfung und/oder das Drohen von Beziehungs- und Arbeitsplatzverlust.

Der Beginn einer Therapie sollte möglichst schnell erfolgen. Das sogenannte therapeutische Zeitfenster ist sehr klein. So erwiesen sich mehrmalige Vorgespräche teilweise als kontraproduktiv. Die Behandlung sollte einerseits in einem möglichst wenig restriktiven Setting erfolgen und andererseits von Beginn an die Eigenverantwortlichkeit des Patienten fördern. In der Behandlung von kokainabhängigen Patienten haben sich folgende Therapieschritte als hilfreich und wirkungsvoll gezeigt:

1. Entgiftung mit dem Ziel, den Patienten in ein Behandlungssetting einzubinden
2. strukturierte, kokainfreie Umgebung
3. stationäre, tagesklinische oder ambulante Therapie
4. medikamentöse Therapie: Mitbehandlung psychiatrisch-komorbider Störungen

Bei Behandlungsbeginn wird zunächst *akute Stimulanzienintoxikation*, ein *schädlicher Gebrauch* oder eine *Abhängigkeit* von Kokain und anderen psychotropen Substanzen (Alkohol, Opioide, Cannabinoide, Sedativa, Hypnotika, andere Stimulanzien, Halluzinogene, Tabak) nach den internationalen Diagnosekriterien des ICD-10 (Dilling et al. 1991) oder des DSM-IV (Sass et al. 2001) diagnostiziert. Zusätzlich empfiehlt sich für den Behandelnden eine Objektivierung des Drogen- und Alkoholgebrauchs durch Urinuntersuchungen und Atemalkoholtest-Kontrollen. Im klinischen Alltag ist es von großer Wichtigkeit nebst der Suchterkrankung komorbide psychische Störungen von Beginn an zu diagnostizieren, da die Behandlung von komorbiden Störungen grundsätzlich die Behandlungsergebnisse verbessert (Kampman et al. 2004). Um vorhandene komorbide Störungen zu erfassen, sind die Konzepte der allgemeinen Psychopathologie hilfreich, welche von den Symptomen ausgehend grundsätzlich vier Syndrome beschreibt: das *depressive Syndrom*, das *manische Syndrom*, das *Angstsyndrom* und das *psychotische Syndrom* (Scharfetter 1985). Im diagnostischen Prozess erfolgt dann circa drei bis sechs Wochen nach Behandlungsbeginn eine Zuordnung in die Nosologie (Petitjean 2005). In diesem Zeitraum ist das Abwarten von hoher klinischer Relevanz, da es sonst zu voreiligen psychiatrischen »Fehldiagnosen« kommen kann. Von großer Bedeutung ist die Erhebung psychosozialer Belastungsfaktoren und eine Unterstützung in deren Bewältigung, da es sonst zu frühzeitigen Behandlungsabbrüchen kommen kann.

3.5.2 Psychosoziale Therapie/Postakutbehandlung

Wichtigstes Therapieziel ist die Erhaltung oder die Wiedererlangung der Gesundheit, soziale Integration und Partizipation. Die Kokainabstinenz, die Reduktion des Kokaingebrauchs, die Behandlung von Begleit- und Folgeerkrankungen und -störungen sollen helfen, dieses umfassende Ziel zu erreichen. Der Behandlungsansatz sollte integrativ und multimodal sein, da die Kombination von psychotherapeutischen, salutogenetischen und pharmakologischen Methoden erfolgsversprechender ist als alleinige Psycho- oder Pharmakotherapie (Carroll et al. 1994). In der Metaanalyse von Knapp et al. (2007) hat sich bisher kein bestimmter Therapieansatz zur Behandlung der Kokainabhängigkeit als generell überlegen erwiesen. Ebenso konnten Crits-Cristoph et al. (1999) in einer randomisierten Studie zeigen, dass vier verschiedene psychotherapeutische und psychosoziale Ansätze in der Behandlung der Kokainabhängigkeit gleich erfolgreich waren. Zu den psychotherapeutischen Behandlungsansätzen der Kokainabhängigkeit mit Wirksamkeitsnachweis gehören heutzutage zahlreiche Verfahren: die supportive Therapie, die kognitive Verhaltenstherapie (KVT), die kognitive Therapie (KT), der Community Reinforcement Approach (CRA), die psychodynamische Psychotherapie, die Familientherapie, die Integrative Gestaltpsychotherapie, die analytische Gesprächstherapie, die interpersonale Psychotherapie, Anreiz- und Belohnungssysteme (Contingency Management), die Rückfallprävention, die achtsamkeitsbasierte Rückfallprävention und die Motivational Enhancement Therapy. Eine der Hauptaufgaben des Therapeuten besteht darin, ein Gleichgewicht zwischen Aufbau und Erhaltung der *therapeutischen Beziehung* (wichtigster Wirkfaktor in der Therapie) und der Durchführung einzelner Therapiemodule (►Kap. A 4) herzustellen.

Was die Behandlung einer Substanzstörung und einer komorbiden psychischen Störung betrifft, so stehen Kliniker mittlerweile einer unübersichtlichen Flut an Behandlungsmanualen gegenüber. Aus diesem Grund haben Kelly et al. (2012) kürzlich eine Übersicht evidenzbasierter psychotherapeutischer und pharmakologischer Behandlungsansätze für Substanzstörungen und psychische Störungen aufgestellt. Dabei analysierten sie 24 Reviews und 43 klinische Komorbiditäts-Studien. Auch sie fanden heraus, dass ein kreatives, patientenzentriertes Kombinieren von Psychotherapie mit Interventionen zur Verhaltensänderung und pharmakologischen Interventionen bei Doppeldiagnosepatienten zu den besten Behandlungserfolgen führten. Lediglich in 10 der 43 klinischen Studien wurde nebst der psychischen Störung angegeben, welche Drogen die Patienten konsumierten (Kokain, Cannabis, Opioide oder Alkohol). Dabei wurden nur Medikamentenwirkungen untersucht. Kontrollierte Studien mit monoabhängigen kokainabhängigen Patienten und einer umschriebenen, komorbiden psychischen Störung stehen noch aus (Kelly et al. 2012).

Zwei klinische Studien, welche für den Kliniker von Bedeutung sein könnten, sollen hier noch erwähnt werden. Bellack et al. (2006) konnten in einer randomisierten kontrollierten Studie aufzeigen, dass bei 129 Patienten mit einer schweren psychischen Störung (39,5 % Schizophrenien, 55,8 % Affekterkrankungen) und einer Substanzstörung die Behandlung mit einer multimodalen Psychotherapie (motivierende Gesprächsführung, Kontingenzmanagement, KVT und Case Management) erfolgreicher war als supportive Gruppentherapie. Petry et al. (2012) konnte ebenfalls zeigen, dass kokainabhängige Patienten mit einer schweren psychischen Störung von Kontingenzmanagement profitieren.

Zeigt sich in der prozessualen Diagnostik, dass sowohl eine Kokainabhängigkeit als auch eine komorbide psychische Störung vorliegt, so ist es heutzutage *State of the art* beide Störungen zu behandeln. Nebst den weiter oben beschriebenen spezifischen Ansätzen zur Behandlung der Kokainabhängigkeit liegen heute zahlreiche leitliniengestützte Ansätze zur Behandlung von Depressionen, manisch-depressiven Erkrankungen, Schizophrenien, Angsterkrankungen, komplexen Traumastörungen, ADHS und Persönlichkeitsstörungen vor (z. B. leitliniengestützte Behandlungen der AWMF).

Die abstinenzorientierte Behandlung der Kokainabhängigkeit oder anderer Psychostimulanzien kann stationär, teilstationär oder ambulant erfolgen. Grundsätzlich sollte die Therapieplanung an den individuellen Bedürfnissen des Einzelfalls ausgerichtet werden und in Absprache mit der fallführenden Fachperson. Es kommen sowohl einzel- als auch gruppentherapeutische Verfahren zum Einsatz. Einzeltherapie wird als Drogenberatung, Sozialtherapie, tiefenpsychologisch fundierte Psychotherapie, systemische Therapie oder Verhaltenstherapie durchgeführt. Psychotherapeutische Methoden sind vor allem in der Postakutphase von Bedeutung (Stohler et al. 2012).

»In den Behandlungseinrichtungen des Postakutbereichs unterscheiden sich die Behandlungskonzepte für Kokain-, Amphetamin-, Ecstasy [...] nur im Ausnahmefall« (Thomasius et al. 2004, S. 688). Stimulanzienspezifische Behandlungsangebote sind also noch im Aufbau.

3.5.3 Medikamentöse Therapie

Dem behandelnden Arzt steht heute eine breite Auswahl von Psychopharmaka zur Verfügung, welche Teil einer integrativen Behandlung sind und nicht in Konkurrenz zu anderen Therapiebausteinen stehen. Sie können diese unterstützen und teilweise erst ermöglichen.

Da bei kokainabhängigen Patienten eine hohe Rückfallgefahr besteht, gilt das primäre Behandlungsziel, den Kokainkonsum zu stoppen respektive Wege zu finden diesem vorzubeugen. Ganz im Gegensatz zur Behandlung der Opioidabhängigkeit mit Substituten stehen dem Praktiker bis anhin noch keine Medikamente zur Verfügung, welche sich für die Mehrzahl der Patienten eignen würden (Wiesbeck und Dürsteler 2006). In Zukunft könnten potenzielle Behandlungen auf immunopharmakotherapeutische Wirkstoffe, welche die Effekte von Kokain auf das Verhalten unterdrücken, beruhen. Beforscht wird ebenfalls eine Zweitgeneration-Impfung, welche gegen die psychoaktiven Wirkungen von Kokain wirken könnte.

Dabei empfiehlt es sich in der Praxis, dem wichtigen Grundsatz in der psychopharmakologischen Therapie zu folgen. So werden primär keine diagnostischen Einheiten medikamentös behandelt, sondern Psychopharmaka werden symptom- oder syndromgerichtet eingesetzt (Woggon 1998). Zu Beginn der Behandlung sind also die psychopathologischen Merkmale und deren Schweregrad wichtiger für die Auswahl des Medikamentes als die genaue diagnostische Zuordnung. Für die Langzeitbehandlung und die Prophylaxe sind jedoch diagnostische Überlegungen, um den Patienten so wenig Medikamente wie möglich, aber so viel wie nötig zu verschreiben, für den Behandlungserfolg von großer Bedeutung.

Bislang wurden zahlreiche Medikamente zur Behandlung der Kokainabhängigkeit erprobt, z. B. Antidepressiva, Dopaminagonisten, Disulfiram, GABAerge Agonisten wie Baclofen und Topiramat, Betablocker und Mood-Stabilizer. Deren Wirksamkeit konnte jedoch nur an kleinen Patientenstichproben gezeigt werden. Bisher steht eine medikamentöse Therapie oder eine Impfung, welche sich mit Erfolg auf große Patientenpopulationen anwenden ließe, noch aus. Komorbide psychiatrische Störungen werden nach den gängigen klinischen Leitlinien medikamentös behandelt (▶ Kap. A 5).

In zwei Studien konnte gezeigt werden, dass bei Patienten, welche unter einer Schizophrenie und einer Kokainabhängigkeit litten, diejenigen, die Risperidon and Olanzapin erhielten, weniger Verlangen nach Kokain hatten und weniger Kokain nahmen als Patienten, die mit Haloperidol behandelt wurden (Smelson et al. 2002, 2006). Schließlich fanden Schmitz et al. (2001) keinen Unterschied bzgl. des Behandlungserfolgs von kokainabhängigen, depressiven Patienten mit oder ohne antidepressiver Behandlung.

3.6 Fazit für die Praxis

Die Komorbidität von Kokainabhängigkeit und psychischen Störungen ist häufig und unterdiagnostiziert. Kokain und andere Psychostimulanzien können zu psychopathologischen Syndromen (Angstsyndrom, depressives, manisches oder psychotisches Syndrom) führen, welche nach Absetzen der Droge mehrheitlich verschwinden.

Der Gebrauch von Kokain und anderen Psychostimulanzien verschlechtert komorbide psychische Störungen wie Affekt- und Angsterkrankungen, Schizophrenien, PTBS, ADHS und Persönlichkeitsstörungen.

Die gleichzeitige Behandlung komorbider psychischer Störungen und der Kokainabhängigkeit ist in vielen Behandlungseinrichtungen immer noch nicht realisiert. Die Entwicklung multidimensionaler, integrativer Ansätze für die Praxis wird dringend empfohlen. Solche Ansätze erhöhen die therapeutische Allianz, die Haltequote in den Einrichtungen sowie den Therapieerfolg und reduzieren die Rückfallgefahr.

Patienten mit schweren Substanzstörungen (Mehrfachabhängigkeit) und anderen komorbiden psychischen Störungen (Schizophrenien, bipolare Störungen, Persönlichkeitsstörungen) benötigen Behandlungen über lange Zeiträume. Dabei ist die Beziehungskontinuität von zentraler Bedeutung.

Literatur

Back S, Dansky BS, Coffey SF, Saladin ME, Sonne S, Brady KT (2000) Cocaine dependence with and without post-traumatic stress disorder: a comparison of substance use, trauma history and psychiatric comorbidity. The American Journal on Addictions 9:51–62.
Bellack AS, Bennett ME, Gearon JS, Brown CH, Yang Y (2006) A randomized clinical trial of a New Behavioral Treatment for drug abuse in people with severe and persistent mental illness. Arch Gen Psychiatry 63:426–432.
Brady KT, Lydiard RB, Malcolm R, Ballenger JC (1991) Cocaine-induced psychosis. The Journal of Clinical Psychiatry 52:509–512.
Carroll KM, Rounsaville BJ, Nich C, Gordon LT, Wirtz PW & Gawin FH (1994) One year follow-up of psychotherapy and pharmacotherapy for cocaine dependence. Delayed emergence of psychotherapy effects. Arch Gen Psychiatry 51:989–997.
Crits-Christoph P, Siqueland L, Blaine J, Frank A, Luborsky L, Onken LS (1999) Psychosocial treatments for cocaine dependence: National Institute on Drug Abuse Collaborative Cocaine Treatment Study. Arch Gen Psychiatry 56:93–502.
Dilling H, Mombour W, Schmidtt MH (Hrsg.) (1991) Internationale Klassifikation psychischer Störungen: ICD-10, Kapitel V (F), klinisch-diagnostische Leitlinien, Weltgesundheitsorganisation. Bern: Huber.
EMCDDA (2009) Annual Report 2009: the state of the drugs problem in the European Union and Norway.
Epstein J, Barker P, Vorburger M, Murtha C (2004) Serious mental illness and its co-occurrence with substance use, 2002. Rockville, MD: Substance Abuse and Mental Health Services Administration, Office of Applied Studies.

Falck RS, Wang J, Siegal HA, Carlson RG (2004) The prevalence of psychiatric disorder among a community sample of crack cocaine users: an exploratory study with practical implications. The Journal of Nervous and Mental Disease 192:503–507.

Ford C (2004) for the Royal College of General Practitioners. Guidance for working with cocaine and crack users in primary care. RCGP Drug & Alcohol Misuse Training Programme. H. Shapiro: RCGP Sex, Drugs and HIV Task Group, SMMGP.

Ford JD, Gelernter J, DeVeo JS, Zhang W, Weiss RD, Brady K, Farrer L, Kranzler HR (2009) Association of psychiatric and substance disorder comorbidity with cocaine dependence severity and treatment utilization in cocaine-dependent individuals. Drug Alcohol Depend 99:193–203.

Freye E, Levy JV (2009) Pharmacology and Abuse of Cocaine, Amphetamines, Ecstasy and Related Designer Drugs. A Comprehensive Review on their Mode of Action, Treatment of Abuse and Intoxication. Heidelberg: Springer.

Hall FS, Sora I, Drgonova J (2004) Molecular mechanisms underlying the rewarding effects of cocaine. Ann NY Acad Sci 1025:47–56.

Kampman KM, Pettinati H, Lynch KG, Dackis C, Sparkman T, Weigley C, O'Brien C (2004) A pilot trial of topiramate for the treatment of cocaine dependence. Drug Alcohol Depend 75:233–240.

Kelly TM, Daley DC, Douaihy AB (2012) Treatment of substance abusing patients with comorbid psychiatric disorders. Addictive Behaviors 37:11–24.

Kendler KS, Hettema JM, Butera F, Gardner CO, Prescott CA (2003) Life event dimansions of loss, humiliation, entrapment, and danger in the prediction of onset of major depression and general anxiety. Arch Gen Psychiatry 60:789–796.

Khantzian EJ (1985) The self-medication hypothesis of addictive disorders: focus on heroin and cocaine dependence. Am J Psychiatry 142:1259–1264.

Knapp WP, Soares BG, Farrell L, Lima MS (2007) Psychosocial interventions for cocaine and psychostimulant amphetamines related disorders. Cochrane Database Syst Rev 3:CD003023.

Mueser KT, Drake RE, Wallach MA (1998) Dual diagnosis: a review of etiological theories. Addict Behav 23:717–734.

Petitjean S (2005) Diagnostic issues in dual diagnosis patients. In Stohler R & Rössler W (eds.): Dual Diagnosis. The Evolving Conceptual Framework. Bibl Psychiatr. Basel, Karger, No 172:105–114.

Petry NM, Alessi SM, Rash CJ (2012) A randomized study of contingency management in cocaine-dependent patients with severe and persistent mental health disorders. Drug and Alcohol Depend. http://dx.doi.org\10.1016/j.drugalcdep.2012.10.017.

Prinzleve M, Haasen C, Zurhold H, Matali JL, Bruguera E, Gerevich J, Bácskai E, Ryder N, Butler S, Manning V, Gossop M, Pezous AM, Verster A, Camposeragna A, Andersson P, Olsson B, Primorac A, Fischer G, Güttinger F, Rehm J, Krausz M (2004) Cocaine use in Europe – a multi-centre study: patterns of use in different groups. Eur Addicts Res 10:147–155.

Rosenthal RN & Westreich L (1999) Treatment of persons with dual diagnoses of substance use disorder and other psychological problems . In B.S. McCrady & E.E. Epstein (Eds.), Addictions: A comprehensive guidebook (pp. 439–476). New York: Oxford University Press.

Rounsaville BJ, Foley Anton S, Carroll K, Budde D, Prusoff BA, Gawin F (1991). Psychiatric Diagnoses of Treatment-Seeking Cocaine Abusers. Arch Gen Psychiatry 48:43–51.

Sass H, Wittchen HU, Zaudig M (2001) Diagnostisches und Statistisches Manual Psychischer Störungen DSM-IV, übersetzt nach der 4. Aufl. des Diagnostic and Statistical Manual of Mental Disorders der American Psychiatric Association. Göttingen: Hogrefe.

Scharfetter C (1985) Allgemeine Psychopathologie. Eine Einführung. Stuttgart: Thieme.

Schmitz JM, Averill P, Stotts AL, Moeller FG, Rhoades HM, Grabowski J (2001) Fluoxetine treatment of cocaine-dependent patients with major depressive disorder. Drug and Alcohol Depend 63:207–214.

Smelson DA, Losonczy MF, Davis CW, Kaune M, Williams J, Ziedonis D (2002) Risperidone decreases craving and relapses in individuals with schizophrenia and cocaine dependence. Canadian Journal of Psychiatry 47:671–675.

Smelson DA, Ziedonis D, Williams J, Losonczy MF, Steinberg ML (2006) The efficacy of olanzapine for decreasing cue-elicited craving in individuals with schizophrenia and cocaine dependence: A preliminary report. Journal of Clinical Psychopharmacology 26:9–12.

Stohler R (2004). Krisenintervention bei Suchtkrankheiten. In: Psychiatrisch-psychotherapeutische Krisenintervention, Riecher-Rösler A, Berger P, Yilmaz AT, Stieglitz RD. Göttingen: Hogrefe. S. 227–234.

Stohler R, Berthel T, Herzig M, Burkhard P, Meyer T, Olgiati M, Meili D, Sprenger B, Schaub M (2012) Glossar Kokainbehandlungen – Übersicht und Stand der Behandlung von kokainbedingten Störungen. Version 9. (http://www.kokainbehandlung.ch).

Thomasius R, Gouzoulis-Mayfrank E, Kraus C, Wiedenmann H, Hermle L, Sack PM, Zeichner D, Küstner U, Schindler A, Krüger A, Uhlmann S, Petersen KU, Zapletalova P, Wartberg L, Schütz CG, Schulte-Markwort M, Obrocki J, Heinz A (2004) AWMF-Behandlungsleitlinie: Psychiatrische und Verhaltensstörungen durch Kokain, Amphetamine, Ecstasy und Halluzinogene. Fortschr Neurol Psychiat 72:679–695.

Washton, AM (1989) Cocaine Addiction. Treatment, Recovery, and Relapse Prevention. New York, London: W.W. Norton & Company.

Weiss RD, Mirin SM, Michael JN, Sollogub AC (1986) Psychopathology in Chronic Cocaine Abusers. Am J Drug Alcohol Abuse 12:17–29.

Wiesbeck G, Dürsteler-MacFarland K (2006) Neue Entwicklungen in der Pharmakotherapie der Kokainabhängigkeit. Nervenarzt 77:1064–1070.

Woggon B (1998). Behandlung mit Psychopharmaka, aktuell und massgeschneidert. Bern: Hans Huber.

4 Opiatabhängigkeit und komorbide psychische Störungen

Rudolf Stohler

4.1 Einleitung

Die Bezeichnung »Opiat« bezieht sich im engeren Sinne nur auf Alkaloide, die ohne chemische Modifikation (abgesehen von Isolation) aus dem weißlichen Saft (Opium-Latex) der Kapsel der unreifen Schlafmohnpflanze (Papaver somniferum) gewonnen werden können und die mit Opiatrezeptoren interagieren. Beispiele sind Morphin, Codein und Papaverin. Zudem müssen diese Moleküle »narkotisierende« Eigenschaften aufweisen, weshalb das ebenfalls aus dem Mohnsaft isolierbare Alkaloid Thebain häufig nicht zu den Opiaten gerechnet wird.

Opioide hingegen sind halb- oder vollsynthetische Substanzen, die mit menschlichen und tierischen Opioidrezeptoren interagieren und dabei die Wirkungen von Opiaten teilweise imitieren (beispielsweise Diacetyl-Morphin [Heroin], Methadon, Buprenorphin). Körpereigene Peptide, die ebenfalls mit Opioidrezeptoren interagieren, werden als endogene Opioide bezeichnet. Die Abgrenzung dieser Begriffe wird auch in der wissenschaftlichen Literatur nicht einheitlich gehandhabt, weshalb im Folgenden meist von Opiaten und Opioidrezeptoren die Rede sein wird.

Uneinigkeit besteht darüber, wie viele Typen von Opioidrezeptoren existieren. Während der Sigma-Rezeptor in jüngerer Zeit meist nicht mehr zu den Opioidrezeptoren gerechnet und allgemein von vier Haupttypen ausgegangen wird (MOP oder µ, DOP oder δ, KOP oder κ und NOP), ist immer noch unklar, ob »genetisch fixierte« Subtypen vorkommen (z. B. μ_1, μ_2 etc.), oder ob deren Existenz unterschiedliche Mechanismen der Gen-Transkription zugrunde liegen (Alternatives Spleißen, Rezeptordimerisation und andere; Dietis et al. 2011).

Allerdings wird das neue und verstärkte Interesse am Opioidsystem, zum Teil hervorgebracht durch die lang erwartete High-Resolution-Aufklärung der Kristallstruktur der vier bekannten Opioidrezeptoren, vermutlich Erkenntnisse generieren, die die Therapie der Opiatabhängigkeit weitgehend beeinflussen (Filizola und Devi 2011).

Eine weitere Vorbemerkung ist nötig. Abgesehen von den eher seltenen Fällen von Morphinabhängigkeit, meist von Medizinalpersonen, war Opiatabhängigkeit von der Mitte bis zum Ende des 20. Jahrhunderts weitgehend gleichzusetzen mit Heroinabhängigkeit. Seither hat sich in den »westlichen« Ländern und Australien eine Welle des Missbrauchs und der Abhängigkeit von »prescription opioid drugs« (vor allem von Hydromorphon, Oxycodon, Morphin und Codein) herausgebildet, deren Konsum zum Teil höher ist als der von Heroin (Fischer und

Rehm 2007; Fischer 2007). Dennoch hat sich das System der Drogenhilfe noch sehr wenig mit diesem Phänomen, dessen Ursachen und Folgen beschäftigt.

Hier kann auf diese neuen Entwicklungen aufmerksam gemacht werden. Einer rezipierenden Beschreibung entziehen diese sich noch weitgehend.

4.2 Epidemiologie

Regelmäßiger Konsum von Heroin führt in der überwiegenden Zahl der Fälle zu einer Abhängigkeit. Die Europäische Beobachtungsstelle für Drogen und Drogensucht spricht von einem »problem opioid use«, falls regelmäßiger oder injektorischer Gebrauch von Heroin vorliegt. Zudem wird festgehalten (EMCDDA 2013), dass die meisten Heroinkonsumenten mit einem problematischen Gebrauch nicht nur Heroin sondern auch zusätzliche Drogen konsumierten. Obwohl die Inzidenz der Heroinabhängigkeit in den meisten europäischen Ländern rückläufig sei, sei Heroin-Konsum immer noch »verantwortlich« für den größten Teil der drogenassoziierten Krankheits- und Todesfälle. Zudem sei aufgrund des chronischen Verlaufs einer Heroinabhängigkeit davon auszugehen, dass viele Heroinabhängige auf lange Zeit hinaus weiterhin auf Hilfe angewiesen seien.

Jahresprävalenzzahlen für die Bevölkerung im Alter zwischen 15–64 Jahren, die mit unterschiedlichen Methoden geschätzt worden seien, lägen zwischen weniger als einer Person pro tausend Einwohnern (Türkei) bis zu sieben (Irland). Teilweise umfassten diese Schätzungen Personen in Substitutionsbehandlungen, teilweise nicht. Statistisch uneinheitlich würden auch Gebraucher von alternativen Opiatpräparationen (z. B. Mohnsttroh, Fentanyl) behandelt (EMCDDA 2012). Die Produktion von Opium sei hingegen in Afghanistan, aus dem ca. 80 % des weltweiten Anbaus stammten, zum dritten aufeinander folgenden Jahr angestiegen (Nordland 2013).

Allgemein gesprochen befinden sich Heroinabhängige in einem vergleichsweise schlechten körperlichen Gesundheitszustand, sind häufig arbeitslos, sind für ihren Lebensunterhalt auf illegale Einkünfte angewiesen und häufig inhaftiert. Ein Großteil wuchs in sozial benachteiligten, dysfunktionalen Familien auf und machte traumatische Erfahrungen. Ungefähr 10 % sterben durch Suizid.

Typischerweise durchlaufen nachmalig Heroinabhängige Konsumphasen mit anderen psychotropen Substanzen. In Europa, den USA und Australien beginnen »Heroinkarrieren« meist mit Tabakkonsum, gefolgt von übermäßig frühem Alkohol-Trinken und einem anschließenden Cannabisgebrauch. Häufig folgt darauf die Einnahme von Psychostimulanzien und schließlich, im Alter von ca. 20 Jahren, beginnt der Heroinkonsum. Der Konsum der »Vorläufer-Substanzen« wird dabei in der Regel nicht vollständig eingestellt, was sich in hohen Raten von Mehrfachabhängigkeiten abbildet (Degenhardt et al. 2010).

Das Vorliegen komorbider psychischer Störungen im engeren Sinne (ohne zusätzliche Störungen durch psychotrope Substanzen) ist bei Heroinabhängigen die

Regel. Etwa 75 % erfüllen die Diagnosekriterien für zumindest eine solche Störung; die meisten erfüllen mehrere. Zu bedenken ist, dass die nachfolgenden Prozentangaben meist von klinischen Patientengruppen stammen.

Die Lebenszeitprävalenz für majore Depressionen und Dysthymie liegt, je nach Untersuchung, zwischen 30–50 %; etwa gleich hoch sind die Raten für Angststörungen. Etwa im selben Häufigkeitsbereich liegen Lebenszeitprävalenzen für posttraumatische Belastungsstörungen.

Auch eine Häufung von Persönlichkeitsstörungen lässt sich unter Heroinabhängigen nachweisen. Borderline-Persönlichkeitsstörungen sollen bei bis zu 65 % vorliegen. Am zweithäufigsten ist die antisoziale Persönlichkeitsstörung mit Prävalenzen von ungefähr 30 % (Darke 2013).

4.3 Ätiologische Modelle

Ätiologische Modelle zur Erklärung des gemeinsamen Auftretens von Opiatabhängigkeit und anderen psychischen Störungen unterscheiden sich im Allgemeinen nicht von ätiologischen Modellen, die versuchen, das gemeinsame Auftreten von Störungen durch andere psychotrope Substanzen und psychischen Störungen zu erklären. Prinzipiell kann die psychische Störung das Entstehen der Opiatabhängigkeit begünstigen, die Opiatabhängigkeit kann zum vermehrten Auftreten von psychischen Störungen führen, und beide Störungen können sich wechselseitig verstärken oder auf einer gemeinsamen Ursache beruhen. Natürlich kommen auch Kombinationen dieser Ursachen vor. Gerade die obenstehend beschriebene Sequenz und Persistenz des Konsums verschiedener psychotroper Substanzen von Opiatabhängigen lässt an spezifischen zugrunde liegenden Kausalbeziehungen zweifeln.

Allerdings spricht das wellenförmige Auftreten von Heroinepidemien, was speziell für die USA gezeigt wurde (Musto 1973), dafür, dass dieser Zusammenhang zumindest modifiziert wird durch den »gesellschaftlichen« Umgang mit diesen Störungen. Es ist anzunehmen, dass ein Verhalten, das aus verschiedenen Gründen tabuisiert ist, eher von Personen ausgeübt wird, die marginalisiert sind als von solchen, die sich integriert fühlen. Die wechselnde Inzidenz ist auch einem »Fashion-Effekt« geschuldet (Nordt und Stohler 2006). Die Ätiologie-Modelle der komorbiden psychischen Störungen sind ausführlich in ▶ Kap. A 1 dargestellt.

4.4 Klinische Charakteristika/Verlauf

Opiatabhängigkeit ist häufig eine chronische Störung. Dies ändert sich nicht durch das gleichzeitige Vorliegen komorbider psychischer Störungen. Das therapeutische Vorgehen hat dieser Tatsache insofern Rechnung zu tragen, als dass das Schwergewicht der Behandlung darauf ausgerichtet sein sollte, Patienten eine möglichst adäquate Lebensweise zu ermöglichen. Früher häufige Intentionen, gemäß denen »erstmal die Opiatabhängigkeit weg muss, damit das zugrunde liegende Problem respektive die zugrunde liegenden Probleme angegangen werden können«, sind kaum mehr anzutreffen.

Ob Patienten mit zusätzlichen psychischen Störungen weniger von einer Therapie profitieren als solche ohne, ist nicht klar (Cacciola 2001; Cacciola 1996). Zwar befinden sie sich bei Therapiebeginn auf einem niedrigeren Funktionsniveau, und das gilt auch nach einer längeren Therapiezeit oder nach Abschluss einer Therapie; das Ausmaß der erreichten Verbesserung unterscheidet sich aber nicht wesentlich von dem bei nicht komorbid Gestörten. Oder, merkspruchartig formuliert: »They start worse and end worse but improve equally.«

4.5 Therapie

4.5.1 Allgemeine Grundsätze

Die Ethik medizinischer Interventionen bei komorbiden Opiatabhängigen unterscheidet sich nicht von der bei anderen Kranken. Die salus aegrotorum und nicht die abstinentia aegrotorum bleibt das Handlungsbestimmende. Auch der Grundsatz, nachdem die Behandlung im »least restrictive setting possible« zu erfolgen habe, bleibt gültig.

Unterschiede lassen sich einerseits daher begründen, dass Opiatkonsum meist mit gesetzlichen Sanktionen bedroht ist und damit die Behandlung speziell auf Einhaltung des Behandlungsgeheimnisses angewiesen sein kann. Abhängige allgemein und speziell Abhängige von illegalen Substanzen mit zusätzlichen psychischen Störungen leiden unter einer ausgeprägten Stigmatisierung, die ihnen teilweise auch in medizinischen Einrichtungen entgegenschlägt (Kreek 2011). Dies drückt sich auch darin aus, dass Behandlungseinrichtungen für Patienten mit komorbiden Störungen häufig schlecht ausgestattet sind oder dass solche Patienten speziellen Regeln unterworfen werden, die schon vorhandene Autoritätskonflikte erst recht eskalieren lassen und zu einem Behandlungsausschluss führen können (O'Brien et al. 2004). Auch die häufige »anti-Establishment-Orientierung« Abhängiger illegaler Drogen erschwert den Kontakt zum Medizinalsystem. Es ist aus diesen Gründen wichtig, sogenannte integrierte Behandlungen anzubieten, d. h. Behandlungen, die möglichst viele Behandlungskomponenten (somatomedizinisch, psychiatrisch, suchtspezifisch) an einem Ort konzentrieren, und speziell darauf zu achten, sich um eine empathische, nicht verurteilenden Behandlungsweise zu bemühen.

Schließlich ist aufgrund des meist chronischen Verlaufs komorbider Opiatabhängigkeit eine lange Behandlungsperspektive notwendig. Stationäre Behandlungen sind eher auf Krisenintervention ausgerichtet. Um die anfänglich mit großen Hoffnungen in effektivere Therapien entwickelten »patient placement criteria« (Gastfriend und Mee-Lee 2003) der American Psychiatric Association ist es ruhig geworden, was aufgrund des oben Geschriebenen nicht erstaunt.

4.5.2 Psychosoziale Therapien

Der jüngste Cochrane-Review zur Frage, ob psychosoziale Therapie in Substitutionsbehandlungen zusätzliche Gewinne für Patienten brächten, kam zum Ergebnis, dass es so aussehe, dass jegliche Art von psychosozialer Unterstützung, die im Rahmen solcher Behandlungen angewandt werde, keinen zusätzlichen Benefit bringe (Amato et al. 2011). In die gleiche Richtung weisen die Ergebnisse der Versuche mit sogenannten Interims-Methadonbehandlungen in den USA. Es handelt sich dabei um Behandlungen, die weitgehend auf psychosoziale Interventionen verzichten, um mehr Behandlungsplätze zur Verfügung stellen zu können und die zu gleich guten Ergebnissen führen wie »Standard«-Behandlungen (Schwartz et al. 2011). Diese Untersuchungen beziehen sich zwar nicht explizit auf opiatabhängige Patienten mit psychischen Begleitstörungen. Da letztere aber fast regelhaft vorliegen, scheint es legitim, diese Untersuchungen auch im hier gegebenen Zusammenhang anzuführen. Sie sollten allerdings nicht in dem Sinne interpretiert werden, dass bei komorbiden Opiatabhängigen nichts helfe, außer einer Substitutionsbehandlung. Es ist vermutlich eher so, dass psychosoziale Zusatzinterventionen günstige und ungünstige Ergebnisse liefern können, die sich in Review-Untersuchungen gegenseitig »neutralisieren«.

Speziell für Menschen mit einer »severe mental illness« oder »Doppeldiagnose«-Patienten konnten mehrheitlich günstige Effekte bzgl. des Erreichens einer Anstellung in »kompetitiven« Jobs und bzgl. der Länge der bezahlten Arbeit gezeigt werden, falls sie an »supported employment«-Programmen (besonders in der IPS-Variante) teilnahmen (Mueser et al. 2011). Auch hier ist festzuhalten, dass »severe mental illness« und »Doppeldiagnose« (engl. »dual diagnosis«) nicht deckungsgleich sind mit komorbider Opiatabhängigkeit, dass aber zumindest keine Hinweise darauf vorliegen, dass opiatabhängige Komorbide nicht auch von diesen Verfahren profitieren könnten. Als etwas weniger effektiv erwies sich bisher das speziell für Methadonsubstituierte entwickelte, sich an »supported employment«-Verfahren anlehnende Customized Employment Supports–Modell (CES-Modell; Magura et al. 2007).

4.5.3 Medikamentöse Therapie

Als unbestritten kann heute gelten, dass Substitutionsbehandlungen die Behandlungen der Wahl für Heroinabhängige sind. Methadon und Buprenorphin können als ebenbürtig gelten (Soyka et al. 2011). Retardiertes Morphin ist bzgl. der Indikation »Substitution« erst in wenigen Ländern zugelassen. Das Gleiche gilt für das Diacetyl-Morphin (Heroin), das – im Sinne eines »stepped care approache« – vorderhand Personen vorbehalten bleiben sollte, die sich mit den anderen Substitutionsmedikamenten nicht in Behandlung halten lassen.

Das Wissen darum, dass die Präsenz komorbider psychischer Störungen nicht nur der Regelfall bei Opiatabhängigen ist, sondern das umgekehrt auch gilt, dass Menschen mit schwerwiegenden psychischen Störungen meist auch Störungen durch psychotrope Substanzen aufweisen, verdeutlicht, dass eine medikamentöse Therapie von begleitenden psychischen Störungen bei Opiatabhängigen nichts Außergewöhnliches ist – so wenig wie umgekehrt Substanzstörungen bei Patienten mit psychischen Störungen medikamentös unbehandelt zu bleiben haben. Aber auch somatische Primär- und »Begleiterkrankungen« (z. B. HIV-Infektionen, Hepatitiden) bedürfen einer medikamentösen Therapie.

Wichtig ist – wie bei allen Behandlungen mit mehreren Medikamenten – die Beachtung von Interaktionen. Diese können mit den Opiaten, die als Drogen konsumiert werden, und anderen Medikamenten auftreten oder durch eine Wechselwirkung zwischen Substitutionsmedikamenten und anderen Medikamenten respektive zwischen zusätzlich eingenommene illegalen Subtanzen und Substitutionsmedikamenten oder anderen Medikamenten manifest werden.

Interaktionen zwischen verschiedenen pharmazeutischen Substanzen (inklusive Drogen) können verschiedenen Mechanismen geschuldet sein. Am bedeutendsten ist die Beeinflussung des hepatischen Abbaus – am häufigsten über eine Veränderung der Funktion des cytochromalen oxydativen Systems oder die Glucuronidierung. Auch das Substanztransportsystem (P-Glykoprotein) und die Resorption können beeinflusst werden und schließlich sind auch pharakodynamische Interaktionen zu beachten (McCance-Katz et al. 2010).

Seit der Erstbeschreibung durch Krantz und Kollegen (Krantz 2002) sind verschiedene Berichte über eine Verlängerung der QTc-Zeit unter höheren Dosen von Methadon erschienen. Ein verlängertes QT-Intervall ist mit einem erhöhten Risiko lebensbedrohlicher Tachyarrhythmien assoziiert (»torsades de pointes«). Unklar ist, ob die Dosishöhe des Methadons oder andere Faktoren und deren Kombinationen ursächlich sind (Peles et al. 2007; Roy et al. 2012). Selbstverständlich sollten bei der Verordnung von Medikamenten, die ebenfalls potenziell eine Verlängerung der QT-Zeit zur Folge haben könnten, EKG-Kontrollen durchzuführen.

4.6 Fazit

Die Inzidenz der Heroinabhängigkeit ist in den Ländern Europas tendenziell rückläufig, wohingegen die Prävalenz allenfalls nur sehr langsam und nicht einheitlich abnimmt. Vermutlich spielt statt dem Heroinkonsum der Gebrauch von verschreibungsfähigen Opioiden eine zunehmende Rolle. Der Rückgang der Inzidenz bei fast gleichbleibender Prävalenz ist Ausdruck der Chronizität dieser Störung. Es ist zudem davon auszugehen, dass der weitaus größte Teil der Heroinabhängigen unter zusätzlichen psychischen Störungen – nicht nur solchen durch andere psychotrope Substanzen – leidet. Es wird somit auf längere Zeit die Aufgabe des Gesundheitssystems bleiben, ein vermutlich alterndes Kollektiv von Heroinabhängigen zu behandeln.

Breiter Konsens herrscht darüber, dass Substitutionsbehandlungen die Behandlungen der Wahl sind. Die medikamentöse Behandlung von Zuatzstörungen ist heute ebenfalls unbestritten. Hier sind allerdings einige Besonderheiten bezüglich Interaktionen zu beachten.

Das Feld der psychosozialen Therapien ist noch viel zu wenig beforscht. Empfehlungen können somit noch nicht sehr spezifisch sein.

Literatur

Amato L, Minozzi S (2011). Psychosocial combined with agonist maintenance treatments versus agonist maintenance treatments alone for treatment of opioid dependence. Cochrane Database Syst Rev(10):CD004147.
Cacciola JS, Alterman AI (2001) The relationship of psychiatric comorbidity to treatment outcomes in methadone maintained patients. Drug Alcohol Depend 61:271–80.
Cacciola JS, Rutherford MJ (1996) Personality disorders and treatment outcome in methadone maintenance patients. J Nerv Ment Dis 184:234–9.
Darke S (2013) Pathways to heroin dependence: time to re-appraise self-medication. Addiction 108:659–67.
Degenhardt L, Dierker L (2010) Evaluating the drug use "gateway" theory using cross-national data: consistency and associations of the order of initiation of drug use among participants in the WHO World Mental Health Surveys. Drug Alcohol Depend 108:84–97.
Dietis N, Rowbotham DJ (2011) Opioid receptor subtypes: fact or artifact? Br J Anaesth 107:8–18.
EMCDDA – European Monitoring Center for Drugs and Drug Addiction (2012) Annual-Report 2012. The State of the drugs problem in Europe. Lisbon: EMCDDA.
Filizola ML, Devi A(2012) Structural biology: How opioid drugs bind to receptors. Nature 485:314–7.
Fischer B, Rehm J (2007) Illicit opioid use in the 21st century: witnessing a paradigm shift? Addiction 102:499–501.
Gastfriend DR, Mee-Lee D (2003) The ASAM patient placement criteria: context, concepts and continuing development. J Addict Dis 22 Suppl 1:1–8.
Krantz MJ, Lewkowiez L, Hays H, Woodroffe MA, Robertson AD, Mehler PS (2002) Torsade de pointes associated with very-high-dose methadone. Ann Intern Med 137:501–504.
Kreek MJ (2011) Extreme marginalization: addiction and other mental health disorders, stigma, and imprisonment. Ann N Y Acad Sci 1231:65–72.
Magura S, Blankertz L (2007) An innovative job placement model for unemployed methadone patients: a randomized clinical trial. Subst Use Misuse 42:811–28.
McCance-Katz EF, Sullivan LE, Nallani S (2010) Drug interactions of clinical importance among the opioids, methadone and buprenorphine, and other frequently prescribed medications: a review. Am J Addict 19:4–16.
Mueser KT, Campbell K (2011) The Effectiveness of Supported Employment in People With Dual Disorders. J Dual Diagn 7:90–102.
Musto D (1973) The American Disease. New Haven, CT: Yale University Press.

Nordland R (2013) Production of Opium by Afghans Is Up Again. (http://www.nytimes.com/2013/04/16/world/asia/afghanistan-opium-production-increases-for-3rd-year.html?_r=0, Zugriff am 27.04.2013).

Nordt C, Stohler R (2006) Incidence of heroin use in Zurich, Switzerland: a treatment case register analysis. Lancet 367:1830–1834.

O'Brien CP, DS Charney (2004) Priority actions to improve the care of persons with co-occurring substance abuse and other mental disorders: a call to action. Biol Psychiatry 56:703-13.

Peles E, Bodner G, Kreek MJ, Rados V, Adelson M (2007) Corrected-QT intervals as related to methadone dose and serum level in methadone maintenance treatment (MMT) patients: a cross-sectional study. Addiction102:289–300.

Roy A, McCarthy C, Kiernan G, McGorrian C, Keenan E, Mahon NG, Sweeny B (2012) Increased incidence of QT interval prolongation in a population receiving lower doses of methadone maintenance therapy. Addiction 107:1132–1139.

Schwartz RP, Kelly SM (2011). Randomized trial of standard methadone treatment compared to initiating methadone without counseling: 12-month findings. Addiction 107:943–52.

Soyka M, Kranzler HR, van den Brink W, Krystal J, Möller HJ, Kasper S (2011) WFSBP Task Force on Treatment, Guidelines for Substance Use Disorders. The World Federation of Societies of Biological Psychiatry (WFSBP) guidelines for the biological treatment of substance use and related disorders. Part 2: Opioid dependence. World J Biol Psychiatry 12:160–187.

5 Cannabisabhängigkeit und komorbide psychische Störungen

Euphrosyne Gouzoulis-Mayfrank

5.1 Einleitung

Cannabis wird aus der Pflanze *Cannabis sativa* gewonnen und überwiegend getrocknet zusammen mit Tabak geraucht. Der Hauptwirkstoff Δ-9-Tetrahydrocannabinol (Δ-9-THC) wirkt agonistisch an körpereigenen Cannabinoid-CB1-Rezeptoren im ZNS. Cannabis wirkt über einige Stunden und in erster Linie entspannend und leicht »bewusstseinserweiternd«. Bei höheren Dosen können ausgeprägtere Derealisationsphänomene und halluzinogene Effekte auftreten.

Der Cannabiskonsum ist in der Allgemeinbevölkerung stark verbreitet: In Deutschland berichten ca. 10 % der Jugendlichen, ca. 25 % der Erwachsenen und ca. 30 % der jungen Erwachsenen im Alter von etwa 18 bis 21 Jahren über eine mindestens einmalige Erfahrung mit Cannabis (Kraus et al. 2008; BZgA 2011). Die Mehrheit der Konsumenten betreibt einen gelegentlichen und kontrollierten Konsum, der nach dem frühen Erwachsenenalter überwiegend deutlich eingeschränkt oder gar eingestellt wird. Dementsprechend war es lange umstritten, ob Cannabis überhaupt »süchtig macht«. Zwischenzeitlich herrscht Einigkeit darüber, dass eine Untergruppe von Cannabis-Konsumenten klinisch relevante Konsummuster eines schädlichen Gebrauchs oder gar einer Abhängigkeit entwickelt. Auch eine körperliche Abhängigkeit mit Entzugssymptomen wie Unruhe, dysphorische Verstimmung, Irritabilität, Schlafstörung, Schwitzen, Appetitminderung und erhöhte Schmerzempfindlichkeit kommt vor. Das Entzugssyndrom beginnt in diesen Fällen von schwerer Cannabisabhängigkeit ca. 12 Stunden nach dem letzten Konsum und kann bis zu drei Wochen andauern (Gouzoulis-Mayfrank und Scherbaum 2013). Die Behandlungsnachfrage für die Cannabisabhängigkeit ist im Verlauf der letzten 10 Jahre deutlich gestiegen (Pfeiffer-Gerschel et al. 2009; EMCDDA 2010).

5.2 Epidemiologie

Je nach Studie beträgt der Anteil der Cannabiskonsumenten, die einen schädlichen Gebrauch oder eine Abhängigkeit entwickeln, zwischen 13 und 25 % aller Konsumenten (Wittchen et al. 2007; Kraus et al. 2008; Perkonigg et al. 2008).

5 Cannabisabhängigkeit und komorbide psychische Störungen

Tab. 15: Psychiatrische Komplikationen des Cannabiskonsums

Komplikation/ ICD-10 Code	Phänomenologie	Zeitachse	Behandlung
Intoxikationspsychose F12.03/F12.04 *auch bei vereinzeltem Konsum möglich*	psychotischer Rauschverlauf mit Halluzinationen, Wahnphänomenen, seltener Verwirrtheit und partielle Amnesie nach Abklingen des Rausches (relevant: Dosis, Set, Setting)	Symptomentwicklung in unmittelbarem zeitlichen Zusammenhang mit Einnahme; Dauer: Stunden bis 2 Tage	beruhigendes Gespräch (talking down) abschirmende Umgebung, evtl. Benzodiazepine (BZD)
Induzierte Psychose F12.50/F12.51/ F12.52/F12.53 *meist bei chronischem Konsum*	paranoid-halluzinatorisch, häufig mit deutlichen affektiven Anteilen (schizoaffektive Prägung), individuell hohe Vulnerabilität für Psychosen ursächlich vermutet	Symptomentwicklung in engem zeitlichen Zusammenhang mit Konsum: Beginn unmittelbar nach oder innerhalb von 2 Wochen nach letzter Einnahme; Dauer: Tage bis Wochen, maximal 6 Monate	supportive Maßnahmen, Psychoedukation, atypische Antipsychotika, zeitlich limitiert BDZ
Chronische Persönlichkeitsveränderung F12.71 *bei chronischem Konsum*	»Amotivationales Syndrom«: Einengung von Interessen, fehlende Motivation für soziale und leistungsbezogene Aktivitäten, Passivität bis hin zur Lethargie, Affektverflachung. Validität der diagnostischen Entität nicht gesichert: möglicherweise chronischer Intoxikationszustand. Differenzialdiagnostisch zu erwägen: Negativsyndrom einer Schizophrenie, depressive und schwere Persönlichkeitsstörungen mit Suchtkomorbidität	chronisch bei starken Konsumenten, meistens Besserung nach mehrwöchiger Abstinenz	supportive und soziotherapeutische Maßnahmen, je nach Symptomlage aktivierende Antidepressiva oder atypische Antipsychotika
Kognitive Störungen F12.74 *bei chronischem Konsum*	Beeinträchtigungen von Konzentration, Merkfähigkeit und Aufmerksamkeit über die akute Intoxikation hinaus, häufig in Verbindung mit amotivationalem Syndrom, möglicherweise auch Ausdruck eines chronischen Intoxikationszustandes	chronisch bei starken Konsumenten, insbesondere bei frühem Beginn des Konsums, reversibel nach mehrwöchiger Abstinenz (Pope et al. 2001)	bei Abstinenz Besserung abwarten; keine spezifischen Maßnahmen erforderlich

Die moderaten, nichtabhängigen Cannabiskonsumenten sind ansonsten überwiegend psychisch unauffällig und sozial integriert. Unter den starken und abhängigen Konsumenten finden sich hingegen vermehrt neuropsychiatrische Komplikationen wie kurzdauernde Intoxikationspsychosen, induzierte Psychosen von mehrwöchiger bis mehrmonatiger Dauer, das sog. amotivationale Syndrom und kognitive Störungen. Diese Komplikationen sind in ▶ Tab. 15 zusammengefasst.

Über diese zeitlich limitierten Komplikationen hinaus finden sich bei den starken und insbesondere bei den abhängigen Konsumenten sehr hohe Komorbiditätsraten mit anderen psychischen Störungen. Insgesamt hat die Mehrzahl aller Cannabisabhängigen mindestens eine komorbide psychische Störung. Besonders hoch ist die Komorbidität mit anderen substanzbezogenen Störungen, mit Persönlichkeitsstörungen, ADHS und Störungen des Sozialverhaltens (conduct disorder), sowie affektiven und Angststörungen. Hinzu kommt eine auffällig hohe Komorbidität mit schizophrenen und schizoaffektiven Psychosen. Die psychiatrische Komorbidität korreliert mit der Schwere der Abhängigkeit, der Stärke des Konsums und dem Alter beim Einstieg in den Konsum. Dies trifft insbesondere für Patienten zu, die mit 15 Jahren oder noch früher angefangen haben Cannabis zu rauchen (Bonnet et al. 2006; Stinson et al. 2006; Wittchen et al. 2007; Hall und Degenhardt 2007).

Obwohl die meisten Cannabiskonsumenten keine weiteren illegalen Drogen konsumieren und einen (noch) sozial akzeptablen Alkoholkonsum betreiben, sind der hochfrequente Cannabiskonsum und die Cannabissucht zweifelsohne mit *weiteren Suchterkrankungen* assoziiert. In einer großen epidemiologischen Studie aus den USA mit über 43.000 Personen wiesen 68 % bzw. 88 % der Cannabisabhängigen (12-Monats- bzw. Lebenszeitprävalenz der Cannabisabhängigkeit) auch Alkoholmissbrauch oder -abhängigkeit auf (OR: 10,9 bzw. 14,9; NESARC-Studie, Natiobnal Epidemiologic Survey on Alcohol and Related Conditions; Stinson et al. 2006).

Unter den *Persönlichkeitsstörungen* finden sich die stärksten Assoziationen mit einer Cannabisabhängigkeit bei der antisozialen Persönlichkeitsstörung (APS) bzw. dem Conduct Disorder, bei der Borderline-Persönlichkeitsstörung (BPS) und der dependenten Persönlichkeitsstörung. In der oben zitierten NESARC-Studie erfüllten 2/3 bis 3/4 der Cannabisabhängigen (12-Monats- bzw. Lifetime-Prävalenz) die Kriterien für mindestens eine Persönlichkeitsstörung (Stinson et al 2006). An der Spitze standen die APS (Odds Ratio OR: 12,4 bzw. 11,4 für die 12-Monats- bzw. Lebenszeitprävalenz der Cannabisabhängigkeit) und die dependente Persönlichkeitsstörung (OR: 11,7 bzw. 8,4 für die 12-Monats- bzw. Lifetime Prävalenz der Cannabisabhängigkeit), wobei bei dieser Untersuchung die Kriterien für die BPS nicht abgefragt worden waren.

Hinsichtlich *affektiver Störungen* ergab die »Epidemiologic Catchment Area«-Studie (ECA–Studie) des NIMH mit einer repräsentativen Stichprobe von über 20.000 Personen eine Lebenszeitprävalenz von fast 25 % unter den Cannabisabhängigen (23,7 %, OR: 3,8; Regier et al. 1990). Damit hatten Cannabisabhängige eine deutlich höhere Komorbidität mit affektiven Störungen als Alkoholabhängige (13,4 %, OR: 1,9). Die oben zitierte, neuere NESARC-Studie ergab noch deutlich höhere Komorbiditätsraten für affektive Störungen von ca. 50 % bzw. 60 % der Cannabisabhängigen (12-Monats- bzw. Lebenszeitprävalenz der Cannabisabhängigkeit, OR: 5,7; Stinson et al. 2006). Am höchsten war die Komorbidität mit den bipolaren Störungen I und II.

Die Lebenszeitprävalenz von *Angststörungen* bei Cannabisabhängigen betrug in der ECA-Studie mehr als 25 % (27,5 %, OR: 2,3). Auch hier war die Komorbidität deutlich höher als bei Alkoholabhängigen (19,4 %, OR: 1,5; Regier et al. 1990). Und auch hier waren die Komorbiditätsraten bei der NESARC-Studie deutlich höher mit einer Komorbidität von Angststörungen bei 43,5 % bzw. 50 % der Cannabisabhängigen (12-Monats- bzw. Lebenszeitprävalenz der Cannabisabhängigkeit, OR: 5,8 bzw. 5,1). Am höchsten war die Komorbidität mit der generalisierten Angststörung und der Panikstörung mit Agoraphobie (Stinson et al. 2006). Eine andere epidemiologische Studie aus Deutschland mit knapp 1.400 Jugendlichen zeigte, dass nicht nur klinisch relevante Konsummuster, sondern auch bereits der (unkomplizierte) Cannabiskonsum mit Angststörungen, insbes. mit Panikstörung und Trennungsängsten, assoziiert ist (EDSP-Studie, Early Developmental stages of Psychopathology; Wittchen et al. 2007).

Zu den *Psychosen aus dem schizophrenen Formenkreis* ergab die ECA-Studie eine Lebenszeitprävalenz von 6 % bei Cannabisabhängigen, welche einer OR von 4,8 entspricht. Damit wurde gezeigt, dass Psychosen unter Cannabisabhängigen absolut gesehen längst nicht so häufig sind wie affektive oder Angststörungen, dass sie aber relativ gesehen häufiger sind, wenn die Prävalenz dieser Erkrankungen in der Allgemeinbevölkerung berücksichtigt wird. Damit wurde eine besonders starke Assoziation von Cannabis mit Psychosen dokumentiert (Regier et al. 1990). Auch hier war die Komorbidität deutlich höher als bei Alkoholabhängigen (3,8 %, OR: 3,3). Eine aktuelle klinisch-epidemiologische Untersuchung ergab, dass etwa 2/3 der Patienten mit einer Psychose und einer komorbiden Suchterkrankung einen Cannabismissbrauch oder -abhängigkeit aufwiesen, entweder alleine oder in Kombination mit anderen Substanzen (Schnell et al. 2010).

5.3 Ätiologie/Modelle für die Komorbidität

Zur Erklärung der Komorbidität zwischen Cannabissucht und anderen psychischen Störungen kommen grundsätzlich verschiedene Modelle infrage: Begünstigung des Suchtverhaltens durch eine primäre psychische Störung, Induktion/Begünstigung der psychischen Störung durch die direkten Wirkungen von Cannabis und/oder die indirekten psychosozialen Begleitwirkungen des Cannabiskonsums, gegenseitige Verstärkung im Sinne eines Teufelskreises oder schließlich gemeinsame prädisponierende Faktoren für die Cannabissucht und die komorbiden Störungen (▶Kap. A 1). Diese Modelle sind bei den verschiedenen Kombinationen von Störungen unterschiedlich gut durch die empirische Forschung gestützt. In der Regel sind die Wechselwirkungen komplex und keineswegs unidirektional zu verstehen.

5.3.1 Cannabissucht und andere Suchterkrankungen

Fast alle Konsumenten illegaler Drogen konsumieren auch Cannabis und die Rolle von Cannabis als Schrittmacher für den Einstieg in den Konsum »harter Drogen« wird seit langem diskutiert. Die Daten aus der prospektiven epidemiologischen Christchurch-Studie aus Neuseeland, die eine Geburtskohorte von 1.265 Kindern über 25 Jahre nachverfolgte, und aus einer Zwillingsstudie in den Niederlanden sprechen für diese sog. *Gateway-Hypothese* (Fergusson et al. 2006; Lynskey et al. 2006). Nach anderen Untersuchungen ist allerdings die Rolle von Cannabis als Einstiegsdroge nicht eindeutig bedeutsamer als die Rollen von Alkohol oder Tabak (Agrawal et al. 2006). Ferner liefern Zwillingsstudien auch Hinweise auf eine gemeinsame genetische Prädisposition für Abhängigkeiten von Cannabis und anderen Drogen (Lynskey et al. 2007; Agrawal et al. 2007).

5.3.2 Cannabissucht und ADHS/Störung des Sozialverhaltens (Conduct Disorder)

Bei klinischen oder Hochrisiko-Populationen zeigt sich die Aufmerksamkeitsdefizit-/Hyperaktivitätsstörung (ADHS) als erheblicher Risikofaktor für die Entwicklung einer Suchterkrankung (Costello 2007). Aus großen repräsentativen und prospektiven epidemiologischen Studien zeichnet sich ein Bild ab, wonach es insbesondere der Aspekt der Störung des Sozialverhaltens und weniger die Aufmerksamkeitsstörung per se ist, die mit dem Substanzmissbrauch/der Abhängigkeit assoziiert ist (Roberts et al. 2007; Fergusson et al. 2007). Die bereits oben genannte prospektive epidemiologische EDSP-Studie aus Deutschland, die etwa 1.400 Jugendliche über insgesamt etwa 10 Jahre mit vier Untersuchungszeitpunkten nachverfolgte, konnte einen Zusammenhang von ADHS mit späterem Cannabiskonsum, aber nicht zwangsläufig mit klinisch relevanten Konsummustern aufzeigen (Wittchen et al. 2007), während die ebenfalls zitierte Christchurch-Studie aus Neuseeland ADHS bzw. Conduct Disorder als Risikofaktor sowohl für Cannabiskonsum als auch für -missbrauch oder -abhängigkeit identifizierte (Fergusson et al. 2007). Zudem zeigte eine weitere prospektive epidemiologische Studie mit vier Erhebungszeitpunkten aus den USA, dass das Alter bei Erstkonsum von Cannabis bei Jugendlichen mit einer Störung des Sozialverhaltens (Conduct Disorder) deutlich geringer war im Vergleich zu einer gesunden Vergleichspopulation, aber auch im Vergleich zu Jugendlichen mit Hinweisen auf eine Persönlichkeitsstörung (Conduct Disorder: 13,6 Jahre; keine Persönlichkeitsstörung/kein Conduct Disorder: 18,6 Jahre; Borderline-Persönlichkeitsstörung: 16,5 Jahre; paranoide Persönlichkeitsstörung: 14,9 Jahre; Cohen et al. 2007).

In der Zusammenschau sind die Fragen zum Zusammenhang zwischen ADHS und Cannabissucht nicht hinreichend geklärt. Es überwiegen Hinweise auf eine Begünstigung einer Suchtentwicklung durch die ADHS, wobei Aspekte der Selbstmedikation eine Rolle spielen können. In Frage kommen aber auch gemeinsame ätiologische bzw. prädisponierende Faktoren im Sinne einer genetisch verankerten behavioralen Disinhibition.

5.3.3 Cannabissucht und Persönlichkeitsstörungen

Bei klinischen Populationen fällt es schwer, die kausalen Zusammenhänge zwischen Suchterkrankungen und Persönlichkeitsstörungen zu analysieren, zumal beide Störungen sich typischerweise im jugendlichen oder jungen Erwachsenenalter manifestieren. Einerseits ist es vorstellbar, dass Auffälligkeiten in der Persönlichkeitsentwicklung zum vermehrten Substanzkonsum prädisponieren; andererseits bringen aber Suchtentwicklungen komplexe negative psychosoziale Konsequenzen mit sich, die sich wiederum ungünstig auf die Persönlichkeitsentwicklung der z. T. sehr jungen betroffenen Patienten auswirken. Die bereits oben zitierte prospektive epidemiologische Studie aus den USA konnte in der Tat nachweisen, dass frühe Auffälligkeiten in der Persönlichkeitsentwicklung einen späteren Konsum und Missbrauch oder Abhängigkeit voraussagen, und nicht umgekehrt. Dabei waren es vor allem Auffälligkeiten in Richtung einer antisozialen oder emotional-instabilen Persönlichkeitsstörung, die die stärkste Voraussagekraft hatten (Cohen et al. 2007). In der gleichen Studie zeigte sich, dass Personen mit frühen Hinweisen auf eine Persönlichkeitsstörung beim Einstieg in den Konsum von Cannabis jünger waren als andere Personen (s. oben: keine Persönlichkeitsstörung: 18,6 Jahre; Borderline-Persönlichkeitsstörung: 16,5 Jahre; paranoide Persönlichkeitsstörung: 14,9 Jahre).

In der Zusammenschau können Auffälligkeiten in der Persönlichkeitsentwicklung zum Suchtverhalten prädisponieren. Bei bestimmten Persönlichkeitsstörungen ist die Frage nach gemeinsamen prädisponierenden Faktoren relevant. So spricht z. B einiges dafür, dass die besonders hohe Komorbidität der antisozialen Persönlichkeitsstörung mit Sucht am ehesten durch eine gemeinsame genetische Prädisposition zu behavioraler Disinhibition bedingt sein dürfte (Moggi 2005).

5.3.4 Cannabissucht und affektive Störungen

Obwohl die Häufung depressiver Störungen bei klinischen Populationen von Cannabisabhängigen leicht suggerieren kann, dass die Depression eine Komplikation des Cannabiskonsums bzw. der Cannabissucht sein kann, zeigt sich dieser Zusammenhang in repräsentativen epidemiologischen Studien nicht. Bei der bekannten Dunedin-Studie aus Neuseeland, bei der eine Geburtskohorte von 1.037 Kindern mit mehreren Untersuchungszeitpunkten über 25 Jahre nachverfolgt wurde, konnte der Cannabiskonsum nicht als Risikofaktor für eine spätere depressive Störung identifiziert werden (Arsenault et al. 2002). Vielmehr konnte in der bereits zitierten EDSP-Studie gezeigt werden, dass frühe Manifestationen depressiver und bipolarer Symptome mit einem späteren Cannabiskonsum und der Entwicklung eines Cannabismissbrauchs oder -abhängigkeit assoziiert sind (Wittchen et al. 2007).

Andererseits wird bei klinischen Populationen häufig beobachtet, dass depressive Symptome sich bei längerfristiger Abstinenz deutlich bessern. Hier müssen differenzialdiagnostisch zeitlich limitierte Komplikationen eines schweren Cannabiskonsums einschl. des sog. amotivationalen Syndroms in Erwägung gezogen werden

(▶ Tab. 15). Bei insgesamt spärlicher Studienlage können die Fragen nach der Kausalitätsrichtung noch nicht abschließend geklärt werden (Horwood et al. 2012).

5.3.5 Cannabissucht, Angststörungen und PTSD

Auch hinsichtlich Angststörungen ergab die EDSP-Studie, dass frühe Manifestationen verschiedener Angstdimensionen (Panikstörung, spezifische Phobien und generalisierte Angststörung) die Entwicklung von Cannabiskonsum, -missbrauch oder -abhängigkeit begünstigen (Wittchen et al. 2007). Zwar war der Zusammenhang statistisch weniger robust im Vergleich zu den affektiven Störungen, allerdings überzeugt dieser Zusammenhang im Sinne der Selbstmedikation auch in klinischen Populationen. Auch bei Patienten mit Posttraumatic stress disorder (PTSD) und Substanzmissbrauch oder -abhängigkeit spricht einiges für die Selbstmedikationshypothese. Darüber hinaus überzeugen zumindest für Untergruppen von Angst- und PTSD-Patienten bidirektionale Modelle, die die klinischen Eindrücke von fatalen Teufelskreisen widerspiegeln: So kann die Angstsymptomatik paradoxerweise über ihre somatischen Äquivalente durch physiologische Substanzwirkungen und/oder (relative) Entzugssymptome aufrechterhalten werden.

5.3.6 Cannabissucht und Psychosen

Anders als bei den bislang besprochenen Komorbiditäten hat die epidemiologische Forschung in den letzten 10–15 Jahren zunehmend und konsistent Daten erbracht, die es erlauben den Cannabiskonsum als Risikofaktor für eine spätere Psychose zu betrachten (▶ Abschnitt 2.2 in ▶ Kap. B 1). Dabei geht es nicht um die zeitlich limitierten psychotischen Rauschverläufe (ICD-10 F12.03, F12.04) und induzierten Psychosen (ICD-10 F12.5), die jeweils über Stunden bzw. Wochen andauern (▶ Tab. 15); vielmehr sind hier Psychosen gemeint, die sich phänomenologisch von schizophrenen Psychosen kaum unterscheiden und im Weiteren auch ohne fortgesetzten Konsum eigengesetzlich, wie schizophrene Psychosen, verlaufen.

Mehrere methodisch anspruchsvolle prospektiv-epidemiologische Studien sprechen für eine Rolle des Cannabiskonsums als *eine* Teilkomponente bei der Ätiologie der Schizophrenie (▶ Tab. 5). Dabei werden sowohl ein Dosiseffekt als auch ein Effekt des Einstiegsalters in den Konsum deutlich (Moore et al. 2007). Es wird vermutet, dass der Cannabiskonsum mit der individuellen neurobiologischen Vulnerabilität für eine Psychose interagiert. So konnte bei der bereits oben erwähnten Dunedin-Studie gezeigt werden, dass genetische Faktoren (Polymorphismus des COMT-Gens, das an der Verstoffwechelung von Dopamin im ZNS beteiligt ist) hinsichtlich der Psychoseentstehung mit dem Cannabiskonsum interagieren (Caspi et al. 2005). In Einklang damit ist auch der mehrfach erhobene Befund, dass komorbide Patienten beim Ausbruch der Schizophrenie durchschnittlich um einige Jahre jünger sind als schizophrene Patienten ohne die Komorbidität. Dieser Befund spricht dafür, dass Cannabis bei entsprechender Veranlagung und vor allem bei frühem Konsum die Manifestation einer Psychose beschleunigt und vorverlagert (Gouzoulis-Mayfrank 2007; Hickman et al. 2007).

Die Frage nach einem möglichen Anstieg der Inzidenz von Psychosen parallel zum Anstieg des Cannabiskonsums in der Bevölkerung, der Vorverlagerung des Einstiegsalters in den Konsum und der gezielten Züchtung und Verbreitung »hochprozentiger« Pflanzen, wurde bereits in ▶ Kap. B 1 erörtert. Vereinzelte Berichte über hohe regionale Anstiege der Inzidenz von Psychosen in Großstädten mit einem hohen Anteil an (Cannabis-)Konsumenten werden in der Tat in diese Richtung interpretiert (Gouzoulis-Mayfrank 2007; Moore et al. 2007; Hickmann et al. 2007). Hier ist jedoch eine Fülle konfundierender Faktoren zu berücksichtigen, sodass Schlussfolgerungen verfrüht erscheinen (Frisher et al. 2009).

5.4 Klinische Charakteristika/Differentialdiagnose/ Verlauf

Psychotische Störungen, depressiv-ängstliche Symptome, Antriebsstörungen und Motivationsmangel sowie Schlafstörungen können als Begleitphänomene oder zeitlich limitierte Komplikationen eines starken und/oder regelmäßigen Cannabiskonsums auftreten. Bei Abstinenz persistieren diese Symptome häufig über mehrere Wochen, weswegen sie leicht mit komorbiden psychischen Störungen wie einer Schizophrenie oder Depression verwechselt werden können. Hier ist es wichtig zu beachten, dass erst eine Persistenz depressiver oder psychotischer Symptome über mehrere Wochen nach erfolgter Entgiftung (nach ICD-10: sechs Monate!) die Diagnose einer komorbiden psychischen Störung rechtfertigt. Für das Monitoring von Abstinenz und Therapie-Compliance sind *toxikologische Screeningverfahren* im Urin sinnvoll und hilfreich.

Im Allgemeinen ist der Verlauf bei Patienten mit Suchterkrankungen und komorbiden psychischen Störungen ungünstiger als bei Patienten mit nur einer Störung. Dies trifft nach klinischer Erfahrung auch für die Komorbidität der Cannabissucht mit weiteren psychischen Störungen zu. Am besten untermauert durch Studienergebnisse ist dieser klinische Eindruck für die Komorbidität Psychose und Cannabissucht. Diese ist mit häufigen Rezidiven der Psychose, Komplikationen wie aggressiv-gewalttätigem Verhalten und schlechten langfristigen soziorehabilitativen Ergebnissen assoziiert (Gouzoulis-Mayfrank 2007; ▶ Kap. B 1).

5.5 Therapie

5.5.1 Allgemeines/Setting

In den meisten Fällen erfolgt die Behandlung von Patienten mit Cannabisproblemen im ambulanten Rahmen. Eine stationäre Entgiftung und ggf. auch eine

Entwöhnungsbehandlung können bei schwerer, langjähriger Abhängigkeit und insbesondere bei psychiatrischen Komorbiditäten indiziert sein. Bei Patienten mit polyvalenten Konsummustern muss sich die Therapie nach der wichtigsten bzw. führenden Substanz richten. In der Regel ist eine Therapieform sinnvoll, die die Cannabisabhängigkeit und die weitere psychische Störung integriert, d. h. in einem Setting bzw. durch einen Therapeuten oder ein therapeutisches Team behandelt. Insbesondere für die Schizophrenie und affektive Störungen konnte dies in mehreren Studien gezeigt werden (Gouzoulis-Mayfrank 2007; Drake et al. 2008; Cleary et al. 2010; Baker et al. 2010, 2012).

5.5.2 Psychosoziale Therapie

Hinsichtlich psychotherapeutischer Maßnahmen liegen für die Cannabisabhängigkeit kontrollierte Studien und Therapieverlaufsstudien ambulanter psychotherapeutischer Programme mit psychoedukativen, motivationsfördernden, kognitiv-verhaltenstherapeutischen, familientherapeutischen und supportiven Elementen vor. Hier kann bei positiven Ergebnissen bereits von einer Evidenz der Klasse I gesprochen werden (Denis et al. 2006). In den letzten Jahren wurden auch in Deutschland methodisch anspruchsvolle, randomisiert kontrollierte Studien durchgeführt, die ebenfalls eine Überlegenheit der Verhaltens- bzw. Familientherapie im Vergleich zu der jeweiligen Kontrollbedigung ergaben (Candis-Studie: Hoch et al. 2012, Incant-Studie: Rigter et al. 2012).

Nach aktueller Studienlage können auch Cannabisabhängige mit psychiatrischen Komorbiditäten von Kurztherapien profitieren, allerdings sind die Langzeitergebnisse bei intensiver und längerdauernder psychosozialer Therapie tendenziell besser (Baker et al. 2012). Manualisierte integrierte Psychotherapieprogramme liegen für Patienten mit Abhängigkeitserkrankungen und Persönlichkeitsstörungen (▶ Kap. B 5), PTBS (▶ Kap. B 3), affektiven Störungen (▶ Kap. B 2) und Psychosen (▶ Kap. B 1) vor. Hier wird jedoch nicht nur auf Cannabis, sondern in der Regel allgemein auf die Suchtkomponente bzw. auf mehrere Substanzen Bezug genommen. Lediglich bei den Therapieprogrammen für die Komorbidität Psychose und Sucht spielt Cannabis insbesondere in der Psychoedukation eine zentrale Rolle (▶ Kap. B 1).

5.5.3 Medikamentöse Therapie

Für cannabisbezogene Störungen konnte bislang keine spezifische Pharmakotherapie etabliert werden (Vandrey und Haney 2009). Mehrere kleinere Studien ergaben sowohl für das Entzugssyndrom als auch für die Abhängigkeit eine begrenzte Wirksamkeit und/oder deutliche Nebenwirkungen verschiedener Substanzen (Bupropion, Nefazodon, Mirtazapin, Valproinsäure, Lofexidin, Dronabinol). Eine erste größere randomisierte Studie zum Substitutionsansatz mit Dronabinol ergab ebenfalls einen nur marginalen Vorteil im Vergleich zu Plazebo (Levin et al. 2011). Bei ausgeprägter Entzugssymptomatik werden überwiegend niederpotente Antipsychotika empfohlen (Gouzoulis-Mayfrank und Scherbaum

2013). Alle aktuellen Empfehlungen beruhen auf Expertenmeinungen und/oder qualitativen Reviews. Insgesamt liegt ihnen somit ein schwaches Evidenzniveau zugrunde (Evidenz der Klasse III nach APA 2006).

Hinsichtlich der medikamentösen Therapie bei Cannabisabhängigen mit einer psychiatrischen Komorbidität gibt es Hinweise, dass eine erfolgreiche Behandlung einer psychotischen oder affektiven Störung positive Auswirkungen auf Suchtdruck und Konsumverhalten haben kann (Baker et al. 2012). Hinsichtlich der Auswahl der Medikamente gelten die gleichen Grundsätze, die auch bei anderen Suchtpatienten mit komorbiden psychischen Störungen Beachtung finden. Bedeutsam sind diese Grundsätze insbesondere bei komorbiden affektiven Störungen (▶ Kap. B 2), Psychosen (▶ Kap. B 1) und ADHS (▶ Kap. B 4).

5.6 Fazit

Der Konsum von Cannabis ist insbesondere bei älteren Jugendlichen und jungen Erwachsenen stark verbreitet. Der Großteil der Konsumenten erscheint zwar psychisch unauffällig und sozial integriert, bei der Minderheit der starken und abhängigen Konsumenten sind aber komorbide psychische Störungen eher die Regel als die Ausnahme. Nach aktueller Studienlage prädisponieren affektive, Angst-, Persönlichkeitsstörungen und ADHS bzw. Conduct Disorder zur Entwicklung einer Cannabisabhängigkeit. Umgekehrt stellt insbesondere der frühe Cannabiskonsum einen Risikofaktor für eine spätere Psychose dar. Bei einfacher Cannabisabhängigkeit erfolgt die Behandlung in der Regel ambulant, wobei die beste Evidenz für verhaltens- und familientherapeutische Programme vorliegt. Bei psychiatrischen Komorbiditäten kann eine stationäre Entgiftung und ggf. eine Entwöhnungstherapie indiziert sein. Integrierte Behandlungsprogramme gelten grundsätzlich als vorteilhaft. Deren Überlegenheit konnte insbesondere bei Komorbiditäten mit schweren psychischen Störungen wie Schizophrenie und bipolare Störung gezeigt werden.

Literatur

Agrawal A, Grant JD, Waldron M, Duncan AE, Scherre, JF, Lynskey MT, Madde, PA, Bucholz KK, Heath AC (2006) Risk for initiation of substance use as a function of age of onset of cigarette, alcohol and cannabis use: findings in a Midwestern female twin cohort. Prev Med 43:125–28.

Agrawal A, Lynskey MT, Bucholz KK, Martin NG, Madden PA, Heath AC (2007) Contrasting models of genetic co-morbidity for cannabis and other illicit drugs in adult Australian twins. Psychol Med 37:49–60.

Arseneault L, Cannon M, Poulton R, Murray R, Caspi A, Moffitt TE (2002) Cannabis use in adolescence and risk for adult psychosis: longitudinal prospective study. BMJ 325:1212–13.

Baker AL, Hides L, Lubman DI (2010) Treatment of cannabis use among people with psychotic or depressive disorders: a systematic review. J Clin Psychiatry 71:247–54.

Baker AL, Thornton LK, Hides L, Dunlop A (2012) Treatment of cannabis use among people with psychotic disorders: a critical review of randomised controlled trials. Curr Pharm Des 18:4923–37.

Bonnet U, Harries-Hedder K, Leweke, FM, Schneider U, and Tossmann HP (2006) Cannabisbezogene Störungen. In: Schmidt L, Kaspar M, Falkai P, Gaebel J (Hrsg) Evidenzbasierte Suchtmedizin. Deutscher Ärzte-Verlag. S. 143–70.

BZgA (2011) Der Cannabiskonsum Jugendlicher und junger Erwachsener in Deutschland 2010 – Ergebnisse einer aktuellen Repräsentativbefragung und Trends.

Caspi A, Moffitt TE, Cannon M, McClay J, Murray R, Harrington H, Taylor A, Arseneault L, Williams B, Braithwaite A, Poulton R, Craig IW (2005) Moderation of the effect of adolescent-onset cannabis use on adult psychosis by a functional polymorphism in the catechol-O-methyltransferase gene: longitudinal evidence of a gene X environment interaction. Biol Psychiatry 57:1117–27.

Cleary M, Hunt GE, Matheson SL, Siegfried N, Walter G (2010) Psychosocial interventions for people with both severe mental illness and substance misuse. The Cochrane Collaboration. Editorial Group: Cochrane Schizophrenia Group. John Wiley & Sons Ltd.

Cohen P, Chen H, Crawford TN, Brook JS, Gordon K (2007) Personality disorders in early adolescence and the development of later substance use disorders in the general population. Drug Alcohol Depend 88:S71–S84.

Costello EJ (2007) Psychiatric predictors of adolescent and young adult drug use and abuse: what have we learned? Drug Alcohol Depend 88:S97–S99.

Denis C, Lavie E, Fatseas M, Auriacombe M (2006) Psychotherapeutic interventions for cannabis abuse and/or dependence in outpatient settings. Cochrane Database of Systematic Reviews.

Drake RE, O'Neal EL, Wallach MA (2008) A systematic review of psychosocial research on psychosocial interventions for people with co-occurring severe mental and substance use disorders. J Subst Abuse Treatment 34:123–138.

EMCDDA – European Monitoring Center for Drugs and Drug Addiction (2010) Annual Report 2010. The State of the drugs problem in Europe. Lisbon: EMCDDA.

Fergusson DM, Boden JM, Horwood LJ (2006) Cannabis use and other illicit drug use: testing the cannabis gateway hypothesis. Addiction 101:556–69.

Fergusson DM, Horwood LJ, Ridder EM (2007) Conduct and attentional problems in childhood and adolescence and later substance use, abuse and dependence: results of a 25-year longitudinal study. Drug Alcohol Depend 88:S14–S26.

Frisher M, Crome I, Martino O, Croft P (2009) Assessing the impact of cannabis use on trends in diagnosed schizophrenia in the United Kingdom from 1996 to 2005. Schizophr Res 113:123–28.

Gouzoulis-Mayfrank E (2007) Komorbidität Psychose und Sucht – Grundlagen und Praxis – Mit Manualen für die Psychoedukation und Verhaltenstherapie, 2. erweiterte Auflage unter Mitarbeit von Schnell T. Darmstadt: Steinkopff.

Gouzoulis-Mayfrank E, Scherbaum N (2013) Drogenabhängigkeit. In: Vorderholzer U, Hohagen F (Hrsg) Therapie psychischer Erkrankungen, State of the Art. 8. Auflage. München, Jena: Urban & Fischer. S. 39–52.

Hall W, Degenhardt L (2007) Prevalence and correlates of cannabis use in developed and developing countries. Curr Opin Psychiatry 20:393–97.

Hickmann M, Vickerman P, Macleod J, Kirkbride J, Jones P (2007) Cannabis and schizophrenia: model projections of the impact of the rise in cannabis use on historical and future trends in schizophrenia in England and Wales. Addiction 102:597–606.

Hoch E, Noack R, Henker J, Pixa A, Hofler M, Behrendt S, Buhringer G, Wittchen HU (2012) Efficacy of a targeted cognitive-behavioral treatment program for cannabis use disorders (CANDIS). Eur Neuropsychopharmacol 22:267–80.

Horwood LJ, Fergusson DM, Coffey C, Patton GC, Tait R, Smart D, Letcher P, Silins E, Hutchinson DM (2012) Cannabis and depression: an integrative data analysis of four Australasian cohorts. Drug Alcohol Depend 126:369–78.

Kraus L, Pfeiffer-Gerschel T, Pabst A (2008) Cannabis und andere illegale Drogen: Prävalenz, Konsummuster und Trends. Ergebnisse des Epidemiologischen Suchtsurveys 2006. Sucht 54 (Sonderheft 1):16–25.

Levin FR, Mariani JJ, Brooks DJ, Pavlicova M, Cheng W, Nunes EV (2011) Dronabinol for the treatment of cannabis dependence: a randomized, double-blind, placebo-controlled trial. Drug Alcohol Depend 116:142–50.

Lynskey MT, Vink JM, Boomsma DI (2006) Early onset cannabis use and progression to other drug use in a sample of Dutch twins. Behav Genet 36:195–200.

Lynskey MT, Grant JD, Li L, Nelson EC, Bucholz KK, Madden PA, Statham D, Martin NG, Heath AC (2007) Stimulant use and symptoms of abuse/dependence: epidemiology and associations with cannabis use – a twin study. Drug Alcohol Depend 86:147–53.

Moggi F (2005) Etiological theories on the relationship of mental disorders and substance use disorders. In: Stohler R, Rössler W (Ed) Dual diagnosis: The evolving conceptual framework. Basel: Karger. S. 1–14.

Moore TH, Zammit S, Lingford-Hughes A, Barnes TR, Jones PB, Burke M, Lewis G (2007) Cannabis use and risk of psychotic or affective mental health outcomes: a systematic review. Lancet 370:319–328.

Perkonigg A, Goodwin RD, Fiedler A, Behrendt S, Beesdo K, Lieb R, Wittchen HU (2008) The natural course of cannabis use, abuse and dependence during the first decades of life. Addiction 103:439–49.

Pfeiffer-Gerschel T, Kipke I, Flöter S, Lieb C, Raiser P (2009) Bericht REITOX-Knotenpunkts Deutschland an die EBDD. Neue Entwicklungen, Trends und Hintergrundinformation zu Schwerpunktthemen. München: Institut für Therapieforschung.

Regier DA, Farmer ME, Rae DS, Locke BZ, Keith SJ, Judd LL, Goodwin FK (1990) Comorbidity of mental disorders with alcohol and other drug abuse. Results from the Epidemiologic Catchment Area (ECA) Study. JAMA 264:2511–8.

Rigter H, Henderson CE, Pelc I, Tossmann P, Phan O, Hendriks V, Schaub M, Rowe CL (2012) Multidimensional family therapy lowers the rate of cannabis dependence in adolescents: A randomised controlled trial in Western European outpatient settings. Drug Alcohol Depend.

Roberts RE, Roberts CR, Xing Y (2007) Comorbidity of substance use disorders and other psychiatric disorders among adolescents: evidence from an epidemiologic survey. Drug Alcohol Depend 88:S4–13.

Schnell T, Neisius K, Daumann J, Gouzoulis-Mayfrank E (2010) Prävalenz der Komorbidität Psychose und Sucht - Klinisch-epidemiologische Ergebnisse aus einer deutschen Großstadt. Nervenarzt 81:323–328.

Stinson FS, Ruan WJ, Pickering R, Grant BF (2006) Cannabis use disorders in the USA: prevalence, correlates and co-morbidity. Psychol Med 36:1447–60.

Vandrey R, Haney M (2009) Pharmacotherapy for cannabis dependence: how close are we? CNS Drugs 23:543–53.

Wittchen HU, Frohlich C, Behrendt S, Gunther A, Rehm J, Zimmermann P, Lieb R, Perkonigg A (2007) Cannabis use and cannabis use disorders and their relationship to mental disorders: a 10-year prospective-longitudinal community study in adolescents. Drug Alcohol Depend 88:S60–S70.

6 Komorbide Störungen bei Internet- und Computerspielabhängigkeit

Bert T. te Wildt und Andrija Vukicevic

Ähnlich wie bei stoffgebundenen und anderen nichtstoffgebundenen Abhängigkeitserkrankungen sind die Krankheitsphänomene, die unter dem Begriff Medienabhängigkeit gefasst werden können, häufig mit anderen psychischen Erkrankungen assoziiert. Die bisherigen Studien, welche Internet- und Computerspielabhängige auf Begleiterkrankungen hin untersucht haben, sind aufgrund zum Teil sehr unterschiedlicher Methodiken nur in begrenztem Maße zu vergleichen, was nicht zuletzt daran liegt, dass es bei diesem relativ neuartigen Phänomen bisher noch keine eindeutige Übereinkunft bei der Diagnosestellung gibt. Nicht selten bleibt auch bei den in die jeweiligen Studien eingeschlossenen Probanden unklar, ob bei allen überhaupt eine klinisch relevante Störung vorliegt. Zwischen einer manifesten Abhängigkeit und einer Abhängigkeitsgefahr wird bisweilen nicht unterschieden. Darüber hinaus verwenden einige der Studien psychometrische Selbstbeurteilungsskalen elektronisch, sodass die Daten anonym über das Internet erfasst werden. Ohne eine unmittelbare klinische Untersuchung kann aber keine gesicherte Diagnose gestellt werden. Insofern sind die bisherigen Studienergebnisse bis auf weiteres lediglich als Hinweise auf mögliche Komorbiditäten von Internet- und Computerspielabhängigkeit zu sehen.[1] Darüber hinaus kann aufgrund der bisherigen Datenlage kaum differenziert werden, inwieweit sich die Komorbiditätsprofile von Heranwachsenden und Erwachsenen voneinander unterscheiden, weshalb das Auftreten der einzelnen Störungsbilder im Zusammenhang mit Medienabhängigkeit weitgehend unabhängig vom Alter diskutiert wird.

6.1 Epidemiologie

Gerade die Angaben über die Prävalenz komorbider Störungen bei Medienabhängigkeit sind noch mit großer Vorsicht zu betrachten. In einer Studie von Black et al. (1999) erfüllten fast alle der 21 untersuchten Internetabhängigen die Krite-

---

[1] Wenn hier von Medienabhängigkeit die Rede ist, sind Internet- und Computerspielabhängigkeit gemeint. Wenn sich die Aussagen auf eine der beiden Teilgruppen beziehen, welche allerdings eine große Schnittmenge aufweisen, werden diese explizit benannt.

rien einer oder mehrerer psychischer Störungen, wobei vor allem Persönlichkeitsstörungen (52 %), stoffgebundene Abhängigkeitserkrankungen (38 %), affektive Störungen (33 %) und Angststörungen (18 %) diagnostiziert wurden. Shapira et al. (2000) wiesen bei allen ihren internetabhängigen Studienteilnehmern eine Achse-I-Störung nach DSM-IV nach, wobei affektive Erkrankungen, Major Depression und bipolare Störungen sowie Angsterkrankungen überwiegen. Auch alle von Greenfield (2000) untersuchten Internetabhängigen erfüllten die Kriterien für mindestens eine weitere akute psychische Erkrankung, hierunter vorrangig depressive Störungen. In einer Studie von Kratzer (2006) zeigten 27 von 30 Patienten (90 %) eine oder mehrere komorbide Störungen, wobei hier am häufigsten Angststörungen festgestellt wurden. Depressive Störungen wiederum dominierten in einem Kollektiv von 25 Internetabhängigen in einer Studie von te Wildt et al. (2010), im Rahmen derer bei allen Internetabhängigen mit Hilfe diagnostischer Interviews mindestens eine weitere Diagnose gestellt wurde.

Die bisherige Studienlage deutet also darauf hin, dass ein Großteil derjenigen, die mit den bisher zur Verfügung stehenden Mitteln als Medienabhängige identifiziert werden können, die Kriterien für eine weitere, bekannte psychische Störung erfüllen. Besonders häufig scheinen im Zusammenhang mit pathologischer Mediennutzung depressive Störungen und Angsterkrankungen aufzutreten. Nicht wenige Forscher (z. B. Shaffer et al. 2000; Griffiths 2000) zogen daraus den Schluss, dass sich Internetabhängigkeit als ein neuartiges Symptom bekannter psychischer Störungen verstehen lässt, was jedoch in diversen neueren Arbeiten angezweifelt wird (Wölfling und Müller 2010; te Wildt 2011a).

6.2 Ätiologie

Die vorangegangenen Ausführungen darüber, welche Psychopathologien sich in welcher Weise auf eine virtuelle Ebene übersetzen und damit eine besondere (Psycho-)Dynamik bekommen, vermitteln den Eindruck, dass es gerade neurotische Störungen sind, die eine besondere Affinität zum Medialen ausbilden und im Sinne eines dysfunktionalen Kompensationsversuchs den Cyberspace als Ausdrucksfläche und Agierfeld nutzen. Allerdings ist anzunehmen, dass das Internet subklinische Phänomene im negativen Sinne verstärkt und somit auch selbst als neuartiger psychopathogener Faktor wirksam wird. Unabhängig von ätiopathogenetischen Zusammenhängen haben eine Vielzahl von Studien gezeigt, dass Internet- und Computerspielabhängigkeit mit einer hohen Komorbidität einhergeht, was bisweilen als Argument dafür aufgegriffen wurde, dass eine abhängige Mediennutzung einfach als Symptom bekannter psychischer Erkrankungen zu verstehen sei. Dagegen spricht erstens, dass auch stoffgebundene Abhängigkeitserkrankungen mit hohen Komorbiditätsraten einhergehen, sogar bis zu 100 % wie bei der Polytoxikomanie (Thomasius 1998), ohne dass dies die Eigenständigkeit der Krankheitsentität Sucht in Frage stellen würde. Zweitens ähnelt das sich in Studien abzeichnende Komorbiditätscluster von Medienabhängigkeit denen von stoffgebundenen Suchterkrankungen. Bei Medienabhängigen zeigt sich vor allem ein Zusammenhang mit depressiven Erkrankungen, in einem geringeren Maß auch mit Angststörungen, sowie dem Aufmerksamkeitsdefizit-Hyperaktivitätssyndrom und vermutlich auch mit Persönlichkeitsstörungen. Ähnlich wie bei den stoffgebundenen Abhängigkeiten kann hier nicht von einfachen kausalen und chronologischen Zusammenhängen ausgegangen werden. Besonders komplex wird die Zusammenhangsfrage im Hinblick auf die Entstehung von Medienabhängigkeit bei Heranwachsenden und zunächst lediglich subklinisch psychopathologisch Betroffenen. So ist es bei klinisch relevanten Entwicklungsstörungen von Kindern und Jugendlichen häufig nicht eindeutig zu klären, ob die Medienabhängigkeit oder die psychische Erkrankung zuerst da war (Mößle et al. 2007). Außerdem können im subklinischen Sinne von psychischen Störungen betroffene Menschen, die bisher vielleicht noch nie einer psychiatrischen Behandlung bedurften, durch eine abhängige Mediennutzung erstmals psychisch dekompensieren und manifest erkranken. Diese Überlegungen mögen verdeutlichen, warum der Versuch einer kategorialen Einschätzung von Medienabhängigkeit entweder als Symptom *oder* als Auslöser einer psychischen Erkrankung zu kurz greift. Insofern liegt es nahe, der Medienabhängigkeit einen eigenständigen Störungscharakter zuzuschreiben. Selbstverständlich ist es aber für die Diagnostik bei Medienabhängigkeit unerlässlich, alle komorbiden Erkrankungen mitzuerfassen und diese individuell im Sinne eines ganzheitlichen Krankheitsverständnisses in einem bedeutungsvollen Zusammenhang zu analysieren und zu behandeln. Nicht nur die phänomenologische Ebene, sondern auch die Bedeutungsebene zu erfassen, ist gerade auch für die Therapieplanung von besonderer Relevanz. Wenngleich bei schwerwiegenden komorbiden Erkrankungen wie Depressionen und Angststörungen auch eine entsprechende psychopharmakologische Behandlung indiziert sein kann, ist die Behandlung der Medienabhängigkeit eine Domäne der Psychotherapie. Und solange es keine hinreichenden Psychotherapiestudien auf diesem Gebiet gibt, werden die komorbiden Erkrankungen bei der individuellen Auswahl eines geeigneten Psychotherapieverfahrens eine entscheidende Rolle spielen.

6.3 Klinische Charakteristika

Bevor nun im Folgenden die einzelnen komorbiden psychischen Störungsbilder diskutiert werden, sei der Vollständigkeit halber erwähnt, dass es auch eine Reihe von Untersuchungen und Berichten gibt, welche einen Zusammenhang zwischen exzessiver Mediennutzung und somatischen Folgestörungen beschreiben, insbesondere solche, die in das Fachgebiet der Pädiatrie fallen. So wurde beispielsweise bei Kindern mit ausgeprägtem Computerspielverhalten eine Beeinträchtigung der Sehfähigkeit (Kerr und Teppin 2002), ein Hand-Arm-Vibrations-Syndrom

(Cleary et al. 2002) und eine charakteristische Tendinitis (Sehnenscheidenentzündung), die sogenannte »Nintendonitis« (Macgregor 2000), beschrieben. Im Rahmen zweier ausführlicher Übersichtsarbeiten weist Spitzer auf noch viel weiter reichende somatische Folgen der exzessiven Nutzung von Bildschirmmedien hin, dies ganz besonders im Hinblick auf körperliche Inaktivität und Fettleibigkeit (Spitzer 2005). Die meisten medizinischen Publikationen zur Frage nach pathologischer Mediennutzung sind allerdings in den Fachbereichen Psychiatrie und Psychosomatik zu finden.

6.3.1 Depression und Aggression

Gerade depressive Syndrome stehen in einem besonderen Zusammenhang mit der Entwicklung von Internetabhängigkeit. Dies konnte bereits in frühen klinischen Untersuchungen der Pionierin auf dem Gebiet der Online-Sucht, Kimberly Young (Young und Rodgers 1998), sowie von Orzack und Orzack (1999) nachgewiesen werden. In jüngeren Studien (Kim et al. 2003 sowie Ha et al. 2007) zeigte sich der Zusammenhang zwischen Depression und Internetabhängigkeit auch bei Heranwachsenden, wobei es hier in der Regel um abhängige Onlinespieler ging. Zudem konnte Caplan (2003) nachweisen, dass die Faktoren Depressivität und Einsamkeit signifikante Prädiktoren für die Präferenz von Online-Sozialkontakten darstellen. Niedergeschlagene und zurückgezogen lebende Menschen suchen also im Internet eher nach Kontakt, was die Gefahr einer Abhängigkeitsentwicklung in Bezug auf die virtuelle Welt und einer weiteren sozialen Verarmung in Bezug auf die konkret-reale Welt zur Folge haben kann. So kann sich eine depressive Entwicklung im Rahmen einer Regression ins Cyberspace vollziehen und verstärken. In einer eigenen Studie (te Wildt et al. 2010) zeigte sich, dass depressive Störungen in knapp 80 % der Fälle von Internetabhängigkeit die größte Rolle spielten. Der typische Repräsentant der untersuchten Studienpatienten ist der junge Mann, der trotz guter schulischer Voraussetzungen auf dem Weg in ein erfülltes, unabhängiges Erwachsenenleben beruflich oder auch privat scheitert und sich narzisstisch gekränkt ins Internet zurückzieht, um dort in Online-Rollenspielen und First-Person-Shootern den Helden zu spielen, der er in der konkret-realen Welt nicht zu sein vermag. Darin zeigt sich, dass eine Medienabhängigkeit hier der Depression durchaus vorgängig sein und nicht ausschließlich als ihr Symptom verstanden werden kann. Die sich daraus möglicherweise entwickelnde depressive Symptomatik ist hier also nicht nur als Krankheitszeichen, sondern auch als gescheiterter neurotischer Konfliktlösungsversuch zu verstehen. Die Regression aus einer als kränkend erlebten konkret-realen Welt als Ergebnis der Progression in eine spielerisch anmutende virtuelle Welt wird auf diese Weise auch als depressives Phänomen verständlich, wobei nicht wenige und eventuell immer mehr Betroffene nicht in die virtuellen Spielwelten *zurückgehen*, sondern vielmehr in ihnen *zurückbleiben*, weil sie sich den Anforderungen, die das Erwachsenenleben an sie stellt, nicht gewachsen fühlen und vor ihnen gekränkt und unsicher zurückschrecken (te Wildt 2011b). Angesichts der generell steigenden Zahl an Depressiven (Kessler et al. 2005) und der ständig wachsenden Größe des Internets und seiner Nutzungszeiten ist allerdings zu befürchten, dass auch der Anteil an Internetabhängigen unter den Depressiven steigen wird.

In diesem Zusammenhang müssen auch aggressive Störungen eine Erwähnung finden. Spitzer (2012) weist in Bezug auf die exzessive Mediennutzung auf die besondere Vulnerabilität des neuroplastisch noch leicht formbaren Gehirns von Kindern und Jugendlichen hin. Ist auf diese Weise erst einmal eine für (mediale) Gewalt desensibilisierte und damit prädisponierende neuropsychologische Repräsentanz entstanden, in der sich eine erhöhte Gewaltbereitschaft im Sinne eines probaten Mittels abbildet, wird es schwer sein, diesen Lernvorgang umzukehren. Eine Desensibilisierung fördernd ist insofern wahrscheinlich nicht so sehr die isolierte Erfahrung, als vielmehr die Häufung des Konsums von Gewaltdarstellungen (Yukawa 1998). Dies gilt vermutlich im besonderen Maße für die exzessive Nutzung von Computerspielen mit gewalttätigen Inhalten. In einigen Studien und Metaanalysen konnte durchaus ein Zusammenhang zwischen dem Konsum solcher Computerspiele und erhöhter Aggressivität nachgewiesen werden (z. B. Anderson et al. 2007), wobei dies vor allem für männliche Jugendliche zu gelten scheint. So überzeugend die Ergebnisse vieler Studien sind, so sehr sind die Interpretationen im Hinblick auf kausale Zusammenhänge allerdings noch heftig umstritten. Hier ist zumindest festzuhalten, dass vor allem eine Medienabhängigkeit hinsichtlich Gewalt beinhaltender Computerspiele als bedenkenswert, um nicht zu sagen, bedenklich, anzusehen ist. Dies spielt gerade auch im Hinblick auf eine etwaige Entzugssymptomatik eine Rolle (Rehbein und Borchers 2009), welche eben nicht nur mit depressiver Verstimmung, sondern auch mit aggressiver Impulsivität einhergehen kann. Wenngleich Depressivität und Aggressivität auch in diesem Zusammenhang durchaus als zwei Kehrseiten einer Medaille verstanden werden können, müssen die Fragen nach den Auswirkungen medialer Gewalt und die nach denen der Medienabhängigkeit getrennt voneinander diskutiert werden (te Wildt und Emrich 2007). In diesem Sinne zeigen sich Medienabhängige vor allem auch als depressiv.

6.3.2 Soziophobie und andere Angststörungen

Angststörungen treten bei Medienabhängigkeit ebenfalls häufig, vermutlich aber etwas seltener als andere komorbide Störungen auf. In einer eigenen Untersuchung an 25 erwachsenen Internetabhängigen, von denen mehr als zwei Drittel von Online-Spielen abhängig waren, erfüllten sechs Betroffene (24 %) die Kriterien für eine Angststörung (te Wildt 2010). Die bereits erwähnten Studien von Shapira et al. (2000) und Kratzer (2006) zeugen von höheren Prozentsätzen. Es könnte sein, dass die primär an einer Angststörung leidenden Internetabhängigen in einigen Untersuchungen deshalb nicht in repräsentativem Maß vertreten sind, weil sie sich wegen der Angstsymptomatik nicht aus dem Haus trauen, um einen Psychiater oder Psychotherapeuten aufzusuchen. Um dieser Frage nachzugehen, wäre es sinnvoll, psychometrische Studien im Internet selbst durchzuführen, wobei auch klinische Anamnesen mit Hilfe von Webcams denkbar sind. Für

Letzteres müssten aber noch entsprechende medizinrechtliche Bedingungen geschaffen werden. Ein solches Vorgehen birgt auch ethische Probleme, da die Gefahr bestehen könnte, dass die Medienabhängigkeit mit einer internetbasierten Diagnostik und Therapie noch weiter unterhalten werden könnte. Das Ziel eines solchen Vorgehens kann insofern nur sein, die Betroffenen im Cyberspace quasi abzuholen, um sie in einem zweiten Schritt in ein konkret-reales Behandlungssetting überzuleiten. Dies gilt gerade auch für Menschen mit soziophoben Störungen (Caplan 2007), die im Sinne einer Selbstunsicherheit nicht selten mit einer depressiven Symptomatik assoziiert sind. Soziophobe scheinen besonders häufig von Internetabhängigkeit betroffen zu sein, weil sie im Netz mit anderen Menschen interagieren können, ohne zu fürchten, die Kontrolle über sich selbst und die Situation zu verlieren (Campell et al. 2006). Dies wird von einigen Medienwissenschaftlern umgekehrt gerade auch als Trainingsmöglichkeit für ängstliche Menschen gesehen, um zu lernen, ihre (sozio-)phobischen Ängste zunächst in der virtuellen Simulation zu überwinden. Dass dies funktionieren kann, zeigt sich in virtuellen Therapieansätzen für Menschen mit Phobien, welche sich in einigen Studien als hilfreich erwiesen haben (z. B. Kuntze et al. 2003). Der entscheidende Schritt ist allerdings auch hier der Transfer der Desensibilisierung von der virtuellen in eine konkret-reale Umgebung.

6.3.3 Dissoziative Störungen und Psychosen

Mediale Parallelwelten wie das Internet scheinen für Menschen mit komplexen dissoziativen Störungen und anderen Traumafolgeerkrankungen einen besonderen Reiz auszuüben. Das Vorkommen von dissoziativen Störungen im Zusammenhang mit Medienwirkungen lässt sich zum jetzigen Zeitpunkt lediglich kasuistisch erfassen und im Hinblick auf zukünftige Entwicklungen hypothetisch aufzeigen.

Das Internet bietet in seinen interaktiven Foren, Chats und Spielen vor allem auch die Möglichkeit, anonym aufzutreten und verschiedene Rollen anzunehmen. Dies geht so weit, dass Menschen über ausgedehnte Zeiträume hinweg – für mehrere Stunden am Tag und in verschiedenen Rollen – virtuelle Beziehungen, Unternehmen, Staaten und Kriege führen. Viele Menschen empfinden es offensichtlich als attraktiv, als ein(e) gegenüber dem realen Selbst Verschiedener oder Verschiedene aufzutreten und zu handeln (te Wildt und Schlimme 2006a). Dabei geht es nicht nur um Aspekte wie tabuisierte Sexualität und Gewalt, sondern beispielsweise auch um das Ausleben narzisstischer oder romantischer Phantasien in einer virtuellen Umgebung. So übernehmen Persönlichkeitsanteile im virtuellen Raum zeitweilig die Oberhand und entwickeln quasi ein Eigenleben (Köhler und Frindte 2003). Eine arbeitslose junge Patientin beispielsweise leitete in einem Internetrollenspiel innerhalb verschiedener Rollen ein merkantiles Unternehmen im holländischen Mittelalter, war aber nicht in der Lage, sich eine selbständige reale Existenz aufzubauen, weil sie sich schließlich auch in der Realität so sehr mit den gespielten Charakteren identifizierte, dass die DSM-IV-Kriterien für eine dissoziative Identitätsstörung erfüllt waren (te Wildt et al. 2006b). Es liegt auf der Hand, dass Menschen, die einen Großteil der Tageszeit innerhalb einer oder mehrerer virtueller Identitäten agieren, die attraktiver und sicherer sind als die eigene *reale* Identität, in einen Identitätskonflikt geraten können (Ermann 2003). Einerseits kann es seitens der virtuellen Identitäten zu einer Diffusion gegenüber dem kommen, was man als Kernidentität bezeichnen könnte; dies kann im Extremfall eine dissoziative Identitätsstörung zur Folge haben, wobei es jedoch vermutlich einer besonderen Prädisposition gegenüber der Suggestibilität des Cyberspace bedarf. Andererseits können sich aus der großen Differenz virtuellern und realern Identitäten affektive Störungen ergeben, insbesondere dann, wenn nämlich die Rückkehr in die Realität – z B. aus einem »Dasein« als Held(in) oder als attraktive(r) Liebhaber(in) – immer wieder als kränkend, enttäuschend oder beängstigend erlebt wird.

Spekulativ müssen die Aussagen über quasi akute dissoziative Störungen bleiben, die nach Heim (1998) als Alternate World Syndrome (AWS) zusammengefasst werden. Hierunter werden Störungen an der Schnittstelle zwischen Cyberspace und Realität verstanden, wobei hier Virtual-Reality-Erfahrungen im engeren Sinne gemeint sind. Der sog. »AWS-lag« meint ein vorübergehendes und als dissoziativ zu bezeichnendes Übergangsphänomen mit einer Störung der Orientierung und anderer Bewusstseinsfunktionen, die beim Übergang von einer realen in eine virtuelle Umgebung (und umgekehrt) auftritt. Heim (1998) definiert das AWS als einen Aufmerksamkeitskonflikt zwischen dem virtuellen und biologischen Körper. Je größer die Diskrepanz zwischen der jeweiligen realen und virtuellen Welt ist, desto ausgeprägter werden beim AWS angstbehaftetes Derealisations- und Depersonalisationserleben sein, auch wenn hierbei Übungseffekte zu einer Gewöhnung führen können.

Es ist auch nicht auszuschließen, dass einzelne, besonders angstauslösende virtuelle Erfahrungen gewalttätigen oder psychedelischen Inhalts auch zu dramatischen psychophysiologischen Irritationen im Sinne des Vulnerabilitäts-Stress-Modells führen kann, insbesondere zu Panikattacken (Moore und Wiederhold 2002), eventuell aber auch zu Psychosen (Mukaetova-Ladinska 1999). Psychosen, insbesondere solche aus dem schizophrenen Formenkreis, werden bisher allerdings auffallend selten im Zusammenhang mit der pathologischen Nutzung elektronischer Medien genannt. Dies mag daran liegen, dass inhaltliche Denkstörungen und Wahrnehmungsstörungen bei erhaltenen Bewusstseinsfunktionen auch als intrapsychische mediale Phänomene interpretiert werden können, die sich mit äußeren medialen Erfahrungen nicht vertragen, welche deshalb gemieden werden. Dies mag sich in Analogie zu der Beobachtung erklären, dass sich Menschen in akuten Psychosen auch kaum an Träume erinnern können. Ein Zeichen dafür, dass Menschen mit Psychosen das Internet und seine Derivate eher meiden, könnte die Beobachtung bergen, dass gerade die neuesten elektronischen Medien mittlerweile häufig in ein paranoides Wahnerleben einbezogen werden, z. B. im Sinne von Verschwörungstheorien oder einer paranoiden Angst, vom Internet kontrolliert zu werden (Catalano et al. 1999; Gabbard 2001). Bisher gibt es allerdings keine wissenschaftlichen Erkenntnisse darüber, ob Menschen mit Psychosen Medien im Allgemeinen und den Cyberspace im Besonderen nun tatsächlich eher meiden.

6.3.4 Stoffgebundene und nichtstoffgebundene Abhängigkeitserkrankungen

Dass Medienabhängigkeit mit einem erhöhten »novelty seeking« und einer erhöhten Impulsivität zusammenhängt, welche auch bei Substanzabhängigkeit zu finden ist, darf als erwiesen gelten (Ko et al. 2006). In der Forschungsliteratur finden sich jedoch kaum konkrete Hinweise darauf, dass Internet- und Computerspielabhängigkeit häufiger als in der Allgemeinbevölkerung mit stoffgebundenen Abhängigkeitserkrankungen einhergeht, abgesehen von der eingangs erwähnten frühen amerikanischen Studie von Black et al. (1999), im Rahmen derer 38 % der Internetabhängigen zusätzlich auch eine Suchterkrankung im engeren Sinne aufwiesen, und einer neueren Untersuchung von Yen et al. (2009), die einen erhöhten Alkoholmissbrauch bei medienabhängigen taiwanesischen College-Studenten eruierte. In den beiden deutschen Komorbiditätsstudien von Kratzer (2006) und te Wildt et al. (2010) fanden sich keine überdurchschnittlichen Prävalenzraten dieser Art. Umgekehrt fand sich in einer Untersuchung bei Alkoholabhängigen kein Hinweis für eine erhöhte Prävalenz von Medienabhängigkeit (te Wildt 2012). Ob es Zusammenhänge dieser Art gibt, kann aber bis auf weiteres nicht sicher ausgeschlossen werden. Insbesondere wäre in Klinik und Forschung darauf zu achten, ob es eventuell nach einer Entzugs- und Entwöhnungsbehandlung von Medienabhängigen zu Symptom- bzw. Suchtverschiebungen kommt.

Die immer wieder auftauchende Frage nach der Eigenständigkeit des Störungsbildes Medienabhängigkeit entwickelt eine weitere Schwierigkeit, wenn man bedenkt, dass sich auch andere nichtstoffgebundene Abhängigkeiten beziehungsweise Impulskontrollstörungen auf eine virtuelle Ebene verlagern. So manifestiert sich beispielsweise das pathologische Glücksspiel schon seit über einer Dekade zunehmend in Cyber-Kasinos, Internet-Börsen und -Auktionshäusern (Korn 2000). Ähnliches gilt für die neueren Repräsentanten der sog. Verhaltenssüchte im Sinne von pathologischem Cybershopping und Cybersex. Ein Gedankenspiel stellt die Frage nach der Natur der stoffungebundenen Abhängigkeit neu beziehungsweise führt sie ad absurdum: Wie würde man die Störung eines jungen Mannes bezeichnen, der bis zur Selbstschädigung in Bezug auf sein Körpergewicht, Knochen und Gelenke exzessiv Wettkämpfe läuft, dies aber nicht in der konkret-realen Welt, sondern auf einem Laufband und in von Computer und Bildschirm virtuell generierten Umgebungen, in denen per Internet andere Läufer zugeschaltet sind? Hat dieser Mann eine Magersucht, eine Sportsucht, eine Mediensucht, alle drei oder eigentlich eine ganz andere psychische Störung? – Diese Fragen werden bei der Neuformulierung der Klassifikationssysteme für psychische Erkrankungen noch zu erörtern sein. Allerdings scheint schon jetzt festzustehen, dass die bisher einzige anerkannte nichtstoffgebundene Abhängigkeitserkrankung, das pathologische Glücksspiel, mit den stoffgebundenen Suchterkrankungen im DSM-5 in einem gemeinsamen Kapitel für Abhängigkeitserkrankungen geführt werden (Miller und Holden 2010). Es darf als kleine Sensation gewertet werden, dass in dessen Anhang die Internetabhängigkeit bereits als nächster Kandidat für die Aufnahme in den DSM zur Diskussion stehen soll.

6.3.5 ADHS und Asperger-Syndrom

Eine weitere psychische Störung, die mit einer generell erhöhten Impulsivität einhergeht, welche sich häufig in Missbrauch und Abhängigkeit von Substanzen und Verhaltensweisen niederschlägt, ist das Aufmerksamkeitsdefizit-Hyperaktivitätssyndrom (ADHS). ADHS beginnt per Definition im Kindesalter und kann – mehr bzgl. des Aufmerksamkeitsdefizits als der Hyperaktivität – bis ins Erwachsenenalter persistieren. Unbehandelt geht diese Erkrankung nicht selten mit stoffgebundener und stoffungebundener Abhängigkeit einher (Ohlmeier et al. 2007), insbesondere mit der von Alkohol und Glücksspiel (Welte et al. 2002; Specker et al. 1995). Während exzessiver Fernsehkonsum kein Prädiktor für das Entstehen von ADHS im Kindesalter zu sein scheint (Alcevedo-Polakovich und Pugzles Lorch 2006; Stevens und Mulsow 2006), existieren jedoch einige Studien, die bei Kindern und Jugendlichen für einen Zusammenhang zwischen ADHS und Computerspielabhängigkeit (Chan und Rabinowitz 2006) bzw. Internetabhängigkeit sprechen (Ha et al. 2006). Bereits Grüsser et al. (2005) konnten nachweisen, dass exzessive Computerspielnutzung bei Kindern mit Konzentrationsstörungen korreliert. Man könnte vermuten, dass die Entdeckung einer Erkrankung mit Aufmerksamkeitsdefizit und Hyperaktivitätsstörung nicht zufällig in eine Zeit fällt, in der die Aufmerksamkeit mehr denn je durch das Mediale in immer schnelleren Schnitten und Mausklicks gelockt und beansprucht wird, und in der die Mediennutzer durch Omnipräsenz von Bildschirmmedien immer mehr zu einer zumindest körperlichen Inaktivität verurteilt sind. Diese Entwicklung betrifft vor allem Kinder und Jugendliche, in zunehmendem Maße aber auch Erwachsene. Wenngleich es eine Vielzahl von Untersuchungen zum Thema ADHS gibt, scheint es noch keinen eindeutigen allgemeingültigen Konsens zur Frage nach der Genese und Therapie dieser Erkrankung zu geben. Einig ist man sich darin, dass sowohl genetisch-neurobiologische als auch psychosoziale Faktoren bei der Entstehung eine Rolle spielen (Rafalovich 2001). Für die Vermutung, dass eine exzessive Mediennutzung in der Kindheit im Zuge der Entwicklung eines ADHS eine komorbide oder gar kausale Rolle spielt, gibt es jedoch bis dato noch keine überzeugenden wissenschaftlichen Beweise. In einer eigenen Studie hat sich allerdings gezeigt, dass das Aufmerksamkeitsdefizit-Hyperaktivitätssyndrom vergleichsweise häufig mit einer pathologischen Internetnutzung assoziiert zu sein scheint (te Wildt 2010). Knapp ein Viertel der untersuchten erwachsenen ADHS-Patienten erfüllten die Kriterien für Internetabhängigkeit, und bei 28 % der untersuchten Internetabhängigen ergab sich psychometrisch der Verdacht auf ein adultes ADHS. Der umstrittene Zusammenhang zwischen ADHS und pathologischer Mediennutzung, der sich in einigen jüngeren Studienergebnissen immer deutlicher abbildet (Yen et al. 2007; Ko et al. 2008; Tahiroglu et al. 2010), sollte intensiv weiter erforscht werden, nicht nur um geeignete Therapiemaßnahmen zu entwickeln, sondern vor allem auch, um in Beratung, Pädagogik und Prävention Impulse zu setzen, da die rasant ansteigende Besetzung von Kinder- und Jugendzimmern mit Bildschirmmedien eine Zunahme beider Störungsbilder erwarten lassen könnte. Im Hinblick auf klinische Fragestellungen kann allerdings schon jetzt empfohlen werden, Kinder und Jugendliche, die primär mit ADHS oder einer Computerspielabhängigkeit diagnostiziert werden, routinemäßig auch auf das jeweils andere Störungsbild hin zu untersuchen.

Erwähnung finden sollte in diesem Zusammenhang auch der fragliche Zusammenhang zwischen dem Asperger-Syndrom, dem sogenannten hochfunktionalen Autismus, der nicht selten auch mit ADHS in einen Zusammenhang gebracht wird, und der Medienabhängigkeit. Wenngleich sich momentan noch keine wissenschaftlichen medizinischen Publikationen zu dieser Frage finden lassen, so geben die klinische Erfahrung und die Berichte im Internet selbst Anlass, hier einen Bezug herzustellen. Abgesehen davon, dass man beim Sozialverhalten von Medienabhängigen phänomenologisch auch von einem »Pseudoautismus« spricht, dürfte es bei *echten* Asperger-Autisten eher so sein, dass das Internet ihrer Bedürfnislage quasi entgegenkommt: Im Internet können die Nähe-Distanz-Regulation kontrollierter erfolgen und spezifische Interessen eingehender verfolgt werden als sonst wo. Eine im Rahmen eines Asperger-Syndroms auftretende Medienabhängigkeit ist aus dieser Perspektive aller Wahrscheinlichkeit nach als ein symptomatischer Ausdruck der primären Grundstörung zu sehen.

6.3.6 Persönlichkeitsstörungen

Persönlichkeitsstörungen, die nicht selten zusätzlich zu einer Achse-I-Störung zu eruieren sind, scheinen ebenfalls häufig im Hintergrund einer Internetabhängigkeit zu diagnostizieren zu sein (Black et al. 1999). Die Studienlage ist hier allerdings insgesamt bisher wesentlich schlechter als im Hinblick auf akute komorbide psychische Erkrankungen. Die klinischen Erfahrungen und Studien im Rahmen der Behandlung von Internetabhängigen in der Medizinischen Hochschule Hannover, sowohl im stationären als auch im ambulanten Bereich, sprechen dafür, dass sog. frühe Bindungsstörungen, insbesondere damit einhergehende Persönlichkeitsstörungen aus dem dramatischen oder ängstlichen Cluster (B und C), eine besondere Rolle spielen könnten (te Wildt 2010). Unabhängig von Persönlichkeitsstörungen und akzentuierten Persönlichkeitsstrukturen fällt auch klinisch auf, wie gravierend die Beziehungsstörungen der untersuchten Internetabhängigen sind (te Widlt et al. 2011b). Dies zeigt sich auch darin, dass eine Reduzierung des Internetkonsums beziehungsweise eine abrupte selbstverordnete Abstinenz ohne therapeutische Begleitung, welche nur mit Vorsicht zu empfehlen ist, zu gefährlichen Komplikationen mit eigen- und fremdgefährdenden Impulsen führen kann. Um diese Zusammenhänge besser darstellen zu können, bedarf es dringend Untersuchungen an größeren Populationen, da gerade auch die Berücksichtigung charakteristischer komorbider Persönlichkeitsstörungen und -merkmale für die Entwicklung geeigneter Therapien für Medienabhängige von Bedeutung sind.

6.4 Therapie

Die Berücksichtigung von Begleiterkrankungen spielt bei der Behandlung von Menschen mit Verhaltenssüchten eine mindestens ebenso große Rolle wie bei den stoffgebundenen Abhängigkeitserkrankungen. Dies gilt in besonderem Maße auch für die Therapie der Medienabhängigkeit, weil die Komorbidität besonders hoch ist und zu ihr zumeist in einem biddirektionalen Zusammenhang steht.

6.4.1 Allgemeines

Die bisherigen Psychotherapieansätze lassen sich grob den großen Psychotherapierichtungen zuordnen. Die auf der Lerntheorie basierende Verhaltenstherapie, die Internetabhängigkeit als Suchterkrankung einstuft, empfiehlt die verhaltenstherapeutischen Verfahren, die sich in der Behandlung von Menschen mit stoffgebundenen Abhängigkeiten bewährt haben. Und die sich auf psychoanalytische Erkenntnisse beziehenden psychodynamischen Therapieverfahren, die eher dazu neigen, stoffungebundene Abhängigkeitsphänomene als Symptome bekannter psychischer Störungen zu verstehen, empfehlen die psychotherapeutische Behandlung ebendieser. Wenn die vorgängigen beziehungsweise komorbiden psychischen Störungen mit einem entsprechend hohen Leidensdruck einhergehen, können zusätzlich auch somatische Therapieansätze, insbesondere die Gabe von Psychopharmaka, angezeigt sein. Im Folgenden werden die bisherigen Vorschläge für die Behandlung von Internet- und Computerspielabhängigkeit kurz vorgestellt.

6.4.2 Psychosoziale Therapie

Bislang gibt es kaum valide Psychotherapiestudien. Lediglich eine verhaltenstherapeutische Therapiestudie hat bislang die Kriterien eines randomisierten Kontrollgruppendesigns erfüllt und hinreichende Ergebnisse geliefert (Du et al. 2010). Kognitiv-behaviorale Therapieansätze, die sich an der Behandlung von stoffgebundenen Abhängigkeiten orientieren, sind die in der Literatur mit Abstand am häufigsten empfohlenen Therapieverfahren zur Behandlung von Internetabhängigkeit. Der kognitive Therapieanteil setzt dabei auf die Analyse und Veränderung pathologischer Denkprozesse im Hinblick auf die Erkennung positiver Verstärker (virtuelle Belohnungen) und negativer Verstärker (reale Kränkungen). Der verhaltenstherapeutische Teil zielt mehr auf die konkrete Veränderung von Verhaltensweisen ab, wobei es vor allem darum geht, das pathologische Mediennutzungsverhalten durch positive Erlebnis- und Verhaltensweisen in der konkretrealen Umwelt zu ersetzen; nicht nur für die zunächst führenden Forscher aus dem angloamerikanischen Bereich, sondern auch für deutsche Forscher, insbesondere der Arbeitsgruppe um Klaus Wölfling, die das erste deutschsprachige störungsspezifische Therapieamanual entwickelt hat (Wölfling et al. 2012), dessen gruppentherapeutischer Kern in 15 Sitzungen mit 8 Einzelsitzungen kombiniert und in der Regel ambulant durchgeführt wird.

Psychodynamische Ansätze bemühen sich vor allem um ein Verständnis, was an der konkret-realen Welt so kränkend bzw. krankmachend ist und was in der virtuellen Welt als so positiv empfunden und gesucht wird (te Wildt 2011b). Diese Fragen spielen bereits für die Diagnostik einer etwaigen tieferliegenden Störung eine Rolle. Psychodynamisch-interaktionelle Ansätze, die gerade auch Bedeutungszusammenhänge mit komorbiden Störungen berücksichtigen, werden vor allem in der Behandlung von heranwachsenden Medienabhängigen angewandt (Möller 2011). Im Sinne familientherapeutischer Interventionen kommen zusätzlich systemische Interventionen gewinnbringend zum Einsatz (Eidenbenz et al. 2008). Psychodynamische Ansätze spielen aber auch im stationären Rahmen und in der langfristig angelegten Behandlung von erwachsenen Betroffenen eine Rolle (Schuhler und Vogelgesang 2011). Mit der Aufdeckung der dahinter liegenden Psychodynamik, die den depressiven und soziophoben Rückzug aus der realen in die virtuelle Welt beschreibt, ergibt sich die Möglichkeit, sich von dieser zu distanzieren. Dabei ist auch die Beziehungserfahrung mit dem Psychotherapeuten wichtig, nicht zuletzt weil diese im konkret-realen Raum und in Echtzeit geschieht. Im Rahmen dieser unmittelbaren Beziehung können neue Erfahrungen und Affekte erschlossen und erlebbar gemacht werden, was sich auch auf das Lebensumfeld der Klienten übertragen lässt. In allen psychotherapeutischen Verfahren geht es schließlich darum, alternative Handlungsspielräume und -erfahrungen zu ermöglichen, dies ganz besonders mit dem eigenen Körper und in unmittelbaren sozialen Kontakten.

Welche psychotherapeutischen Verfahren sich langfristig bei der Behandlung von Internetabhängigkeit als hilfreich erweisen werden, kann sich erst herausstellen, wenn das Störungsbild selbst in seinen Grundzügen besser erforscht ist; vermutlich werden beide Hauptverfahren bei verschiedenen Patienten und in unterschiedlichen Krankheitsphasen einen Nutzen bringen. Daneben profitieren die Medienabhängigen in Phasen des Entzugs und der Neuorientierung von sozialmedizinischen Hilfestellungen, insbesondere wenn es um die Wiederaufnahme einer Ausbildung, der Überwindung von Arbeitslosigkeit und des Abbaus von Schulden geht.

6.4.3 Medikamentöse Therapie

Neurobiologische Therapieansätze können sich wie bereits angedeutet in einer auch psychopharmakologischen Behandlung einer hintergründigen beziehungsweise komorbiden psychischen Störung begründen. Da man es hier hauptsächlich mit Depressionen und Angstsyndromen zu tun hat, werden hier – neben beruhigenden und stimmungsstabilisierenden Präparaten in Akutphasen – langfristig Antidepressiva eine besondere Rolle spielen. Allerdings gibt es auch Hinweise dafür, dass Antidepressiva auch unabhängig vom Auftreten eines depressiven Syndroms im engeren Sinne bei der Behandlung von Abhängigkeitserkrankten generell positive Effekte erzielen (Hollander et al. 1998). Im Falle der Medienabhängigkeit gibt es erste Erfahrungen mit Citalopram und Bupropion. Tritt ADHS als Begleiterkrankung auf, kann Methylphenidat auch die Abhängigkeitssymptome lindern und eventuell einer Suchtverschiebung vorbeugen. Substanzen, die explizit das Craving bei Abhängigkeitserkrankungen vermindern sollen, wurden auch schon mit einem gewissen Erfolg zur Abstinenzerhaltung bei pathologischen Glücksspielern eingesetzt. Obwohl Opiatantagonisten wie Naltrexon bei Medienabhängigen erprobt wurden, werden sie vermutlich keinen Platz in der regulären Behandlung von Internetabhängigkeit finden, zumal eine absolute Abstinenz vom Internet und seinen Derivaten in aller Regel nicht das Therapieziel ist. Zu den somatischen Therapieverfahren, denen eine aussichtsreiche Zukunftsperspektive zugesprochen werden kann, zählt schließlich auch die Sporttherapie, dies gerade auch im Hinblick auf die häufigste Komorbidität von Medienabhängigkeit, der Depression.

6.5 Fazit für die Praxis

Angesichts der hohen Komorbiditätsraten von Internetabhängigkeit und affektiven Störungen, ist insbesondere bei der Diagnostik und Behandlung von jungen Menschen mit Depressionen und Angststörungen aber auch mit ADHS grundsätzlich auch die Durchführung einer Mediennutzungsanamnese zu empfehlen, damit eine Abhängigkeit von Internet- und Computerspielen frühzeitig erkannt werden kann. Die kausalen Zusammenhänge zwischen Medienabhängigkeit und Komorbidität gestalten sich in der Regel bidirektional. Wenn die komorbiden Erkrankungen im Vordergrund stehen oder besonders ausgeprägt sind, kann bei den entsprechenden Erkrankungen die Gabe von Antidepressiva vom SSRI-Typ zu empfehlen ein. Um eine integrative Behandlung der Störungsbilder zu ermöglichen, können intensivierte stationäre oder langfristig angelegte psychodynamische Verfahren hilfreich sein. Der Kern der eigentlichen Entzugs- und Entwöhnungsbehandlung ist mittelfristig allerdings als störungsspezifische ambulante Gruppentherapie anzulegen, die auch der sozialmedizinischen Situation vor Ort Rechnung trägt. In Zukunft könnten gerade tagesklinische Angebote eine gute Möglichkeit bieten, den komplexen psychotherapeutischen und soziotherapeutischen Anforderungen an die Behandlung und die unmittelbare Umsetzbarkeit der Therapieziele gerecht zu werden.

Literatur

Anderson CA, Gentile DA, Buckley KE (2007) Violent Video Game Effects on Children and Adolescents. New York: Oxford.

Black DW, Belsare G, Schlosser S (1999) Clinical features, psychiatric comorbidity, and health-related quality of life in persons reporting compulsive computer use behavior. J Clin Psychiatry 60:839–844.
Campell AJ, Cumming SR, Hughes I (2006) Internet use by the socially fearful: Addiction or therapy? Cyberpsychology and Behavior; 9:69–81.
Caplan SE (2003) Preference for online social interaction: A theory of problematic Internet Use and Psychosocial Well-Being. Communication Research 30:625–648.
Caplan SE (2007) Relations Among Loneliness, Social Anxiety, and Problematic Internet Use. CyberPsychology & Behavior: 10:234–242.
Catalano G, Gatalano M, Embi C, Frankel R (1999) Delusions about the Internet. South Medicine 92:609–610.
Cleary AG, McKendrick H, Sills JA (2002) Hand-arm vibration syndrome may be associated with prolonged use of vibrating computer games. British Medical Journal 324:301.
Du YS, Jiang W, Vance A (2010) Longer term effect of randomized, controlled group cognitive behavioural therapy for Internet addiction in adolescent students in Shanghai. Aust N Z J Psychiatry 44:129-134.
Eidenbenz F, Garke G, Grüsser-Sinopoli, Kiepe K (2008) Mediensucht. Lüdenscheidt: Blaukreutz-Verlag.
Ermann M (2003) Über mediale Identifizierung. Forum Psychoanalyse; 19:181–192.
Gabbard G (2001) Cyberpassion. Erotic transference on the Internet. Psychoanalytic Quaterly 70:719–739.
Greenfield DN (2000) Psychological characteristics of compulsive Internet use: a preliminary analysis. CyberPsychology & Behavior 5:403–412.
Grüsser SM, Thalemann R, Albrecht U (2005) Exzessive Computernutzung im Kindesalter – Ergebnisse einer psychometrischen Erhebung. Wiener Klinische Wochenschrift 117:188-195.
Ha JH, Kim SY, Bae SC, Kim H, Sim M, Lyoo IK, Cho SC (2007) Depression and Internet addiction in adolescents. Psychopathology: 40:424–430.
Ha JH, Yoo HJ, Cho IH, Chin B, Shin D, Kim JH (2006) Psychiatric comorbidty assessed in Korean children and adolescents who screen posititve for Internet addiction. Journal of Clinical Psychiatry 67:821–826.
Heim M (1998) Virtual Realism. New York: Oxford University Press.
Kerr CM, Tappin DM (2002) Do poor nutrition and display screens affect visual acuity in children? British Journal of Community Nursing 7:80–89.
Kessler RC, Chiu WT, Demler O, Walters EE (2005) Prevalence, severity, and comorbidity of twelve-month DSM-IV disorders in the National Comorbidity Survey Replication (NCS-R). Archives of General Psychiatry 62:617–627.
Kim K, Ryu E, Chon M, Yeun E, Choi S, Seo J, Nam B (2003) Internet addiction in Korean adolescents and its relation to depression and suicidal ideation: A questionnaire survey. International Journal of Nursing Stuides 43:185–192.
Ko GH, Yen JY, Yen CF, Lin HC, Yang MJ (2007) Factors Predictive for Incidence and Remission of Internet Addiction in Young Adolescents: A Prospective Study. CyberPsychology & Behavior 10:545–551.
Ko CH, Yen JY, Chen CS, Chen CC, Yen CF (2008) Psychiatric comorbidity of internet addiction in college students: an interview study. CNS Spectrums 13:147–153.
Korn DA (2000) Expansion of gambling in Canada: implications of health and social policy. Canadian Medical Association Journal 163:61–64.
Köhler T, Frindte W (2003) Internetnutzung und Multiple Personality Disorder. In: Ott R, Eichenberg C (Hrsg.). Klinische Psychologie und Internet (Bd. 6). Göttingen: Hogrefe.
Kratzer S (2006) Pathologische Internetnutzung. Eine Pilotstudie zum Störungsbild. Lengerich: Pabst.
Kuntze MF, Störmer R, Mager R, Müller-Spahn F, Bullinger A (2003) Die Behandlung der Höhenangst in einer virtuellen Umgebung. Nervenarzt 7:428–435.
Macgregor DM (2000) Nintendonitis? A case report of repetitve strain injury in a child as a result of playing computer games. Scottish Medical Journal 45:150.

Miller G, Holden C (2010) Proposed Revisions to Psychiatry's Canon Unveiled. Science 327:770–771.
Möller C (Hrsg.) (2011) Internet- und Computersucht – Ein Praxishandbuch für Therapeuten, Pädagogen und Eltern. Stuttgarg: Kohlhammer.
Mößle T, Kleimann M, Rehbein F (2007) Bildschirmmedien im Alltag von Kindern und Jugendlichen. Problematische Mediennutzungsmuster und ihr Zusammenhang mit Schulleistungen und Aggressivität. Baden-Baden: Nomos.
Moore KMS, Wiederhold BK (2002) Panic and Agoraphobia in a Virtual World. CyberPsychology & Behavior 5:197–203.
Mukaetova-Ladinska EB, Lawton C (1999) The bridge player – A brief acute psychotic episode in an elderly man due to playing computer games. International Journal of Geriatric Psychiatry 14:1075–1076.
Orzack M, Orzack D (1999) Treatment of computer addicts with complex co-morbid psychiatric disorders. CyberPsychology & Behavior 2:465–473.
Rehbein R, Borchers M (2009) Süchtig nach virtuellen Welten? Exzessives Computerspielen und Computerspielabhängigkeit in der Jugend. Kinderärztliche Praxis 1:42–49.
Schuhler P, Vogelgesang (2011) Abschalten statt Abdriften: Wege aus dem krankhaften Gebrauch von Computer und Internet. Weinheim: Beltz.
Shaphira NA, Goldsmith TD, Keck PE, Khosla UM, McElroy SL (2000) Psychiatric features of individuals with problematic internet use. Journal of Affective Disorders 57:267–272.
Spitzer M (2005) Vorsicht Bildschirm. Stuttgart: Klett.
Spitzer M (2012) Digitale Demenz. München: Drömer.
Tahiroglu AY, Celk GG, Fettahoglu C, Yildirim V, Toros F, Avci A, Özatalay E, Uzel M (2010) Problematic internet use in the psychiatric sample compared community sample. Noropsikiyatri Arsivi 47:241–246.
te Wildt BT, Siebrasse P, Putzig I, Dilloa W, Wiese B, Szycik GR, Ohlmeier MD, Wedegärtner F (2012) Co-morbid psychopathology of patients with pathological Internet use and alcoholism – a comparative study. Addiction Research and Therapy S6:002.
te Wildt BT (2011a) Pro und Contra: Ist die pathologische Internetnutzung als eigenständige Erkrankung im Sinne einer stoffungebundenen Suchterkrankung zu diagnostizieren? Suchttherapie 12:80–82.
te Wildt BT, Putzig I, Vukicevic A, Wedegärtner F (2011b) Störungen von Selbsterleben und Beziehungsverhalten bei Menschen mit Internetabhängigkeit. Sucht 57:1–11.
te Wildt BT, Emrich HM (2007a) Die Verzweiflung hinter der Wut. Computerspiele und Amoklauf. Ärzteblatt 10:632–634.
te Wildt BT, Kowalewski E, Meibeyer F (2006a) Identität und Dissoziation im Cyberspace: Kasuistik einer dissoziativen Identitätsstörung im Zusammenhang mit einem Internet-Rollenspiel. Nervenarzt 77:81–84.
te Wildt BT, Putzig I, Drews M, Lampen-Imkamp S, Zedler M, Wiese B, Dillo W, Ohlmeier MD (2010) Pathological Internet use and psychiatric diorders: A cross-sectional study on psychiatric phenomenology and clinical relevance of Internet dependency. European Journal of Psychiatry 24:136–145
te Wildt BT, Schlimme JM (2006b) Identität und Interpersonalität im Cyberspace. Handlung, Kultur, Interpretation 2:376–398.
Thomasius R (1998) Persönlichkeitsstörungen bei Konsumenten illegaler Drogen. Komorbidität, Entwicklungspfade und Auswirkungen auf die Behandlung. Persönlichkeitsstörungen – Theorie und Therapie 3:142–150.
Wölfling K, Müller K (2010) Pathologisches Glücksspiel und Computerspielabhängigkeit. Wissenschaftlicher Kenntnisstand zu zwei Varianten substanzungebundener Abhängigkeitserkrankungen. Bundesgesundheitsblatt – Gesundheitsforschung – Gesundheitsschutz 53:306–312.
Yen JY, Ko CH, Yen CF, WU HY, Yang MJ (2007) The comorbid psychiatric symptoms of Internet addiction: attention deficit and hyperactivity disorder (ADHD), depression, social phobia, and hostility. Journal of Adolescent Health 41:93–98.

Yen JY, Ko CH, Yen CF, Chen CS, Chen CC (2009) The association between harmful alcohol use and Internet addiction among college students: Comparison of personality. Psychiatry and the Neurosciences 63:218–224.

Young KS, Rodgers RC (1998) The Relationship Between Depression and Internet Addiction. CyberPsychology & Behavior 1:25–28.

Yukawa S, Yoshida F (1998) The effects of media violence on affective, cognitive, and physiological reactions of viewers. Japanese Journal of Psychology 69:89–96.

Herausgeber- und Autorenverzeichnis

Herausgeber

Prof. Dr. med. Euphrosyne Gouzoulis-Mayfrank
LVR-Klinik Köln, Fachklinik für Psychiatrie und Psychotherapie
Akademisches Lehrkrankenhaus der Universität zu Köln
Wilhelm-Griesinger-Str. 23
51109 Köln

Priv.-Doz. Dr. med. Marc Walter
Universitäre Psychiatrische Kliniken Basel
Wilhelm Klein-Strasse 27
CH-4012 Basel

Autoren

Prof. Dr. med. Anil Batra
Universitätsklinik für Psychiatrie und Psychotherapie Tübingen
Calwer Str. 14
72076 Tübingen

Prof. Dr. med. Stefan Bleich
Klinik für Psychiatrie, Sozialpsychiatrie und Psychotherapie
Medizinische Hochschule Hannover
Carl-Neuberg-Str. 1
30625 Hannover

Prof. Dr. med. Stefan Borgwardt
Universitäre Psychiatrische Kliniken Basel
Wilhelm Klein-Strasse 27
CH-4012 Basel

Dr. med. Dipl.-Psych. Dipl.-Soz. Gerhard Dammann
Psychiatrische Klinik Münsterlingen
Postfach 154
CH-8596 Münsterlingen

Dr. phil. Kenneth Dürsteler-MacFarland
Universitäre Psychiatrische Kliniken, Zentrum für
Abhängigkeitserkrankungen
Wilhelm Klein-Strasse 27
CH-4012 Basel

Dipl.-Psych. Johanna Grundmann
Klinik für Psychiatrie und Psychotherapie, Universitätsklinikum
Hamburg-Eppendorf, Zentrum für Interdisziplinäre
Suchtforschung (ZIS)
Martinistr. 52
20246 Hamburg

Prof. Dr. med. Thomas Hillemacher
Klinik für Psychiatrie, Sozialpsychiatrie und Psychotherapie
Medizinische Hochschule Hannover
Carl-Neuberg-Str. 1
30625 Hannover

Dr. med. Maria Hofecker Fallahpour
Spalenring 160
CH-4055 Basel

Prof. Dr. phil., EMBA Franz Moggi
Universitäts- und Poliklinik für Psychiatrie Bern
Bolligenstrasse 111
CH-3000 Bern

Dr. phil. Sylvie Petitjean
Universitäre Psychiatrische Kliniken, Zentrum für
Abhängigkeitserkrankungen
Wilhelm Klein-Strasse 27
CH-4012 Basel

Priv.-Doz. Dr. med., MPH Ingo Schäfer
Klinik für Psychiatrie und Psychotherapie, Universitätsklinikum
Hamburg-Eppendorf, Zentrum für Interdisziplinäre
Suchtforschung (ZIS)
Martinistr. 52
20246 Hamburg

Prof. Dr. med. Michael Soyka
Privatklinik Meiringen
Postfach 612
CH-3860 Meiringen

Prof. Dr. Dipl. Psych. Christina Stadler
Universitäre Psychiatrische Kliniken, Kinder- und
Jugendpsychiatrische Klinik
Schaffhauserrheinweg 55
CH-4058 Basel

Prof. Dr. rer.nat. Rolf-Dieter Stieglitz
Universitäre Psychiatrische Kliniken Basel
Wilhelm Klein-Strasse 27
CH-4012 Basel

Priv.-Doz. Dr. med. Rudolf Stohler
Birsigstr. 11
CH-4118 Rodersdorf

Priv.-Doz. Dr. med. Bert T. te Wildt
LWL-Universitätsklinik für Psychosomatische Medizin
und Psychotherapie, Ruhr-Universität Bochum
Alexandrinenstr. 1–3
44791 Bochum

Dipl.-Psych. Andrija Vukicevic
Kinder- und Jugendkrankenhaus auf der Bult
Janusz-Korczak-Allee 12
30173 Hannover

Prof. Dr. med. Gerhard A. Wiesbeck
Universitäre Psychiatrische Kliniken, Zentrum für
Abhängigkeitserkrankungen
Wilhelm Klein-Strasse 27
CH-4012 Basel

Dipl.-Psych. Johannes Wrege
Universitäre Psychiatrische Kliniken
Wilhelm Klein-Strasse 27
CH-4012 Basel

Stichwortverzeichnis

A

Abhängigkeitserkrankung 30
Abhängigkeitspotenzial 170
Abstinenz 35, 127, 131, 153, 197
- bereitschaft 53-54, 59
Abwehr 34
- mechanismus 29
Acamprosat 63, 98, 155
Affektive Störungen 88, 92, 98, 192
Affektregulationsmodell 15, 19, 23, 76
Aggression 31
Agomelatine 154
Akutbehandlung 175
Alkohol 63, 138, 160, 194
- abhängigkeit 21, 90, 96, 114-115, 149-150
- konsum 97, 115, 149
- missbrauch 106
Amotivationales Syndrom 192
Amphetamine 173
Anamnese 56, 60
Angstinduktionshypothese 17
Angstreduktionshypothese 16
Angststörungen 16, 93, 193, 196, 206
Antidepressiva 213
Antipsychotika 143, 154, 198
Antipsychotische Depotmedikation 84
Antisoziale Persönlichkeitsstörung 31, 79, 136-137, 192
Arzt-Patient-Beziehung 58
Asperger-Syndrom 211
Ätiologiemodell 13, 23
Atomoxetin 128
Atriales natriuretisches Peptid (ANP) 150
Atypische Antipsychotika 84, 115
Aufhörbereitschaft 161
Aufmerksamkeitsdefizit-/Hyperaktivitäts-störung (ADHS) 120, 194, 204, 210

B

Behandlungsausschluss 185
Belohnungsantizipitation 44

Belohnungsaufschub 46
Belohnungssensitivität 22
Benzodiazepinabhängigkeit 27
Benzodiazepine 99
Bewältigungsstrategien 113
Bidirektionales Modell 13
Bildgebende Methoden 40
Bipolar-II-Störung 20
Bipolar-I-Störung 20
Borderline-Persönlichkeitsstörung 20, 29, 53, 58, 136-137, 192
Buprenorphin 143, 186
Bupropion 67, 128, 166

C

Cannabis 138, 190
- abhängigkeit 190
- entzug 190
- konsum 44, 78, 190
Case Management 54, 98
Chronifizierung 52
Clozapin 84
Cluster B-Persönlichkeitsstörungen 135, 138
Community Reinforcement Approach 176
Compliance 80
Conners Adult ADHD Rating Scale (CAARS) 125
Contingency Management 176
Coping 79
- strategien 161-162
CRAFFT 125
Craving 138

D

Depressive Störungen 19, 21, 27, 88, 92, 203
Dialektisch-behaviorale Therapie (DBT) 140
Differenzierte Diagnosestellung 60
Dissoziative Identitätsstörung 207

223

Dissoziative Störungen 208
Disulfiram 66, 85, 115, 155
DNA-Methylierung 150
Dopaminerges Belohnungssystem 163

E

Emotionale Instabilität 21
Emotionale Reagibilität 57
Entspannungsverfahren 113
Entzugssymptomatik 206
Epigenetische Regulation 41
Externalisierende Störungen 120

F

Familientherapie 82
Fettleibigkeit 205
Funktionalität des Rauchens 161

G

Gateway-Hypothese 120, 194
Gegenübertragung 34–35
Gehirn-Endophänotypen 48
Generalisierte Angststörung 93

H

Heroin 63, 138, 183
- abhängigkeit 182
Hippocampus 150
Hypothalamus-Hypophysen-Nebennierenrinden-Achse 150

I

Idealisierung 34
Impulsivität 21, 46, 138
Impulskontrolle 48, 138
Impulskontrollstörung 47
Internalisierende Störungen 120
Interpersonelle Gruppenpsychotherapie (IPT) 99
iRISA-Modell 42

K

Kognitiv-behaviorale Therapie 110
Kognitive Umstrukturierung 113
Kognitive Verhaltenstherapie 54, 98–99, 176

Kokain 138, 170
- abhängigkeit 170
- abstinenz 176
- abusus 128
- intoxikation 173
- psychose 173
Kokaininduzierte Depression 173
Konfrontative Behandlungstechnik 35
Kontingenzmanagement 177

L

Latente neuropsychiatrische Variable 46
Leptin 150

M

Manie 89
Manualisierte Therapien 60
Mehrfachabhängigkeit 140–141, 179
Mentalisierung 27
Methadon 143, 186
Methylphenidat 126, 214
Modell gemeinsamer Faktoren 14, 16
Molekulargenetische Studien 121
Morphin 186
Motivierende Gesprächsführung 54, 59, 81, 141, 153, 177
Multimodale Therapie 131
Multiprofessionelles Therapeutenteam 53, 59

N

Naltrexon 64, 85, 115, 155, 214
Narzissmus 29, 36
- maligner 31
Neuropsychiatrische Bildgebung 40
Neuropsychologie 40
Nikotin 63
- abhängigkeit 106, 120, 159
- ersatz 166
- konsum 120, 122
Nucleus accumbens 161

O

Opiat 182
- abhängigkeit 182, 184
Opioide 160, 182
Opioidrezeptoren 182

P

Panikstörung 93, 95
Persönlichkeit 26
Persönlichkeitsorganisation 28
Persönlichkeitsstörungen 27, 31, 135, 139, 172, 184, 192, 211
Phobien 93
Polypharmazie 59
Posttraumatische Belastungsstörung (PTBS) 18, 53, 58, 105–106, 196
Präfrontal-striatale Netzwerke 44
Primäre Abhängigkeit 15, 20
Psychiatrische Klassifikation 30
Psychoanalyse 26
Psychodynamische Modelle 26
Psychodynamische Psychotherapie 176
Psychoedukation 54, 59, 81, 111, 113, 130–131, 153, 198
Psychoedukative und kognitiv-behaviorale Therapiemanuale 58
Psychose 75, 83, 193, 196, 208
– induktion 76
Psychotherapie 32

Q

QT-Interval 187
Qualifizierter Entzug 127

R

RAFFT 125
Raucherprävalenz 159
Reifungsverzögerung 122
Risiko-Allele 121
Risikohypothese 18
Rückfall 33, 53
– gefahr 178
– prävention 111, 141
– prophylaxe 62
– raten 48
– risiko 58

S

Schizophrenie 14, 53, 58, 63, 77
Schlafstörungen 197
Seeking Safety 113
Sekundäre Psychose 15
Sekundäre Störung 13
Selbsthilfe 35
– gruppen 81
Selbstmedikation 162
Selbstmedikationshypothese 14–16, 18, 20, 75, 107, 163
Selbstmedikationsmodell 23
Selbstmedikationstheorie 96
Selbstregulation 123
Selbstwert 28
Sensation seeking 163
Serotonin-Noradrenalin-Wiederaufnahmehemmer (SNRI) 99, 154
Serotonin-Wiederaufnahmehemmer (SSRI) 97, 154
Sertralin 114
Sicherheit finden 113
Soziophobie 207
Spezifische Persönlichkeitsfaktoren 122
Stigmatisierung 185
Stimulanzien 129
– therapie 126
Störungen
– affektive 88, 92, 98, 192
Störungen des Sozialverhaltens 120, 194
Störungsspezifische Psychotherapie 140
Substanzinduzierte Angst 17
Substanzinduzierte Depression 19
Suchtentwicklung 131
Suchtkrankenhilfe 53, 55
Supersensitivitätsmodell 15, 76
Supportive Behandlungstechnik 35

T

Tabak 194
– abhängigkeit 128
– entwöhnung 164
– entwöhnungsambulanz 165
– entzugssymptomatik 164
– konsum 160–161
Tabakattributable Sterblichkeit 160
Teufelskreismodell 17
Therapieabbrüche 53
Therapieverträge 33
Toleranzentwicklung 16
Transference Focused Psychotherapy (TFP) 140, 142
Transmittersysteme 47
Trauma 105, 107
– Exposition 110–111
– störungen 27, 172
Trauma Recovery and Empowerment Model (TREM) 113
Traumazentrierte Psychotherapie 110
Trizyklische Antidepressiva 85, 97

U

Übertragung 34
Übertragungsfokussierte Psychotherapie 33, 140

V

Valproat 155
Vareniclin 68, 166
Vasopressin 150

Verhaltensenthemmung 22
Verhaltensgewohnheit 161
Verhaltenstherapeutische Strategien 82
Vulnerabilität 44
Vulnerabilitäts-Hypothese 18, 107
Vulnerabilitätsmarker 46

Z

Zeitliche Komorbiditätsmuster 23

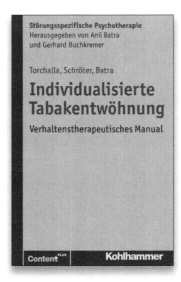

Iris Torchalla/Martina Schröter
Anil Batra

Individualisierte Tabakentwöhnung

Verhaltenstherapeutisches Manual

*2013. 112 Seiten mit 3 Tab.
Inkl. ContentPLUS. Kart.
€ 39,90
ISBN 978-3-17-022481-0*
Störungsspezifische Psychotherapie

Je differenzierter ein Tabakentwöhnungsprogramm auf die Bedürfnisse des einzelnen Teilnehmers abgestimmt ist, desto höher sind dessen Erfolgschancen. Dieses Manual zur Tabakentwöhnung ergänzt den Therapeutenleitfaden »Tabakentwöhnung« von Anil Batra und Gerhard Buchkremer um spezifische Therapiemodule, die in wissenschaftlichen Studien entwickelt und überprüft wurden. Psychoedukation, Verhaltenstraining und kognitive Verhaltens- und Problemlösestrategien sind für spezifische Zielgruppen ausgearbeitet. Der Fokus liegt auf dem Umgang mit speziellen Problemen im Verlauf einer Tabakentwöhnung. Das Programm ist im Gruppen- und Einzelsetting einsetzbar.

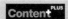 Bücher mit dem Logo ContentPLUS enthalten einen individuellen Code, mit dem Sie Zugang zu umfangreichem Zusatzmaterial auf unserer Homepage erhalten!

Leseproben und weitere Informationen unter www.kohlhammer.de

W. Kohlhammer GmbH · 70549 Stuttgart
vertrieb@kohlhammer.de

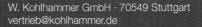

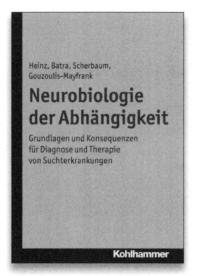

Andreas Heinz/Anil Batra
Norbert Scherbaum
Euphrosyne Gouzoulis-Mayfrank

Neurobiologie der Abhängigkeit

Grundlagen und Konsequenzen für Diagnose und Therapie von Suchterkrankungen

2012. 202 Seiten mit 24 Abb.
Fester Einband
€ 49,90
ISBN 978-3-17-021474-3
E-Book-Version (PDF): € 48,99
ISBN 978-3-17-023564-9

Die Erforschung der neurobiologischen Aspekte von Suchterkrankungen dient dem Verständnis der Krankheitsursachen, deren spezifischer Behandlung und der Entstigmatisierung der betroffenen Menschen. Der Band stellt die Leitsymptome von Abhängigkeitserkrankungen vor, bezieht diese auf ihre neurobiologischen Grundlagen und diskutiert die Übereinstimmungen und Unterschiede zwischen den verschiedenen Suchterkrankungen. Ausführlich werden Störungen im sog. dopaminergen Belohnungssystem und ihre Auswirkungen auf die GABAerge und glutamaterge Neurotransmission beschrieben. Weiterhin werden Störungen der serotonergen Neurotransmission und ihre Bedeutung für die Affektivität ebenso wie Veränderungen der Opioidrezeptoren diskutiert. Kapitel zu den genetischen Grundlagen der jeweiligen Suchterkrankungen und den therapeutischen Implikationen der neurobiologischen Befunde runden das Buch ab.

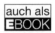

Leseproben und weitere Informationen unter www.kohlhammer.de

W. Kohlhammer GmbH · 70549 Stuttgart
vertrieb@kohlhammer.de

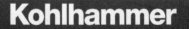